Barbara Ortland

Behinderung und Sexualität

Grundlagen einer behinderungs-spezifischen Sexualpädagogik

W0233006

Verlag W. Kohlhammer

ISBN 978-3-17-020373-0

Inhaltsverzeichnis

Vorwort

Mit diesem Buch zur sexuellen Entwicklung bei Menschen mit Behinderung und der ausführlichen Darlegung einer behinderungsspezifischen Sexualpädagogik soll auf die Forschungsergebnisse meiner Lehrerinnenbefragung an Förderschulen mit dem Förderschwerpunkt körperliche und motorische Entwicklung reagiert werden (Ortland 2005 b). Hier zeigte sich großer Bedarf bei den Lehrerinnen und Lehrern in der Vermittlung von Grundlagenwissen in den Bereichen Sexualität, sexuelle Entwicklung und sexualpädagogische Konsequenzen bei Kindern und Jugendlichen mit Körper- und/oder geistiger Behinderung.

Die nachfolgenden Ausführungen zur sexuellen Entwicklung bei Menschen mit körperlicher und/oder geistiger Behinderung basieren auf den allgemeinen Erkenntnissen zur sexuellen Entwicklung bei Kindern und Jugendlichen ohne Behinderung und werden um einschlägige Forschungsergebnisse und Erkenntnisse über potentielle Entwicklungserschwernisse bei Kindern und Jugendlichen mit Behinderung ergänzt. Für die Lebensbereiche, in denen keine Forschungsergebnisse vorliegen, werden mögliche Zusammenhänge aufgezeigt, so dass potentielle Entwicklungserschwernisse sensibel erkannt werden können, um angemessen darauf zu reagieren. Für alle Überlegungen gilt, dass sie *nicht* als Kausalzusammenhang zu sehen sind. Kinder und Jugendliche mit Behinderung *können* potentiellen Entwicklungserschwernissen vielfältigster Art ausgesetzt sein und diese *können* sich auf ihre sexuelle Entwicklung sowie ihr Erleben von subjektiv befriedigender Sexualität auch als Erwachsene auswirken. Dies muss aber nicht so sein! Es ist aber förderlich für die Entwicklung der Kinder und Jugendlichen mit Behinderung, wenn die begleitenden Erwachsenen um diese potentiellen Besonderheiten wissen und angemessen auf eventuelle Entwicklungserschwernisse reagieren können.

Deshalb schließen sich der Darstellung zur sexuellen Entwicklung sehr ausführliche Überlegungen zu einer notwendigerweise behinderungsspezifischen Sexualerziehung an. Die Behinderungsspezifität, d. h. also die Besonderung dieses sexualpädagogischen Ansatzes, dem ich den Namen „Kompetente, integrierende Sexualpädagogik (KiS)" gegeben habe, liegt in einem relationalen Verständnis von Behinderung begründet.

Sehr einfach formuliert bedeutet diese Relationalität: Müssten viele Menschen mit Behinderung nicht mit der Negierung ihrer Sexualität, der Tabuisierung sexueller Themen, mangelnder Sexualerziehung, segregierenden gesellschaftlichen Tendenzen sowie Stigmatisierungen im alltäglichen Lebenskontext und noch vielen weiteren Erschwernissen leben, so bräuchten wir keine behinderungsspezifische Sexualpädagogik. Es liegt also an allen Beteiligten, diese hemmenden Entwicklungsbedingungen zu verändern.

Die Ausführungen zu den medizinischen Grundlagen und schädigungsspezifischen Funktionsstörungen zeigen, dass diese körperlichen Aspekte eigentlich eine marginale Rolle für die Menschen mit Behinderung spielen. Wir bräuchten allerdings eine Sexualpädagogik, die auch diese schädigungsspezifischen Themen, wenn gewünscht, aufgreift. Der Schwerpunkt muss jedoch in der Thematisierung der gesellschaftlichen, schulischen und familiären restriktiven sexualpädagogischen Bedingungen liegen sowie in der adressatenbezogenen Unterstützung der Menschen mit Behinderung bei der Entwicklung einer subjektiv befriedigenden Sexualität.

Eine gelingende Sexualerziehung beginnt beim erziehenden Erwachsenen und der Fähigkeit, eigene Vorurteile abzubauen, behinderndes Verhalten zu erkennen und Sexualität zu einem ‚alltäglichen' Thema zu machen, ohne sie ihrer Individualität, ihrer Intimität oder ihres Zaubers zu berauben. In diesem Buch, das sich vorrangig an Studierende, Lehramtsanwärter und Lehramtsanwärterinnen, Lehrerinnen und Lehrer, aber ebenso an interessierte Eltern von Menschen mit Behinderung richtet, soll auf der Grundlage des genannten relationalen Verständnisses von Behinderung ein möglichst breites Wissen um potentielle Entwicklungsbesonderheiten in der sexuellen Entwicklung von Kindern und Jugendlichen mit körperlicher und/oder geistiger Behinderung vermittelt werden.

Gleichzeitig geben die sehr praxisorientierten sexualpädagogischen Überlegungen einen Eindruck von der Komplexität sexualerzieherischen Handelns und fordern eine eigene Positionierung heraus.

Eine abschließende Anmerkung: Männliche und weibliche Bezeichnungen für die verschiedenen Personengruppen werden in unsystematischer Folge wechselnd benutzt. An den Stellen, wo eindeutig eine Geschlechtergruppe gemeint ist, ist dies kenntlich gemacht.

Dortmund 2008   *Barbara Ortland*

1   Einleitende Ausführungen

Wie bereits im Vorwort dargelegt, wird den folgenden Ausführungen eine relationale Perspektive auf Behinderung und Sexualität zugrunde gelegt. Diese soll zunächst eine knappe theoretische Verortung und weitere Explikation erfahren.

1.1 Eine relationale Sichtweise von Behinderung

Aus systemisch-konstruktivistischer Perspektive wird Behinderung nicht mehr als ein Kennzeichen einer Person gesehen, sondern als eine Relation verstanden, und zwar als eine Relation zwischen der als behindert bezeichneten Person und ihrer Umwelt (vgl. Walthes 2003, Leyendecker 2005, Ortland 2005 a, 2006 a, 2007 a).

Diese relationale Auffassung von Behinderung hat Walthes in folgender Definition zum Ausdruck gebracht: „Behinderung ist der nicht gelungene Umgang mit Verschiedenheit" (2003, 49).

So sind beispielsweise körperliche Schädigungen in Form von Infantiler Cerebralparese, Spina bifida, Muskeldystrophie o. Ä. in diesem Verständnis Bedingungen, die ein Mensch in eine Situation einbringt. Ob der Umgang mit diesen Bedingungen positiv verläuft, ist abhängig von den an der Situation Beteiligten. Alle sind für das Gelingen oder Misslingen der Kommunikations- und Interaktionsprozesse verantwortlich.

An einem Beispiel sei dies verdeutlicht: Eine Dysarthrie, die häufig in Verbindung mit einer Infantilen Cerebralparese auftritt, ist eine zentral bedingte Störung der Koordination des Sprechvollzugs. Sie realisiert sich für den Betroffenen in kaum vorhandener Lautsprache. Dies ist an sich noch keine Behinderung. Eine Dysarthrie wird dann zu einer Behinderung, wenn sich die beteiligten Gesprächspartner – trotz eines ‚perfekten‘ multimodalen Kommunikationssystems im Bereich der Unterstützten Kommunikation – auf diese Form der Kommunikation nicht einlassen (Anpassungsleistungen) und nur Lautsprache als ‚richtig‘ bewerten (Bewertungsprozesse). Das ‚Problem‘ der nicht gelingenden Kommunikation haben in diesem Fall alle Beteiligten, wenngleich es sicherlich für den Menschen mit Dysarthrie wesentlich gravierendere Auswirkungen hat. Eine Änderung des ‚Problems‘ kann allerdings vorrangig von den Menschen ohne Behinderung aufgrund deren variableren Kommunikationsmöglichkeiten vorgenommen werden.

Ob also ein Merkmal als Behinderung erfahren wird oder nicht, hängt von den Bewertungsprozessen und Anpassungsleistungen aller sozialen Partner in den verschiedenen Situationen ab. Dabei kann davon ausgegangen werden, dass je ungewohnter ein solches Merkmal ist, wie z. B. bei einer schwersten, mehrfachen Schädigung, die Anpassungsleistungen umso größer sein müssen. Damit ist auch die Gefahr potenziert, dass die Schädigung in der Interaktion als Behinderung erlebt wird.

Bezogen auf den Bereich der Sexualität könnte das Beispiel auch folgendermaßen aussehen: Ein Mann mit einer Querschnittlähmung ist z. B. je nach Höhe und Ausmaß der Läsion nicht in der Lage, eine stabile Erektion zu erlangen. Damit bringt er auf der körperlichen Ebene eine zunächst von der überwiegenden Allgemeinheit abweichende Ausgangssituation für Genitalsexualität in eine Partnerschaft ein. Ob diese mangelnde Fähigkeit zur Erektion nun als Behinderung erlebt wird, hängt von den Bewertungsprozessen und Anpassungsleistungen der beteiligten Personen ab. Hier könnte man sich verschiedene Szenarien ausmalen: Unser Beispiel-Mann ist schwul und hat einen Partner mit einer Querschnittlähmung, so dass beide dieselben Voraussetzungen haben und dies als wenig einschränkend erleben. Oder: Er hat eine Partnerin, für die Genitalsexualität eine sehr bedeutende Rolle spielt und nur dies ‚richtige' Sexualität ist – sie wird die mangelnde Erektionsfähigkeit als eine Behinderung werten und ihn wahrscheinlich verlassen. Oder: Er hat eine Partnerin, die mit ihm gemeinsam die vielen anderen sexuellen Möglichkeiten erprobt und beide ein befriedigendes Sexualleben genießen. Oder: Er fühlt sich als minderwertiger Mann und beschließt, aufgrund der erlebten Behinderungen keine Partnerschaft mehr einzugehen. Fazit: Viele Bewertungsprozesse und Anpassungsleistungen sind möglich und denkbar und machen deutlich, dass Behinderung ein Konstrukt der beteiligten Personen ist.

Diese relationale Auffassung von Behinderung findet sich auch in der Internationalen Klassifikation der Funktionsfähigkeit, Behinderung und Gesundheit (ICF) der Weltgesundheitsorganisation (WHO).

Allerdings wird mit dem Begriff der Behinderung in der ICF jede Beeinträchtigung der Funktionsfähigkeit eines Menschen erfasst. Die Funktionsfähigkeit des Menschen wird dabei unter den drei folgenden Aspekten betrachtet (nach Dimdi 2002):

1) Körperfunktionen und -strukturen auf der Ebene des Körpers und der Körpersysteme: Unter Körperfunktionen werden die physiologischen oder psychischen Funktionen von Körpersystemen verstanden, unter Körperstrukturen die anatomischen Teile des Körpers, wie Organe, Gliedmaßen und ihre Bestandteile. Störungen auf dieser Ebene heißen „Schäden" (impairments). Die Schäden werden in Funktionsstörungen und Strukturschäden gegliedert.

2) Aktivitäten auf der Ebene des Menschen als selbständig handelndes Subjekt: Aktivität meint die Durchführung einer Aufgabe oder Tätigkeit durch eine Person. Störungen auf dieser Ebene werden Aktivitäts- oder Leistungsstörungen genannt (activity limitation). Das Konzept der Aktivität wird damit begründet, „daß zu handeln, aktiv zu sein, zu arbeiten, zu spielen, die Aufgaben und Arbeiten des täglichen Lebens zu erfüllen zu den zentralen Eigenschaften menschlichen Daseins gehören" (Schuntermann 1999, 346).

3) Partizipation an Lebensbereichen auf der Ebene des Menschen als Subjekt in Gesellschaft und Umwelt: Partizipation bezeichnet die Teilnahme oder Teilhabe einer Person in einem Lebensbereich bzw. einer Lebenssituation in Bezug auf ihre körperliche und geistig/seelische Verfassung, ihre Körperfunktion und -strukturen, ihre Aktivitäten und ihre Kontextfaktoren, also in Bezug auf ihre personbezogenen Faktoren und Umweltfaktoren. Eine Störung auf dieser Ebene wird als Partizipationsstörung bezeichnet. Begründet wird das Partizipationskonzept dadurch, „daß sich die Daseinsentfaltung einer Person stets im Kontext seiner sozialen und physikalischen Umwelt (kurz: Umweltfaktoren) vollzieht und von diesen mitbestimmt wird" (Schuntermann 1999, 347). Inwieweit eine Person mit einem

bestimmten Gesundheits- und Aktivitätsstatus Partizipation erlangen kann, steht im Wesentlichen in Verbindung mit den Umweltfaktoren.

Die ICF als Weiterentwicklung der ICIDH-2 wird als „Konzept der funktionalen Gesundheit" bewertet, dem ein „bio-psycho-soziales Modell der Komponenten von Gesundheit" (Dimdi 2002, 5) zu Grunde liegt. Damit kann sie zwar nach wie vor als defizitorientiert bewertet werden, jedoch liegt eine eindeutige Ressourcenorientierung vor.

Die Anerkennung der drei Ebenen der ICF unter Einbezug der Kontextfaktoren ist als Klassifizierungsmodell in der Rehabilitationspädagogik allgemeiner Konsens. Entgegen der ICF werde ich im Folgenden nur die Beeinträchtigungen der Aktivität und der gesellschaftlichen Teilhabe als Behinderungen bezeichnen. Für die Funktionsstörungen auf der Ebene der Körperfunktionen und -strukturen werde ich die Begriffe der Schädigung bzw. der besonderen Lebensvoraussetzungen oder Ausgangsbedingungen des Lebens verwenden. Durch diese Unterscheidung wird deutlich fokussiert, dass Behinderungen durch entsprechend ungünstige bzw. behindernde Personenfaktoren und/oder Umweltfaktoren auf den Ebenen der Aktivität und Teilhabe konstituiert werden.

1.2 Eine relationale Perspektive auf Sexualität und sexuelle Entwicklung

Wie die Definition von Sexualität zeigen wird (vgl. Kap. zwei), werden sexuelles Verhalten und Motivation in großen Teilen als erlernbar verstanden. Grundlage dieses individuellen sexuellen Lernprozesses sind vielfältige, immer den ganzen Menschen betreffende Erfahrungen. Für Menschen mit z.B. Körperbehinderung können vor allem die körperlichen Erfahrungen (Ebene der Aktivitätsstörungen) und die Erfahrungen in Sozialkontakten (Ebene der Partizipationseinschränkungen) aufgrund der körperlichen Schädigung wesentlich verändert sein und damit Besonderheiten im individuellen sexuellen Lernprozess bewirken. Diese potentiellen Besonderheiten werden in den Kapiteln zur sexuellen Entwicklung von Kindern und Jugendlichen weiter ausgeführt werden.

Die dargestellte relationale Perspektive auf Behinderungen verdeutlicht, dass das Vorliegen einer z.B. körperlichen Schädigung keine Auswirkungen auf die Entwicklung einer individuellen und subjektiv befriedigenden Sexualität bedeuten muss. Gelingt den Kindern und Jugendlichen, ihren Bezugspersonen und den Menschen, denen sie begegnen, der Umgang mit den verschiedenen Ausgangsbedingungen des Lebens zur Zufriedenheit aller Beteiligten, so bedeutet eine körperliche Schädigung allenfalls individuelle körperliche Voraussetzungen für die sexuellen Erfahrungen. Diese können verbunden sein mit negativen, positiven oder keinen Auswirkungen auf die sexuelle Entwicklung. Dies ist höchst individuell – wie jegliche sexuelle Entwicklung und Wahrnehmung sexueller Erlebnisse.

Es bleibt für alle potentiellen Veränderungen der sexuellen Entwicklung bei Kindern und Jugendlichen mit Behinderung festzuhalten, dass sie nicht als Kausalzusammenhang in Bezug auf eine ‚behinderte Sexualität' zu verstehen sind. Aus der Perspektive der Menschen ohne Behinderung scheint eine körperliche Schädigung z. B. in Form einer Infantilen Cerebralparese mit demgemäß eingeschränkten bzw. veränderten Bewegungsmöglichkeiten als eine Entwicklungsbesonderheit. Aus dieser resultieren jedoch keinesfalls zwangsläufig sexuelle Besonderheiten, da die Subjektivität der Wahrnehmung von Entwicklungsmöglichkeiten für ein Individuum ausschlaggebend ist. Entwicklungsbedingungen konstituieren sich im Leben und in der Begegnung mit anderen und dem gemeinsam gelingenden oder misslingenden Umgang mit den verschiedenen Lebensbedingungen der Beteiligten.

Die autobiografischen Texte vieler Menschen mit Körperbehinderung zeigen auf, dass sie die körperlichen Voraussetzungen ihres Lebens selbst durchaus nicht als Behinderung bewerten (z. B. Saal 1994, Schlüter/Faßbender 2006, Lapper 2005). So schreibt Saal: „Da ich ‚so geboren' (mit einer körperlichen Schädigung, Anm. B. O.) wurde, wie andere vielleicht mit roten Haaren oder mit blauen Augen geboren wurden, habe ich mich niemals anders gefühlt als andere Leute; als ganz und gar ‚normal'" (1994, 28). Allerdings zeigen seine weiteren Ausführungen, dass diese Selbstbewertung von anderen Menschen nicht geteilt wurde und die Fremdbewertungen erst den Prozess der negativen Bewertung seiner eigenen Lebenssituation auslösten. „Doch diese anderen Leute erzählten mir immer wieder, ich sei ‚behindert', darum nicht normal – und das sei schlimm! und als sie es mir lange genug erzählt hatten, glaubte ich es ihnen. Schließlich waren sie in der Mehrzahl" (1994, 28 f.).

Martina Schlüter, die eine frühkindliche Hirnschädigung in Form einer Ataxie mit Spastik hat, beschreibt in ihren autobiografischen Reflexionen über ihre Schulzeit: „Ich habe mich zum Zeitpunkt meiner Schulzeit nie als behindert gefühlt. Es gab zwar Dinge, die ich gar nicht oder langsamer konnte, aber für die in meinem System bedeutsamen Fakten wurden immer Lösungen gefunden, die mich und mein Umfeld zufrieden stellten" (Schlüter/Faßbender 2006, 69). Aus heutiger Perspektive betont sie: „Mir war und ist dabei wichtig zu betonen, dass mein Leben nicht von Leid geprägt ist, sondern bei allen Kämpfen, die es durchzustehen gilt, bin ich grundlegend sehr zufrieden und glücklich" (ebd. 70). Aus diesen Beschreibungen wird zum einen wiederum die Relationalität von Behinderungserfahrungen sehr deutlich, aber zum anderen auch die große Abhängigkeit der Menschen mit Körperbehinderung von den Unterstützungsleistungen ihrer Umwelt und von gelingenden Sozialkontakten.

Bezogen auf den Bereich der Sexualität bei Menschen mit Behinderung können diese Einflüsse durch gesellschaftliche Tabuisierungs- und Negierungsprozesse weitere negative Konsequenzen haben. „Die Umwelt, die körperlich Geschädigten vermittelt, dass die Körperbehinderung sexuelle Verwirklichung unmöglich macht oder sexuelle positive Erfahrungen in negative ummünzt (. . .), bewirkt eine Übernahme solcher unangemessener Wahrnehmungtätigkeiten in der Psyche des Betroffenen, die sich in dauerhaften negativen Emotionen bei diesem verfestigen können" (Weinwurm-Krause 1990, 28). Diese grundlegende Problematik, die schließlich alle Entwicklungsschritte beeinflusst, da sie häufig unbewusst von Eltern sowie anderen Bezugspersonen und professionellem Personal internalisiert wird, wird noch näher erläutert werden.

Ausschnitte aus zwei autobiografischen Berichten sollen die Einleitung abrunden und noch einmal für die besondere Erfahrungssituation von Menschen und hier vor allem Frauen mit Körperbehinderung sensibilisieren. Allison Lapper (2005), eine englische Künstlerin, die mit Phokomelie geboren wurde, schreibt zum Bereich der Sexualität: „Manchmal fragen mich die Leute, wie ich Sex mache. Dann erkläre ich ihnen, dass sie sich gefälligst um ihren eigenen Kram kümmern sollen, weil das nun wirklich meine Privatsache ist, außerdem empfinde ich diese Frage oft als leicht beleidigend. Dahinter verbirgt sich nämlich die Annahme, ich sei so grundlegend verschieden von allen anderen Frauen, dass mein Sexualleben äußerst merkwürdig und bizarr sein muss. Aber abgesehen von dem Fehlen meiner Hände und Arme und meinen verkümmerten Beinen, bin ich anatomisch vollkommen normal gebaut. Ich habe also Sex wie jede andere Frau, die mit einem Mann schläft" (ebd. 229).

Auch Ursula Eggli (2002) beschreibt vor allem die gesellschaftlichen Reaktionen, aber auch die Erziehungsbemühungen, die eine erfüllte Sexualität und Partnerschaft für Frauen mit Behinderung ausschließen, als häufig erfahrene Diskriminierung.

„Unsere Gesellschaftsformen und Wertvorstellungen sind darauf angelegt, behinderte Frauen, mehr noch als Männer, von der Sexualität auszuschließen. Behinderte Mädchen werden zu behinderten Frauen erzogen. Meine Mutter erklärte mir früh, dass ich nie einen Mann finden werde. Das innere Gefühl des ‚Nichtgenügens' ist programmiert. Viele Behinderte werden spät oder gar nie aufgeklärt: ‚Du hast es doch gar nicht nötig.' Weit mehr als Männer sind Frauen äußeren Schönheitszwängen unterworfen. Wenn man weiß, wie schon nichtbehinderte Frauen darunter leiden, kann man sich ungefähr vorstellen, wie schwierig es für behinderte Frauen wird, zu einem einigermaßen vernünftigen Körperbewußtsein zu gelangen. Oft wird auch Sexualität mit ‚Kinderkriegen' gleich gesetzt. Wieder eine Erwartung, die behinderte Frauen nicht erfüllen können oder nicht erfüllen wollen. Wenn aber eine behinderte Frau schwanger wird, wird ihr nahe gelegt, die Schwangerschaft zu unterbrechen oder das Kind wegzugeben: ‚Das arme Kind, mit einer behinderten Mutter. . .'" (ebd. 101).

Sexualerziehung muss das Spannungsfeld von veränderten Erfahrungen durch die körperliche Schädigung, aber vor allem die erschwerenden Bedingungen durch Tabuisierung, Stigmatisierung und diskriminierende Reaktionen und Verhaltensweisen der Umwelt in ihr Konzept aufnehmen, um der Lebenssituation der Kinder und Jugendlichen gerecht zu werden. Eine solch relationale Betrachtung liegt den folgenden Ausführungen zugrunde.

2 Sexualität

Das leitende Verständnis von Sexualität, d.h wie eng oder weit dieser Begriff gefasst wird bzw. welche theoretischen Grundannahmen sich in ihm vereinigen oder auch ausschließen, bestimmt sowohl das Verständnis von sexueller Entwicklung als auch die daraus resultierenden Konsequenzen für die Sexualerziehung.

Für Menschen mit Körperbehinderung ist analog zu den drei Ebenen der Internationalen Klassifikation der Funktionsfähigkeit, Behinderung und Gesundheit (ICF) der Weltgesundheitsorganisation von Bedeutung, a) inwiefern die körperliche Schädigung auch die Funktionsfähigkeit der Sexualorgane betrifft und b) diese sich auf ihre sexuellen Handlungsmöglichkeiten auswirkt. Schließlich ist c) noch zu beschreiben, inwiefern und durch welche gesellschaftlichen Faktoren die sexuelle Selbstverwirklichung beeinträchtigt sein könnte.

Bei all diesen Versuchen, Rahmenbedingungen zu beschreiben, darf jedoch nicht vergessen werden, dass sich Sexualität immer nur in einer realen Begegnung (hetero- oder homosexuell) oder Situation (autoerotisch) ereignet. Das Gelingen oder Misslingen bestimmen die Interaktionspartner und in erster Linie ihre Fähigkeit, mit Verschiedenheit umzugehen, und erst in zweiter Linie eine mögliche körperliche Schädigung.

Sehr deutlich möchte ich noch einmal betonen, dass sich aus einer körperlichen Schädigung z.B. in Form einer Querschnittlähmung keine ‚behinderte Sexualität' ergibt. Sicherlich haben ein Mann oder eine Frau durch eine Querschnittlähmung – je nach Höhe der Läsion – durch die motorischen oder sensiblen Ausfallerscheinungen im Genitalbereich andere Voraussetzungen, um Genitalsexualität zu leben. Sie können aber mit diesen veränderten körperlichen Voraussetzungen zu einer individuellen und subjektiv höchst befriedigenden und auch für die Partnerschaft erfüllenden Sexualität finden. Förderliche oder hinderliche Faktoren in diesem Prozess sollen in dem vorliegenden Buch aufgezeigt werden. Zunächst ist jedoch das Verständnis von Sexualität ein wichtiger Faktor.

2.1 Definition von Sexualität

Der Begriff der Sexualität wurde erstmals 1820 von dem Botaniker August Henschel in seinem Buch „Von der Sexualität der Pflanzen" verwendet und bezeichnete die Aufteilung der Pflanzen in solche mit männlicher und solche mit weiblicher Ausprägung (Behörde für Schule, Jugend und Berufsbildung Hamburg 2000). Aufgrund dieses Ursprungs ist es nicht verwunderlich, dass eine biologisch-medizinische Betonung der Sexualität zunächst vorherrschend war.

In der aktuellen sexualwissenschaftlichen und -pädagogischen Literatur finden sich zahlreiche Versuche, Sexualität zu definieren. Die Autoren sind sich jedoch weitestgehend einig, dass sich die Vielfältigkeit menschlicher Sexualität kaum in einer Definition erfassen lässt (vgl. Lautmann 2002, Sielert 1993).

Das Grundproblem jeglichen Versuches, sich Sexualität definitorisch zu nähern, liegt in dem Spannungsverhältnis zwischen einem Höchstmaß an (wissenschaftlich nur schwer zugänglicher) Individualität und Intimität der verschiedenen „Sexualitäten" (Sielert 1993) auf der einen Seite und der starken (versuchten) gesellschaftlichen Beeinflussung durch entsprechende Normen und Werte bzw. heute eher der gesellschaftlichen Tendenz der „Entzauberung und Trivialisierung von Sexualität" (Stange 2001, 8) auf der anderen Seite. Beide Seiten stellen keine unveränderlichen Konstanten dar, sondern unterliegen einem Prozess der stetigen Veränderung und gegenseitigen Beeinflussung. Sexualität ist somit als lebenslange Entwicklungsaufgabe eines jeden Menschen zu verstehen, in der er in der Auseinandersetzung mit gesellschaftlichen Anforderungen und den eigenen Wünschen, die sich durch sexuelle Erfahrungen ausdifferenzieren, zu einer eigenen sexuellen Identität finden sollte.

Die folgende Definition von Sielert (1993) soll als Grundlage dienen, das Thema der Sexualität und folglich der Sexualerziehung bei Menschen mit Behinderung punktuell detailliert zu betrachten:

„Sexualität kann begriffen werden als allgemeine Lebensenergie, die sich des Körpers bedient, aus vielfältigen Quellen gespeist wird, ganz unterschiedliche Ausdrucksformen kennt und in verschiedenster Hinsicht sinnvoll ist" (ebd. 43).

Die Einzelaspekte dieser Definition werden im Folgenden auf Menschen mit Behinderung bezogen dargestellt.

Sexualität als allgemeine Lebensenergie, die aus vielfältigen Quellen gespeist wird: Die Triebhaftigkeit der Sexualität im Sinne der Freudschen „Dampfkesseltheorie" ist überwunden, jedoch ist heute nach wie vor strittig, in welchen Anteilen Sexualität biologisch oder soziologisch determiniert ist (vgl. Sielert 1993, Wrede/Hunfeld 1997, Kluge 1998). „An der Motivation sexuellen Handelns sind stets biogene und soziogene Einflüsse beteiligt" (Kluge 1998, 64). Von großer Bedeutung ist für die Bezugsgruppe der Kinder und Jugendlichen mit Körperbehinderung der Aspekt, dass es sich bei Sexualität um eine jedem Menschen innewohnende Lebensenergie handelt. Damit sind die Tendenzen, Menschen mit Behinderung und hier vor allem Frauen als asexuelle Wesen zu betrachten (vgl. Geifrig 2003), als behindernd zu bezeichnen, da sie Menschen das Ausleben dieser Energie absprechen wollen. Demzufolge ist in einer Definition zu betonen, dass Sexualität einem jeden Menschen – egal wie die körperlichen und geistigen Ausgangsbedingungen seines Lebens sind – inhärent und für ihn/sie unverzichtbar ist.

Sexualität bedient sich des Körpers: An dieser Stelle muss ergänzt werden, dass sich Sexualität zwar des Körpers bedient, aber immer den gesamten Menschen umfasst und damit ebenso Gefühle, Erleben und Intellekt eingeschlossen sind (vgl. Kluge 1998). Abgelehnt werden muss ein zu enges Verständnis von Sexualität, das nur die Genitalsexualität berücksichtigt (vgl. Schuhrke 1994 mit ihrer Betrachtung von Sexualität im engeren Sinn), da dieses Verständnis wiederum Personen ausschließen würde, die Genitalsexualität z.B. aufgrund ihrer körperlichen Schädigung nicht leben können.

Ausdrucksformen und Sinnkomponenten von Sexualität: Sexualität werden verschiedene Sinnkomponenten und damit auch Ausdrucksformen zugeschrieben, die im Laufe der biografischen Entwicklung in der Regel verschieden gewichtet sind bzw. einzelne Aspekte im Vordergrund stehen lassen. Nach Sielert (1993) lassen sich folgende Aspekte beschreiben:

- Der Identitätsaspekt umfasst das Erleben des eigenen Ichs sowie das Geben und Nehmen von Selbstbestätigung.
- Der Beziehungsaspekt erfasst die (intime) Begegnung mit dem anderen, das Erleben von Wärme, Geborgenheit, Vertrauen.
- Der Lustaspekt beschreibt die kraftspendende Erfahrung von Lust und Leidenschaft bis hin zur Ekstase.
- Der Fruchtbarkeitsaspekt bezeichnet sowohl die lebensspendende Kraft von Sexualität sowie die Möglichkeit, ein Kind zu zeugen.

Bedeutsam ist an den genannten Aspekten, dass sie als gleichwertig zu betrachten sind und nicht alle im Sinne einer ‚vollwertigen' Sexualität in einem menschlichen Leben verwirklicht werden müssen.

Biografische Aspekte der Sexualität: Sexualität ist eine lebenslange Option, die je nach Alter unterschiedliche Ausprägungen erfahren kann (vgl. Lautmann 2002). Obwohl schon Freud auf die kindliche Sexualität hinwies, ist dieses Alter nur marginal in der Forschung vertreten. Wie die Ausführungen zur sexuellen Entwicklung zeigen werden, ist schon bei Kindern vielfältiges sexuelles Erleben zu beobachten.

Geschlechtsspezifische Sexualität: Geschlechtsspezifische Unterschiede im sexuellen Erleben des Koitus sind 1967 durch Masters und Johnson belegt worden. Ebenso sind die Entwicklung der Psychosexualität und Geschlechtsidentität immer geschlechtsspezifisch ausgerichtet, wobei Mertens (1997) vor allem die unbewusste Weitergabe von geschlechtsrollenspezifischen gesellschaftlichen Anforderungen durch die Eltern beschreibt. Bei Menschen mit Behinderung erfahren Frauen häufiger negative Konnotationen im Bereich der Sexualität als Männer (vgl. Geifrig 2003, Schmetz 2001). Demzufolge sollte der Aspekt der Geschlechtsspezifität in einer Definition berücksichtigt werden.

Ambivalenz der Sexualität: Martin und Niemann (2000) weisen in ihren Ausführungen ergänzend auf die „anderen Gesichter der Sexualität" hin: „Pornografie, Prostitution, Perversionen, Vergewaltigung oder sexueller Missbrauch" (ebd. 453). Hier wird deutlich, dass Sexualität auch von Gewalt und Aggressionen bestimmt sein kann. Gerade für Menschen mit Behinderung ist dieses Thema von besonderer Bedeutung, da sie z.B. aufgrund ihrer durch starke Abhängigkeit geprägten Lebenssituation „ein größeres Risiko haben, Opfer sexuellen Missbrauchs zu werden als Kinder und Jugendliche ohne Behinderung" (von Weiler/Enders 2001, 125).

Aufgrund der genannten, die Definition von Sielert (1993) ergänzenden Aspekte, soll diese nun erweitert werden und als Grundlage für die weiteren Ausführungen dienen:

Sexualität kann begriffen werden als allgemeine, jeden Menschen und die gesamte menschliche Biografie einschließende Lebensenergie, die den gesamten Menschen umfasst und aus vielfältigen Quellen – soziogenen und biogenen Ursprungs – gespeist wird. Sie beinhaltet eine geschlechtsspezifische Ausprägung, kennt ganz unterschiedliche – positiv oder negativ erfahrbare – Ausdrucksformen und ist in verschiedenster Weise sinnvoll.

2.2 Sexualität als interdisziplinärer Forschungsgegenstand

Sexualität ist ein Forschungsgegenstand, der erst seit gut 100 Jahren im Blick der Wissenschaften ist. Zunächst dominierte der somatisch-biologische Blickwinkel der Medizin, der Anfang des 20. Jahrhunderts durch psychoanalytische Beobachtungen und anthropologisch-hermeneutische Gesichtspunkte ergänzt wurde. Gegen Ende des letzten Jahrhunderts bestimmten empirisch-sozialwissenschaftliche sowie klinisch-psychotherapeutische Fragen den Forschungsgegenstand (vgl. Bräutigam/Clement 1989). „Sexualforschung wird, will sie ihrem Gegenstand, der immer mehr ist als nackte Sexualität, gerecht werden, Perspektiven und Methoden verschiedener wissenschaftlichen Disziplinen in sich vereinigen" (ebd. 12).

Um dieser Forderung nach Interdisziplinarität gerecht zu werden, soll im Folgenden Sexualität aus verschiedenen Blickwinkeln betrachtet werden. Dazu wurden die für das Thema der Sexualerziehung bedeutsamen medizinischen, psychoanalytischen und soziologischen Sichtweisen ausgewählt. Die speziell pädagogische Sichtweise wird im Rahmen der Betrachtung der Sexualerziehung thematisiert.

2.2.1 Sexualität aus medizinischer Sicht

Die Medizin beschäftigt sich zunächst mit den körperlichen Grundlagen von Sexualität und daraus abgeleitet mit möglichen Funktionsstörungen. Sie nimmt aber ebenso Fragen von Transsexualismus, sexueller Partnerorientierung bzw. psychosomatischen Störungen in den Blick. Für die vorliegenden Ausführungen sind vor allem die körperlichen Grundlagen von Sexualität bedeutsam und analog dazu mögliche schädigungsbedingte Funktionsstörungen, die Menschen mit Körperbehinderung ggf. in ihre individuelle Sexualität als Ausgangsvoraussetzungen integrieren müssen.

Aus biologischer Sicht ist zunächst von Bedeutung, dass der Mensch als Mann oder Frau existiert, was durch die unterschiedlichen Geschlechtsorgane sichtbar ist. Die Unterschiede im äußeren Habitus bestehen im statistischen Durchschnitt in Bezug auf Körpergewicht bei der Geburt, Körpergröße und im Verhältnis von Muskulatur und Fettgewebe (Bräutigam/Clement 1989, 42).

Das Geschlecht manifestiert sich körperlich auf verschiedenen Ebenen (ebd. 43/44):

- Chromosomen: Die Heterochromosomen bilden bei der Frau ein XX-Paar, beim Mann ein XY-Paar.
- Keimdrüsen (Gonaden): Sechs Wochen nach der Befruchtung erfolgt durch den Einfluss des männlichen Hormons Androgen eine Geschlechtsdifferenzierung der Gonaden, die im weiteren Verlauf für die Keimzellenproduktion und die geschlechtsspezifische Hormonproduktion verantwortlich sind.
- Innere und äußere (primäre) Geschlechtsmerkmale: Testosteron führt zur Ausbildung von Penis und Hodensack beim Mann, das Ausbleiben dieses männlichen Hormons zur Ausbildung von Vulva, Klitoris und dem vorderen Teil der Scheide bei der Frau.

- Sekundäre Geschlechtsmerkmale: Ebenfalls unter Hormoneinfluss bildet sich der unterschiedliche Körperbau aus (Verhältnis Fettgewebe – Muskelgewebe, Behaarung, Stimmbildung, Brüste usw.).
- Zentrales Nervensystem und endokrines System: Unter Einfluss der Androgene bildet sich bereits intrauterin der Hypothalamus in männliche oder weibliche Richtung aus. Dieser wiederum regelt über die Hypophyse die Produktion der Geschlechtshormone, die maßgeblich für die sexuelle Reifung sind. Sie regeln ebenfalls bei der Frau den Menstruationszyklus, Schwangerschaft, Geburt und Stillzeit. Beim Mann werden die entsprechenden Rückenmarksabschnitte für Kopulation, Erektion und Ejakulation durch die Hormonausschüttung sensibilisiert.

In der Physiologie der sexuellen Erregung lassen sich ebenfalls Unterschiede zwischen Mann und Frau feststellen. Masters und Johnson (1967) haben hier mit ihrer breit angelegten Pilotstudie grundlegende Kenntnisse in die Wissenschaft eingebracht. So lassen sich bei beiden Geschlechtern vier Phasen des sexuellen Erregungsablaufs beschreiben: Erregungsphase, Plateauphase, Orgasmus und Refraktärphase. Allerdings ist „die individuelle Varianz des sexuellen Erregungsablaufs bei der Frau im ganzen größer als beim Mann" (Bräutigam/Clement 1989, 49). Beim Koitus ist die Verlaufskurve bei der Frau insgesamt und in allen einzelnen Phasen länger. Männer sind über visuelle Anregungen stärker ansprechbar als Frauen. Diese bevorzugen zur sexuellen Anregung eher körperliche Berührungen.

2.2.2 Sexualität aus psychoanalytischer Sicht

Die psychoanalytische Betrachtung des Sexuellen geht auf Sigmund Freud zurück, der Anfang des letzten Jahrhunderts seine damals bahnbrechenden Erkenntnisse veröffentlichte und eine breite Diskussion anstieß. In seiner Trieblehre reduzierte er die im 19. Jahrhundert von den akademischen Psychologen angenommenen nahezu 140 Triebe auf zwei Grundtriebe: den Eros und den Destruktionstrieb (Mertens 1997, 16/17). „Diese klassische Triebtheorie ging von einem intraorganismischen ersten Beweger aus, und nach Lichtenberg muß diese klassisch psychoanalytische Annahme (...) revidiert werden: Auch äußere Gegebenheiten setzen Motivationssysteme in Gang" (Mertens 1997, 18). Lichtenberg (1989) unterscheidet fünf Motivationssysteme, deren Zweck es ist, Grundbedürfnisse zu befriedigen bzw. zu regulieren. Eines dieser Motivationssysteme besteht aus dem Bedürfnis nach sinnlichem Genuss und sexueller Erregung. Damit wird nach Mertens (1997, 18) „die Bedeutung der psychosexuellen Determination menschlichen Verhaltens" drastisch eingeschränkt. So reicht es seiner Meinung nach nicht aus, zur Betrachtung des Sexuellen nur dieses Motivationssystem heranzuziehen. Ebenso müssen die vier anderen von Lichtenberg (1989) benannten Motivationssysteme – a) Regulierung physiologischer Erfordernisse, b) Bindung und Zuneigung, c) Exploration und Selbstbehauptung, d) Aversion – eingebunden werden. Die Frage des psychosexuellen Erlebens und der Entwicklung der Geschlechtsidentität „zeigt die Verklammerung an, die das Sexuelle mit Themen wie Selbst, Identität, Affekt und Beziehung in der zeitgenössischen Psychoanalyse aufweist" (Mertens 1997, 22). In den letzten zwanzig Jahren ist dieses Thema in der Psychoanalyse zunehmend aktuell.

Das Konzept der Geschlechtsidentität als Konglomerat der bewussten Vorstellungen und unbewussten Phantasien einer individuellen Kombination von Männlichkeit und Weiblichkeit setzt sich aus den Komponenten

- Kern-Geschlechtsidentität,
- Geschlechtsrolle (Geschlechtsrollenidentität) und
- Geschlechtspartner-Orientierung

zusammen (Mertens 1997, 23). Die „Idealvorstellung von einem psychisch gesunden und ausgewogenen Menschen ist nach neueren sozialwissenschaftlichen und psycho-analytischen Erkenntnissen und Optionen (...) der Mensch, der männliche und weibliche Anteile integriert hat" (ebd. 29).

Die genannten drei Komponenten sollen im Folgenden kurz erläutert werden.

Die *Kern-Geschlechtsidentität* „stellt das primordiale, bewusste und unbewusste Erleben dar, entweder ein Junge oder ein Mädchen bezüglich seines biologischen Geschlechts (...) zu sein" (ebd. 24). Sie entwickelt sich zum einen auf der Grundlage des biologischen Geschlechts und zum anderen durch die Geschlechtsrollenmuster, die durch die Eltern an das Kind herangetragen werden. Es ist davon auszugehen, dass die Sozialisation eines Kindes von Beginn seines Lebens an geschlechtsspezifisch ist und die geschlechtsrollenkonformen Erwartungen durch das Verhalten der Eltern vom Kind vor allem in den ersten beiden Lebensjahren internalisiert werden.

Die Fortsetzung dieser noch unbewussten Kern-Geschlechtsidentität geschieht nun auf einem höheren symbolisch-sprachlichen Niveau und wird als *Geschlechtsrolle* bezeichnet. Sie lässt sich „als das Insgesamt der Erwartungen an das eigene Verhalten wie auch an das Verhalten des Interaktionspartners bezüglich des jeweiligen Geschlechts auffassen" (ebd. 24). Erwünschte männliche oder weibliche Verhaltens-weisen in bestimmten Interaktionsprozessen sowie Persönlichkeitsmerkmale erwirbt das Kind im Verlauf des primären Sozialisationsprozesses. Das bewusste Rollenlernen führt in der Entwicklung des Kindes zu der Selbstattribuierung, einem bestimmten Geschlecht anzugehören. Aus psychoanalytischer Sicht entwickelt sich die Geschlechts-rolle „auch aufgrund subtiler Beeinflussungsprozesse in der Interaktion zwischen Eltern und Kind" (ebd. 25).

Die *Geschlechtspartner-Orientierung* bezeichnet das bevorzugte Geschlecht bei der Wahl des Geschlechts- oder Liebespartners. Während Kinder noch eher bisexuell ausgerichtet sind, erfahren sie trotzdem im jungen Alter ihre ersten prägenden Eindrücke zur geschlechtlichen Orientierung. Zur Ausgestaltung der Geschlechtspart-ner-Orientierung kommt es allerdings erst im Rahmen adoleszenter Reorganisations-prozesse. Mertens (1997) nimmt an, dass die heterosexuelle Ausrichtung der Teil der Geschlechtsidentität ist, der am wenigsten im körperlichen Bereich verankert ist.

In seiner Darstellung der psychosexuellen Entwicklung und der Entstehung der Geschlechtsidentität differenziert Mertens (1997, 29) zwischen folgenden fünf Bereichen:

- Körperempfindungen und psychosexuelle Erfahrungen,
- Interaktion mit Mutter und Vater,
- Identifikation mit Mutter und Vater,
- Lernen der Geschlechtsrolle,
- Selbstkategorisierungsprozesse.

Die Bedeutung der Körpererfahrungen für die psychosexuelle Entwicklung eines Menschen ist von besonderem Interesse für die vorliegenden Ausführungen. Diese zunächst sensomotorischen Erfahrungen sind der „Kristallisationspunkt des geschlechtsspezifischen körperlichen Selbsterlebens (...), bevor es dann mit Einführung sprachlicher Symbolsysteme zur psychischen Repräsentanzenbildung und schließlich zur Konstanz der Selbstrepräsentanz – und damit zu einer andauernden Identitätsvorstellung – kommt" (ebd. 31). Die differenzierte interdisziplinäre Betrachtung sexueller Entwicklung wird zeigen welche Besonderheiten sich hier für Menschen mit einer körperlichen Schädigung ergeben können.

2.2.3 Sexualität aus soziologischer Sicht

Sexualität ist immer ein individuelles und zugleich ein gesellschaftliches Interesse, wie sich z. B. aus dem Bemühen der Bundesregierung um Erhöhung der Geburtenrate durch Erhöhung des Kindergeldes bzw. die Einführung des Elterngeldes zeigt. Als gesellschaftliche Sexualität existiert sie nicht nur als Summe der handelnden Individuen, sondern als gesellschaftliches Ganzes, das sich in Form von verschiedenen Strömungen erfassen lässt (vgl. Stange 1989). „Sexualität war und ist gebunden an gesellschaftliche Norm- und Moralvorstellungen" (ebd. 160). Diese waren im 19. Jahrhundert von der Norm der sexuellen Mäßigung bis hin zur Enthaltsamkeit geprägt. Noch in den 1950er und 1960er Jahren waren z. B. vor- oder außerehelicher Geschlechtsverkehr undenkbar (vgl. Neubauer 2002), die innerhalb der Ehe erlaubten sexuellen Praktiken waren restriktiv geregelt (vgl. Fend 2003), Homosexualität war durch den § 175 StGB verboten und die Vermietung von Räumlichkeiten an Unverheiratete per Kuppeleigesetz untersagt (vgl. Neubauer 2002).

Die in den 1970er Jahren einsetzende Liberalisierung von Sexualität hat grundlegende Veränderungen bewirkt. So scheint das gesellschaftliche Bild der Sexualität immer diffuser geworden zu sein, was die Erfassung einer heutigen Gestalt von Sexualität wesentlich erschwert (vgl. Stange 2001). Die Liberalisierungstendenzen führten zu einer Abschaffung der o. g. Gesetze und zur Befreiung von Tabus und Verboten, so dass heute z. B. Pornografie als salonfähig bezeichnet werden kann, Prostitution gesellschaftlich akzeptiert zu sein scheint, Sexualität als öffentliches Thema im Fernsehen verhandelt wird und die Sexualisierung der Werbung unübersehbar ist (vgl. Stange 2001). Damit einher geht die Tendenz, Sexualität zu kommerzialisieren, sie als Konsumgut zu vermarkten. Sie dient als Füllmasse in einer Gesellschaft mit wenig Arbeit und viel Freizeit. Stange (1989, 2001) sieht in dieser Entwicklung die Gefahr, dass Sexualität durch ihre Vermarktung aus den zwischenmenschlichen Beziehungen herausgelöst wird. „Die sexuelle Befreiung hat also keineswegs wie von selbst zu einer Befreiung von Libido, sexueller Begierde und Liebesfähigkeit geführt, denn vieles steht einer lebendigen Sexualität gegenüber" (Stange 2001, 7). Nach Sielert (1999) sind dies die Tendenz zur Vereinzelung, die nach wie vor traditionell fixierten Geschlechtsrollen, sexuelle Traumatisierungen z. B. durch Missbrauch und der Versuch, jedes Risiko des zwischenmenschlichen Miteinanders durch eine Pazifizierung von Sexualität auszuschalten.

Durch diese Ablösung der Sexualität von zwischenmenschlichen Beziehungen kommt es zum einen zu deren Überfrachtung mit emotionalen Erwartungen und

Ansprüchen. Über die „Vor-Bilder" in den Medien wird eine romantische Vorstellung von partnerschaftlicher Beziehung transportiert, die in der Sexualität aufgehen soll. Zum anderen geht damit ein „Gebot sexueller Leistung" (Stange 2001, 8) einher. „Nicht ob ein Mensch der Liebe fähig oder sie doch sucht, ist die Frage, sondern ob schon und wann (als Jugendlicher), wie oft und wie lange (als Erwachsener), wie lange noch (als älterer Mensch) jemand sexuell aktiv ist und zwar überwiegend in seiner heterosexuellen Genitalität" (Stange 1989, 180). Das über die Medien vermittelte Bild, was ‚richtige' oder ‚gute' Sexualität ausmacht, setzt vor allem Jugendliche unter Leistungsdruck. Es werden der „Lustaspekt verabsolutiert und (der) Beziehungsaspekt ignoriert" (Stange 2001, 12). Die Popindustrie trägt nach Walder (1998) durch eine „weichgespülte Vorstellung von Sexualität", die künstlich und virtuell, keimfrei und problemlos ist, ebenso dazu bei. So wundert es nicht, dass die neueren Untersuchungen zur Jugendsexualität ergeben, dass die ‚wahren' Fragen der Jugendlichen zur Sexualität die Qualität der zwischenmenschlichen Beziehungen und hier vor allem die kommunikativen Kompetenzen betreffen (vgl. Plies/Nickel/Schmidt 1999).

Im Rahmen der aufgezeigten Gesamtentwicklung gewinnt die Körperlichkeit eine neue Bedeutung in Form eines Körperkultes, der die schönen, schlanken, ‚gestylten' Körper zum Ideal stilisiert (vgl. Küchenhoff 1998). Folgen zeigen sich z. B. in den vermehrten Essstörungen von Jugendlichen, die mittlerweile bei beiden Geschlechtern auftreten.

Die Vermittlung eines Sexualitäts-Ideals, eines Vor-Bildes gelungener Sexualität, die Betonung der Leistung als vorrangigem Aspekt ausgelebter Sexualität drängen in Verbindung mit einem übertriebenen und krankmachenden Körperkult vor allem Menschen mit Behinderung an den Rand. „Die Einbindung in die allgemeine sexuelle Normwirklichkeit stellt für den Körperbehinderten, der aufgrund der Schädigung häufiger physischen und rollenspezifischen Einschränkungen unterliegt, eine wesentliche Schwierigkeit bei der Verwirklichung seiner sexuellen Bedürfnisse dar" (Weinwurm-Krause 1990, 61). Ihnen gelingt es am wenigsten dem propagierten Ideal zu entsprechen. Doch nicht nur diese Tendenzen erschweren ihnen einen Zugang zu gelingender individueller Sexualität: Sexualität bei Menschen mit Behinderung gehört zu einem der noch nicht liberalisierten Tabubereiche.

3   Einflüsse auf sexuelles Erleben bei Menschen mit Behinderung

Analog zu dem bereits dargestellten relationalen Verständnis von Behinderung können die Einflüsse auf die menschliche Sexualität auf verschiedenen Ebenen liegen. Auf der körperlichen Ebene kann es bedingt durch eine körperliche Schädigung zu sexuellen Funktionsstörungen kommen. Bedeutsameren Einfluss haben die gesellschaftlich bedingten negativen Einflüsse auf die Sexualität bei Menschen mit Behinderung, die schließlich als behindernde Faktoren der sexuellen Entwicklung zu betrachten sind.

3.1 Sexuelle Funktionsstörungen

Obwohl eine rein medizinisch-biologische Sichtweise von Sexualität sehr einengend ist und, wie bereits aufgezeigt wurde, der menschlichen Sexualität in keiner Weise gerecht wird, sollen im Folgenden kurz mögliche sexuelle Funktionsstörungen exemplarisch aufgezeigt werden, die im Rahmen einer körperlichen Schädigung auftreten können. Eingeschränktes bzw. verändertes sexuelles Erleben durch eine Funktionsstörung kann für betroffene Menschen von großer Bedeutung sein, da diese besondere körperliche Situation eine stärkere individuelle Auseinandersetzung mit der Entwicklung einer individuellen Sexualität erfordert. Dies liegt zum einen an der gesellschaftlichen Tendenz, Menschen mit Behinderung ihre Sexualität abzusprechen und zum anderen an den fehlenden sexuellen Skripts, die ansonsten als Vorbilder das Erlernen von Sexualität erleichtern (vgl. Wellach 1999).

Für Lehrerinnen oder auch Eltern kann hier besonderer Unterstützungsbedarf in Form von Informationen über eventuelle Hilfsmittel oder die Vielfalt der Möglichkeiten gelebter Sexualität von den Jugendlichen mit Körperbehinderung eingefordert werden. Die Erfahrung zeigt, dass hier leider die z.B. von den Eltern befragten Kinderärzte oder Gynäkologen nur wenige hilfreiche Informationen weitergeben können. Auch sie sind eher verunsichert und haben häufig eine eher restriktive Haltung. Selbsthilfegruppen vor allem von Eltern mit Behinderung können aufgrund ihrer Auseinandersetzung mit dem Thema eine unterstützende Anlaufstelle sein (siehe Adressen im Anhang).

Für die folgende Auflistung möglicher sexueller Funktionsstörungen wird die Übersicht über mögliche Formen der körperlichen Schädigungen in Anlehnung an Leyendecker (2005) herangezogen. Da sexuelle Funktionsstörungen von Menschen mit Behinderung ein noch junges Forschungsfeld sind, lassen sich nicht zu allen Formen der körperlichen Schädigungen entsprechende medizinische Hinweise finden bzw. nicht jede Schädigung bedingt eine sexuelle Funktionsstörung. Ebenso ist zu bedenken, dass die Frage der eigenen Möglichkeiten des Ausübens von Genitalsexualität möglichst individuell mit einem fachkompetenten Arzt des Vertrauens besprochen werden sollte, da auch individuelle psychische Probleme zu sexuellen Funktionsstörungen führen bzw. diese verstärken können.

So ist darauf hinzuweisen, dass mögliche sexuelle Funktionsstörungen nicht nur durch die körperliche Funktionsfähigkeit des Sexualorgans beeinflusst werden. Sie können ebenfalls durch die mangelnde Annahme des eigenen Körpers, die Einstellung zur Sexualität, die Partnerschaft, eventuelle psychosexuelle Traumata, schlechte Beratung, übermäßigen Alkoholkonsum oder die Einnahme von Medikamenten ausgelöst oder verstärkt werden (vgl. Davison/Neale 1998). Die weiteren Ausführungen zu potentiellen Erschwernissen der sexuellen Entwicklung bei Kindern und Jugendlichen mit Behinderung werden Unterstützungsbedarfe aufzeigen.

3.1.1 Schädigung von Gehirn und Rückenmark

Tab. 1: Schädigungen des Zentralnervensystems (Gehirn und Rückenmark) (vgl. Leyendecker 2005, 90 f.)

Klassifikation	Erscheinungsformen	Ursachen
Infantile Cerebralparese (frühkindliche cerebrale Bewegungsstörung)	Allgemein gekennzeichnet durch abnorme Muskelspannung und gestörte Koordination von Bewegungsabläufen sowie veränderte Ausdrucksbewegungen: Spastische Paresen, athetotische Syndrome, ataktische Syndrome. Nach den betroffenen Körperteilen unterscheidet man: Tetra-, Di-, Para- sowie Hemiplegien. Cerebrale Bewegungsstörungen sind häufig mit Sprachstörungen (insbesondere Dysarthrie, Anarthrie), sensorischen Behinderungen und Anfallsleiden verbunden.	Prä-, peri- und postnatale Schädigungen des unreifen Gehirns durch z. B.: • Infektionen während der Schwangerschaft • Sauerstoffmangel und Gehirnblutungen bei schwieriger Geburt • Entzündliche Erkrankungen des Gehirns und der Hirnhäute
Cerebrale Bewegungsstörung infolge Schädel-Hirn-Trauma	Die cerebralen Bewegungsstörungen zeigen klinisch entsprechende Bilder wie die infantilen Cerebralparesen.	• Hirnverletzungen durch Unfall, Schlag, Schuss oder Sturz (Schädel-Hirn-Trauma) • Sauerstoffmangel durch Vergiftungen oder nach Ertrinken • Entzündungen des ausgereiften Gehirns und seiner Häute • Hirntumore und Folgen von chirurgischen Eingriffen beim Entfernen

25

Klassifikation	Erscheinungsformen	Ursachen
Querschnittlähmung infolge angeborener Schädigung (Spina bifida), Verletzung, Erkrankung	Spina bifida häufig mit Hydrocephalus verbunden; motorische und sensible Lähmung der Beine sowie Blasen- und Mastdarmstörungen; Lähmungen von Körperfunktionen je nach Höhe der Schädigung im Rückenmark.	Angeborene Fehlbildung des Rückenmarks, mangelnder Verschluss des Rückenmarks; Ursache unklar. Folge von Verletzungen und Erkrankungen (Tumorbildung)
Spinale Kinderlähmung (Poliomyelitis anterior)	Schlaffe Lähmungen verschiedenen Ausmaßes ohne Sensibilitätsstörungen	Infektion: Poliovirus befällt motorische Anteile der Rückenmarksnerven.
Cerebrale Anfallsleiden (Epilepsien)	Anfallsartige Störungen der Hirntätigkeit durch elektrische Entladungen. Kleine Anfälle (Petit mal): Absencen, Blitzkrämpfe, Dämmerattacken. Große Anfälle (Grand mal): Sturz infolge Bewusstlosigkeit Krämpfe bedingen u.a. Atemstillstand, Zungenbiss, Einnässen.	• konstitutionell erhöhte Krampfbereitschaft, • Störungen der Hirnentwicklung, • Hirnschädigung infolge Geburtskomplikationen, • entzündliche Hirnerkrankungen, • Hirntumoren, • Unfallverletzungen, • Stoffwechselstörungen.

Zerebrale Läsionen: Bei diesen Formen der körperlichen Schädigung kann es zu einer verminderten oder auch vermehrten Sekretion im Genitalbereich kommen. Vor allem bei verminderter Sekretion kann der Koitus sehr schmerzhaft werden. Koordinationsstörungen können sowohl die Selbstbefriedigung erschweren als auch beim Geschlechtsverkehr manche Stellungen unmöglich machen. Störungen der Tiefensensibilität können den spontanen Wechsel von Stellungen behindern. Veränderungen der Oberflächensensibilität schränken möglicherweise die lustvolle Qualität von Berührungen ein.

Bei Hyperkinesien, denen eine Kleinhirnläsion zu Grunde liegt und die sich in einem ataktischen Störungsbild zeigen, kann vor allem die Vielfalt der möglichen Stellungen beim Geschlechtsverkehr eingeschränkt sein, da großflächiger Kontakt zur Unterlage für den betroffenen Partner notwendig ist und Sicherheit bietet (vgl. Fürll-Riede u. a. 2001).

Querschnittlähmungen: Verletzungen des Rückenmarks z. B. durch eine traumatische Querschnittlähmung, Spina bifida oder Tumorerkrankungen haben große Auswirkungen auf die sexuelle Funktion. Ausschlaggebend ist die Höhe der Läsion im Rückenmark. Es wird angenommen, dass ca. 80 bis 90 Prozent der Menschen mit einer Querschnittläsion eine gestörte sexuelle Funktion haben, die sich auf die „Erektionsfähigkeit, die Ejakulation, den Orgasmus, Gefühle im Genitalbereich und die Flüssigkeitsabsonderung (Lubrikation) in der Vagina bei Frauen" (Fürll-Riede u. a. 2001, 12) auswirken (vgl. Richter 1998, Ducharme/Gill 2006). Richter (1998, 415) führt weiterhin ein „objektiv oder subjektiv zu kleines Genitale, unter Umständen in Kombination mit anderen Entwicklungsstörungen, z. B. einem Maldescensus testis" (Hodenhochstand) an. Für die genitale Sexualität ist jedoch zu unterscheiden, ob reflektorische Reaktionen durch die Stimulation des Genitalbereichs oder psychogene Reaktionen durch z. B. sexuelle Phantasien noch möglich sind (vgl. Kampmeier 2006). Weiterhin beeinflussen Harn- und Stuhlinkontinenz als mögliche Barriere die körperlichen sexuellen Kontakte (vgl. Richter 1998) und die eingeschränkte Beweglichkeit grenzt den Spielraum sexueller Aktivitäten ein. Die Fruchtbarkeit ist häufig vermindert. Störungen der Sensibilität können lustvolles Erleben von Berührungen einschränken. Subjektiv empfundene Einschränkungen können sich ebenfalls durch „Wirbelsäulenverkrümmung, Operationsnarben, Druckgeschwüre, Gelenkfehlhaltungen oder Spastizität" (Richter 1998, 415) ergeben.

Epilepsien: Bei Epilepsien besteht die Möglichkeit, dass sie sich auf den Hormonhaushalt des betroffenen Menschen auswirken und damit seine sexuellen Funktionen beeinflussen. Generalisierte Epilepsien haben in der Regel nur geringe Auswirkungen auf den Hormonhaushalt. Fokale Epilepsien können allerdings Störungen im Hormonhaushalt bewirken und somit z. B. zu Zyklusstörungen bei der Frau führen. Bei beiden Geschlechtern kann es zu einer Störung im Bereich der Sexualhormonproduktion kommen, die eine verminderte Fertilität und Libidostörungen zur Folge haben können. (vgl. Delisle 2003)

3.1.2 Schädigungen von Muskulatur und Knochengerüst

Tab. 2: Schädigungen der Muskulatur und des Skelettsystems (vgl. Leyendecker 2005, 92 f.)

Klassifikation	Erscheinungsformen	Ursachen
Muskelkrankheiten	Verschiedene Formen unterschiedlich fortschreitenden Muskelschwundes. Durch den Abbau des Muskelgewebes kommt es zu progredienten Funktionsausfällen. Die Lebenserwartung ist in vielen Fällen stark herabgesetzt, bei einigen Formen jedoch normal.	Genetisch bedingt; sowohl dominante als auch rezessive Erbgänge.
Wachstumsstörungen: Kleinwuchs	Stillstand des Längenwachstums unter 150 cm	Multifaktorielle Verursachung: erblich und hormonell bedingt, Stoffwechselstörungen, toxische Entwicklungsverzögerungen.

Klassifikation	Erscheinungsformen	Ursachen
Schädigungen des Skelett-systems: • z. B. Glasknochenkrankheit (Osteogenesis imperfecta)	• abnorme Knochenbrüchig-keit und Extremitätenverbie-gungen	• Chromosomenveränderung • erblich bedingt
• z. B. Arthrogrypose	• Bewegungseinschränkung durch schwere Gelenk-versteifung und Kontraktu-ren • des Weiteren Auswirkungen auf Sinnesorgane, Haut und innere Organe • Bewegungseinschränkungen durch schwere Gelenkver-steifungen und Kontrakturen	• unklare Ursachen, angebo-ren
Fehlstellungen der Wirbelsäule	Skoliose: seitliche Verbiegung Kyphose: Verkrümmung nach hinten Lordose: Verkrümmung nach vorn	• angeboren • Folge eines abnormen Muskeltonus und sich erge-bender Haltungsfehler
Gliedmaßenfehlbildung (Dysmelien)	Von Teilfehlbildungen (z. B. Hand oder Fuß an Schulter bzw. Becken angesetzt) bis hin zu völligem Fehlen von Extre-mitäten.	U. a. toxisch-medikamentöse Einwirkungen; intrauterine Abschnürungen, Genmutatio-nen, Strahleneinwirkungen.
Gliedmaßenverlust (Amputation)	Teilweise oder vollständige Gliedmaßenabtrennung.	Nach Erkrankungen, Unfällen, Tumorbildungen.

Muskeldystrophie Typ Duchenne: Die Muskeldystrophie Typ Duchenne als eine der häufigsten progressiven Muskelerkrankungen soll hier exemplarisch erwähnt werden. Die Geschlechtsreife verläuft altersangemessen und es kommt aufgrund der Erkran-kung zu keinen sexuellen Funktionsbeeinträchtigungen. Allerdings ist das Ausleben der Sexualität in allen Bereichen durch die ab dem Pubertätsalter schon stark verminderte körperliche Bewegungsfähigkeit und Kraft deutlich eingeschränkt. Selbstbefriedigung ist kaum noch möglich; der Koitus nur mit sehr eingeschränkter Variabilität umzu-setzen.

Schädigungen des Knochengerüsts: Auch hier liegen sexuelle Einschränkungen hauptsächlich im Bereich der Beweglichkeit vor, die je nach Ausmaß von Fehlbildun-gen oder fehlenden Gliedmaßen sehr unterschiedlich sein können.

Kleinwüchsigkeit: Bei der Kleinwüchsigkeit ist deren Ursache entscheidend für eine Beteiligung der Sexualfunktionen. Sowohl beim Ullrich-Turner-Syndrom als auch beim Klinefelter-Syndrom liegen Chromosomenstörungen vor, die zu einem Hypogo-nadismus unterschiedlicher Ausprägung führen können. In diesen Fällen arbeiten die endokrinen Geschlechtsdrüsen gar nicht oder nur vermindert, so dass es zu einer stark verzögerten oder ausbleibenden Pubertät kommt und somit die Ausbildung der primären und ggf. sekundären Geschlechtsmerkmale gestört ist. (vgl. Butenandt 1982)

3.1.3 Schädigung durch chronische Krankheit oder Fehlfunktion von Organen

Tab. 3: Schädigung durch chronische Erkrankungen oder Fehlfunktionen von Organen (vgl. Leyendecker 2005, 93 f.)

Klassifikation	Erscheinungsformen	Ursachen
Rheumatismus	Verschiedene schmerzhafte, Bewegung und Allgemeinbefinden beeinträchtigende Erkrankungen der Knochen, Gelenke, Muskeln, Sehnen und Bänder.	• wenig geklärt • Infektionen • Stoffwechselstörungen • Störungen des Immunsystems
Nierenerkrankungen	Chronische Nierenleiden: harnpflichtige Substanzen können nicht ausgeschieden werden.	• angeboren • Folge von Krankheitsprozessen
Bluterkrankheit (Hämophilie)	Mangel an Gerinnungsfaktoren im Blut, führt u. a. zu inneren Blutungen z. B. in Gelenkkapseln (dadurch Bewegungseinschränkung).	• genetisch bedingt • rezessiv vererbt
Erkrankungen von Herz, Kreislauf und Gefäßsystem	Verminderte Belastungsfähigkeit	• erblich bedingt • Folge von Krankheitsprozessen
Hauterkrankungen	Hauterkrankungen (z. B. Ekzeme, Neurodermitis) oder traumatische Schädigungen der Haut (Verbrennungen) können zu schweren Veränderungen des äußeren Erscheinungsbildes führen.	• allergische Reaktionen • psycho- und neurovegetative Störungen • erworben
Cystische Fibrose	Erkrankung aller schleimbildenden Drüsen	• genetisch bedingt, rezessiv vererbbar

Rheumatische Erkrankungen: Bei Erkrankungen des rheumatischen Formenkreises kann es im Rahmen der Pubertät zu einem verminderten Längenwachstum und zu einer insgesamt verspätet einsetzenden Ausbildung sekundärer Geschlechtsmerkmale kommen. Problematisch sind vor allem die Auswirkungen von Medikamenten. Cortison kann zu irreversiblen Schädigungen der Organsysteme sowie zu Zyklusstörungen bei Mädchen/Frauen führen. Bei Jungen kann durch das Basismedikament Azulfidine die Spermiogenese gehemmt werden, Zytostatika führen unter Umständen zu Infertilität. Schwangerschaften sollten unbedingt vermieden werden, da alle Medikamente potentiell schädigend für den Embryo sind. (vgl. Häfner/Fauser 2003)

Als sehr einschränkend wird von Rheumapatienten auch der starke Schmerz erlebt. Schmerz-reaktive Veränderungen des Nervensystems können Körperempfindungen am gesamten Körper so variieren, dass z. B. zärtliche Berührungen als sehr unangenehm erlebt werden. Schmerzen, Müdigkeit und Kraftlosigkeit können allgemein die sexuelle

Appetenz verringern. Entzündungen in den betroffenen Gelenken, eingeschränkte Bewegungsfähigkeit oder Deformierungen erschweren die sexuelle Variabilität beim Koitus. (Rothermund u. a. 2003)

Krebserkrankungen: Neben den psychosozialen Folgen, die eine Krebserkrankung mit sich bringt, kann vor allem die Therapie Auswirkungen auf die sexuellen Funktionen haben. Eine eingeschränkte sexuelle Appetenz kann als Folge der allgemeinen Verschlechterung des körperlichen Wohlbefindens auftreten. Je nach Ort des Tumors können aber auch die Sexualorgane durch operative Eingriffe direkt verletzt worden sein. Verwachsungen nach der Operation können zu Schmerzen beim Koitus führen. Durch eine Strahlentherapie wird häufig die Lubrikation verringert. Infertilität kann eine krebs- oder behandlungsbedingte Folge sein (vgl. Zettl 2003).

3.2 Gesellschaftliche Einflüsse

In gesellschaftlicher Sicht sind Menschen mit Behinderung vor allem und in erster Linie ‚Behinderte' und werden eher selten zuerst über ihr Geschlecht als Mann oder Frau definiert (vgl. Kuhne/Mayer 1993). Aus diesen Stigmatisierungsprozessen ergibt sich neben den bereits erwähnten problematischen gesamtgesellschaftlichen Entwicklungen sexueller Normen eine besondere Problematik für sie.

Sexualität wird Menschen mit Behinderung in der Regel abgesprochen, sie werden als asexuelle Wesen betrachtet (vgl. Plangger/Scharbert 1996; Wilhelm 1996, Diehl 2001) oder es wird ihnen als zwangsläufig aus der Behinderung resultierend eine solche Behinderung auch für den Bereich der Sexualität unterstellt (vgl. Glöckner 1998). „Die gesellschaftliche Stellungnahme gegenüber der Sexualität insbesondere geistig und körperlich behinderter Menschen ist durch Tabuisierung und restriktives Verhalten gekennzeichnet" (Bergeest 2002 b, 255). Diese Einstellung verschärft sich – als Widerspruch der damit angeführten geschlechtsspezifischen Betrachtung in sich – noch bei Frauen mit Behinderung und deren Sicht als „geschlechtslose Neutren" (vgl. Arnade 1992, vom Hofe 2001, Geifrig 2003). „Die Sexualität behinderter Frauen ist nach wie vor ein Tabu" (Geifrig 2003, 12). So führt vom Hofe (2001) an, dass der Anteil verheirateter Männer mit Behinderung mit ca. 75 % wesentlich höher ist als der der Frauen mit Behinderung (ca. 38 %). Weinwurm-Krause (1990) ist zudem der Auffassung, dass Menschen mit Körperbehinderung die Fähigkeit abgesprochen wird, Geschlechtsrollen zu übernehmen und sie damit keine Möglichkeit haben, „die Geschlechtsrolle für sich spezifisch umzuformen" (ebd. 69).

Diese Ablehnung der Geschlechtlichkeit behinderter Menschen und ihrer sexuellen Bedürfnisse, Wünsche oder Vorlieben scheint in der fehlenden Vorstellungskraft von Menschen ohne Behinderung zu liegen. Menschen mit Behinderung sind als attraktive Sexualpartner nur schwer denkbar (vgl. Weinwurm-Krause 1995; Glöckner 1998; Wacker 1999; Geifrig 2003). „Wenn von Behinderung die Rede ist, dann werden damit in der Regel Hilflosigkeit, Defizite, Schwächen und Schädigungen verbunden" (Geifrig 2003, 12). Diese Vorstellungen decken sich in keiner Weise mit den gesellschaftlich propagierten Schönheitsidealen und dem Leistungsdenken im Bereich der

Sexualität. So ist häufig Sprachlosigkeit die Konsequenz, wenn es um Sexualität bei Menschen mit Körperbehinderung oder chronischen Erkrankungen geht (vgl. Achilles 2003).

Diese gesellschaftlich vermittelte, restriktive Einstellung zur Sexualität von Menschen mit Behinderung ist die Grundlage für weitere die Sexualität verhindernde Bedingungen. Diese führen häufig zu einer verstärkten sozialen Isolation (vgl. Wellach 1999), die dann wiederum das Finden einer Sexualpartnerin erschwert, womit sich der Kreislauf schließt.

Weinwurm-Krause (1990) konstatiert auf der Grundlage ihrer Befragung von 158 jungen Erwachsenen mit Körperbehinderung im Alter von 20 bis 35 Jahren, dass bei mehreren institutionellen Erfahrungen von einem „Abhängigkeitssyndrom" ausgegangen werden kann, das „autonome und selbstverantwortliche Lebensgestaltungsmöglichkeiten" (ebd. 208) eingrenzt und sich negativ auf die sexuelle Entwicklung und auf die gesamte Sexualität auswirkt.

Wacker (1999) erkennt eine grundsätzliche Benachteiligung beim Anbahnen von Beziehungen durch den Behindertenstatus bei Menschen mit geistiger Behinderung. Vor allem bei der Unterbringung in Wohneinrichtungen für Menschen mit Behinderung stehen restriktive Heimordnungen, baulich ungünstige Voraussetzungen (keine Einzelzimmer und damit keine Intimsphäre) und eine eher ablehnende Haltung der Mitarbeiterinnen der individuellen Gestaltung der Sexualität entgegen (vgl. Wacker 1999, Fegert u. a. 2006). „Diese Barrieren aus Vorurteilen und sexualfeindlichen Rahmenbedingungen in Elternhaus, Schule und Heim machen aus der Sexualität behinderter Menschen eine behinderte oder oft auch verhinderte Sexualität" (Walter 2004, 16).

Abschließend sei noch eine Entwicklung erwähnt, die den Sexualität verhindernden Bedingungen, unter denen Menschen mit Behinderung oft zu leben haben, anscheinend diametral entgegen steht. Es ist die punktuelle Einrichtung so genannter Dienste der Sexualassistenz oder -begleitung, wie z. B. der Körper-Kontakt-Service Sensis in Wiesbaden oder Sexybilities in Berlin. Es handelt sich um Angebote der Vermittlung von Sexualassistenten/innen (Sensis) oder Prostituierten (Sexybilities), um Menschen mit Behinderung sexuelle Erlebnisse zu ermöglichen (vgl. Walter 2004). Die Einschätzungen der Anbieter sowie der Nutzer sind ambivalent, denn schließlich wird auch hier wieder der gesamtgesellschaftlichen Entwicklung der Ablösung der Sexualität von einer partnerschaftlichen, liebenden Beziehung zu einem anderen Menschen Vorschub geleistet. Zwar kann damit auch die Möglichkeit der Prostitution in das Leben von Menschen mit Behinderung als eine Möglichkeit des Auslebens von Sexualität integriert werden, jedoch ist zu bezweifeln, dass es zu einer höheren gesellschaftlichen Akzeptanz der Sexualität von Menschen mit Behinderung führt. Vielmehr wird wiederum eine randständige Subkultur erschaffen, die vereinzelt den Menschen mit Behinderung, die es sich finanziell leisten können, befriedigende sexuelle Erlebnisse verschafft aber nicht hilft bei der grundsätzlichen Veränderung der ungünstigen Bedingungen.

3.3 Behindernde Faktoren der sexuellen Entwicklung

158 junge Frauen und Männer mit Körperbehinderung haben sich in der breit angelegten Untersuchung von Weinwurm-Krause (1990) ausführlich zu sexuellem Erleben, der Zufriedenheit mit ihrer Sexualität sowie ihrer sexuellen Entwicklung geäußert. Diese sehr differenzierten Ergebnisse bilden die inhaltliche Grundlage der folgenden Kapitel zur sexuellen Entwicklung, da sie sehr grundlegende behindernde Faktoren fokussieren, die die Situation der Kinder und Jugendlichen mit Behinderung auf ihrem Weg zu einer subjektiv befriedigenden Sexualität deutlich beeinflussen.

Weinwurm-Krause (1990) konnte feststellen, dass sich neben dem Mikrosystem Familie, und hier vor allem der Erziehungshaltung der Eltern und deren Einstellung zur Sexualität bei Menschen mit Körperbehinderung, die folgenden Bereiche wesentlich auf die sexuelle Entwicklung und das Erleben von Sexualität als junger Erwachsener auswirken: „die institutionellen Erfahrungen, die gesellschaftlichen Bewertungsmuster, die Bildungsmöglichkeit und die Auseinandersetzung mit der Behinderung" (ebd. 207). Art und Schwere der körperlichen Schädigung spielten nur eine untergeordnete Rolle.

Weinwurm-Krause konnte in fast allen Bereichen ihrer Untersuchung einen Einfluss des elterlichen Erziehungsverhaltens auf die sexuelle Entwicklung und auf das aktuelle sexuelle Verhalten und die Zufriedenheit der jungen Erwachsenen feststellen, wenngleich das Elternhaus ihres Erachtens nicht die wichtigste Einflussgröße insgesamt ist. Sie beschreibt, dass mit zunehmender Hilfebedürftigkeit des Menschen mit Körperbehinderung „durchgehend die Erziehungshaltung der Eltern verstärkt (wird), ihre Kinder könnten aufgrund der Körperbehinderung kein sexuell erfülltes Leben führen" (ebd. 179). Diese eher rigide Erziehungshaltung führt zu einer Vermeidung sexueller Aneignungsmöglichkeiten und vermittelt Heranwachsenden eine negative Bewertung ihrer Sexualität. Weinwurm-Krause postuliert, dass diese negativen Bewertungsmuster vom Kind bzw. Jugendlichen internalisiert werden und somit Selbstablehnung oder Selbstverunsicherung zur Folge haben, was sich dann wiederum erschwerend auf die sexuelle Entwicklung auswirkt. Dies ist besonders bei Mädchen zu beobachten, deren sexuelle Entwicklung zudem noch durch die hohe Bewertung der gesellschaftlichen Schönheitsideale erschwert ist. Das häufig ersatzweise durch die Eltern vermittelte Leistungskonzept führte bei den Probanden eher zu einer Erschwerung bei der Verwirklichung einer befriedigenden Sexualität. Die beschriebene gesellschaftliche Tendenz der zunehmenden sexuellen Liberalisierung scheint sich auf die Erziehungshaltung der Eltern auszuwirken. So konnte in der Untersuchung festgestellt werden, dass die jüngeren Probanden über insgesamt mehr sexuelle Erfahrungen verfügten.

Trotz dieser positiven Tendenz eines sich verändernden Erziehungsverhaltens der Eltern muss konstatiert werden, dass sich mangelnde sexuelle Aufklärung negativ auf die Auseinandersetzung mit Folgen der körperlichen Schädigung im sexuellen Bereich auswirkt. Diesbezüglich konnten keine behinderungsbedingten Einflüsse festgestellt werden, sondern deutliche Einflüsse einer negativen Sexualerziehung durch die Eltern: Diese „korreliert mit geringen sexuellen Erfahrungen, mit geringen emotionalen Ansprüchen an eine Partnerschaft und mit der Wahrnehmung, die Behinderung stelle eine größere Belastung dar" (ebd. 185). Wiederum vermutet Weinwurm-Krause, dass die durch die Eltern vermittelten Bewertungen von den Kindern bzw. Jugendlichen als objektive Gegebenheiten verinnerlicht werden und somit eine Überprüfung der Realität verhindert wird. Sie nimmt an, dass die Sexualerziehung „in erster Linie für eine positive Auseinandersetzung mit der Behinderung" (ebd. 186) von Bedeutung zu sein scheint.

Die Auseinandersetzung mit der eigenen Behinderung wird von ihr als sehr bedeutsamer Aspekt der sexuellen Entwicklung und der aktuellen subjektiven sexuellen Zufriedenheit der Probanden angesehen. Dieser Prozess wird förderlich beeinflusst durch „eine positive Sexualerziehung, eine wenig normativ bestimmte Einstellung zur Sexualität, ein hohes Bildungsniveau (sowie dem) Besuch einer Nichtbehindertenschule" (ebd. 211).

Weinwurm-Krause beschreibt den Besuch der Förderschule als einen Lebensbereich, in dem sich selbst entfremdetes Leben sowohl in der Bildung als auch den sozialen Kontakten zeigt. Bei den Probanden ihrer Untersuchung war der Förderschulbesuch umso wahrscheinlicher, je früher die Behinderung aufgetreten war. Die Förderschulabsolventen hatten einen Freundeskreis, der sich eher aus Menschen mit Behinderungen bildete und in dem weniger Optionen erlebt wurden, offen über Probleme zu reden. Sie verfügten über weniger sexuelle Erfahrungen und hatten diese auch erst später erlebt als die Probanden, die keine Förderschule besucht hatten. Ebenso lagen weniger Erfahrungen mit Selbstbefriedigung vor. Weinwurm-Krause erklärt dieses Ergebnis mit der Ganztagsbeschulung und den oft langen Anfahrtswegen der Förderschüler. Kontakte zu den Freunden aus der Schule sind aufgrund der größeren Entfernungen oft schwierig zu realisieren. „Stadtteilbezogene peer-group-Einbindungen werden zusätzlich – z.B. durch Vorurteile, körperliche Einschränkungen, die etwa bestimmte Gruppenaktivitäten nicht erlauben – ebenfalls erschwert" (ebd. 188). Durch die geringeren sozialen Kontakte und die mangelnden bzw. späteren sexuellen Erfahrungen „scheinen die Sonderschulabsolventen eher ein negatives sexuelles Selbstbild zu entwickeln" (ebd. 189).

Es lässt sich weiterhin ein Zusammenhang zwischen dem Ausbildungsniveau und sexuellen Erfahrungen feststellen. Probanden mit einer besseren Ausbildung haben früher sexuelle Erfahrungen gesammelt. Auch hier wirkt sich der Förderschulbesuch wieder negativ aus, da er mit einem eher niedrigen Bildungsniveau einhergeht.

Weinwurm-Krause weist auf eine weitere Problematik hin, die sich durch den Förderschulbesuch ergibt: der mangelnde Kontakt zu Jugendlichen ohne Behinderung. Dadurch kann es zu einem Defizit an interaktiven Aneignungsmöglichkeiten im Umgang mit Menschen ohne Behinderung kommen, das sich ungünstig auf weitere spätere soziale oder auch sexuelle Kontakte auswirken kann. Es konnte weiterhin festgestellt werden, dass ein insgesamt reduzierter Bezug zur realen Umwelt, „besonders in der Auseinandersetzung mit Nichtbehinderten, (...) offensichtlich zu reduzierten Fähigkeiten bei der Bewältigung von Konflikten" (ebd. 200) führt.

Ein zentrales Problem für die sexuelle Entwicklung und das sexuelle Erleben bei den befragten jungen Menschen mit Körperbehinderung scheint in der Auseinandersetzung mit den gesellschaftlichen Bewertungsmustern zu liegen. Diese ist durch die Einstellungen der Eltern, den Bildungsgrad und das Ausmaß des selbst entfremdeten Lebens beeinflusst. Dabei nimmt Weinwurm-Krause an, dass die gesellschaftlich rigiden, die Sexualität unterdrückenden Bedeutungsmuster in die eigenen subjektiven Bewertungsmuster übernommen werden. „Je stärker sich die Probanden an normativen gesellschaftlichen Verhaltensregeln im Bereich von Sexualität ausrichten, desto unbefriedigender scheint ihr Sexualleben zu sein" (ebd. 202). Dies kann mit den mangelnden Möglichkeiten der Ausbildung individueller Bedeutungsmuster erklärt werden.

Diese hier skizzierten Ergebnisse von Weinwurm-Krause machen deutlich, dass vor allem die an die Menschen mit Körperbehinderung „herangetragenen Wertmaßstäbe und die Lebensumstände eine entscheidende Einflußgröße für ihre (sexuellen) Entwicklungs- und Lebensmöglichkeiten darstellen" (ebd. 207).

Diese werden durch die Bezugspersonen in den jeweiligen Systemen vermittelt und gelten als grundsätzliches beeinträchtigendes Moment, das bei den folgenden Ausführungen mit zu bedenken ist. Diese Ergebnisse machen weiterhin deutlich, dass sexualerzieherische Überlegungen nicht alleine auf mögliche schädigungsbedingte veränderte oder eingeschränkte sexuelle Erfahrungen fokussiert werden dürfen. Das soziale Umfeld der Kinder und Jugendlichen mit Behinderung sollte im Sinne einer relationalen Auffassung von Behinderung durch die Reflexion der eigenen Einstellung zur Sexualität allgemein, aber vor allem zur Sexualität bei Menschen mit Behinderung einen ersten Schritt vollziehen, um die Weitergabe einengender Denk- und Verhaltensmuster zu erkennen und zu minimieren. Die Erweiterung der eigenen kommunikativen Kompetenzen im Bereich der Sexualität sowie die Wahrnehmung sexualerzieherischer Aufgaben sowohl in Elternhaus als auch Schule inklusive der Unterstützung einer förderlichen Freizeitgestaltung scheinen mir hier die vordringlichen Aufgaben, auf die in den weiteren Kapiteln noch eingegangen werden wird.

4   Die sexuelle Entwicklung bei Kindern mit und ohne Behinderung

Die Darstellung der sexuellen Entwicklung bei Kindern und Jugendlichen mit Behinderung erweist sich aufgrund zweier Problemlagen als schwierig.

Zum einen ist die Bezugsgruppe äußerst heterogen. So sind die aufgezeigten möglichen Entwicklungsbesonderheiten nicht für alle Kinder und Jugendlichen mit den verschiedenen Formen körperlicher Schädigung und/oder kognitiver Einschränkung im gleichen Maße zutreffend. So ergibt sich z. B. für Menschen mit einer später im Leben einsetzenden körperlichen Schädigung eine gänzlich andere Ausgangslage, da sie zunächst eine Entwicklung ohne Behinderung erfahren haben. Zum anderen hat sich die Forschung bislang nur marginal mit Fragen der sexuellen Entwicklung bei Menschen mit Körperbehinderungen auseinander gesetzt.

Deshalb orientiert sich die folgende Darstellung an den bisherigen Erkenntnissen zur sexuellen Entwicklung bei Kindern und Jugendlichen ohne Behinderung. Auch hier ist die Datenlage sehr unterschiedlich: während die sexuelle Entwicklung von Kindern nur randständig in der Forschung vertreten ist (vgl. Lautmann 2002), gibt es eine Fülle von Forschungsergebnissen im Bereich der Jugendsexualität. Letztere ist jedoch sehr durch ein genitales Verständnis von Sexualität bestimmt und vernachlässigt eher den Prozess der Entwicklung des sexuellen Verhaltens.

Kindes- und Jugendalter werden bei der folgenden Darstellung getrennt voneinander betrachtet. Für das Kindesalter bietet sich aufgrund der zeitlichen Abfolge einzelner Entwicklungsschritte eine Einteilung nach Lebensjahren an, die aber trotzdem nur als grobe zeitliche Orientierung verstanden wird. Der Übergang zur Pubertät, die Latenzperiode, wird in einem gesonderten Kapitel betrachtet. Diese gewinnt erst in den letzten Jahren durch einige wenige Publikationen und Forschungsarbeiten Beachtung. Die puberale Entwicklung wird als ein Insgesamt von Entwicklungsaufgaben verstanden, die der Jugendliche zu bewältigen hat. Da der Pubertätsbeginn bis zu sechs Jahre divergieren kann (vgl. Fend 2003), ist eine Darstellung anhand ausgewählter Entwicklungsaufgaben unabhängig vom Alter der Jugendlichen sinnvoll.

Die folgenden Aspekte der sexuellen Entwicklung in den einzelnen Lebensjahren des Kindes richten sich vorrangig nach den Ausführungen von Philipps (2000 a, 2000 b) und Sielert (2005). In der weiteren, spärlichen Literatur finden sich z. T. divergierende Altersangaben, wobei die Abweichungen nie mehr als ein Jahr betragen. Grundsätzlich dienen die Altersangaben allenfalls als Orientierung, die individuelle Abweichungen von bis zu mehreren Jahren einrechnen sollten. Bei kognitiven Einschränkungen ist grundsätzlich mit einer zeitlichen Verzögerung der Erfahrungen der Kinder zu rechnen.

Leitend für die Darstellung sind vor allem die körperlichen Erfahrungen, die Kinder ohne Behinderung im Bereich der Sexualität machen. Sie dienen als Ausgangspunkt für mögliche Einschränkungen bei Kindern mit Körperbehinderung. Ebenso werden die durch die Behinderung veränderten sozialen Erfahrungen berücksichtigt.

Anregungen zur Unterstützung der sexuellen ganzkörperlichen Lernprozesse werden gegeben.

4.1 Erstes Lebensjahr

Sexuelle Entwicklung bei Kindern ohne Behinderung: Von Geburt an spielt die Haut als größtes Tast-Fühl-Organ von Kindern für umfassende taktile Erfahrungen eine sehr große Rolle. Intensiv nehmen Kinder jeden Körperkontakt wahr. Liebevolle Berührungen und Liebkosungen helfen ihnen bei der sinnlichen Wahrnehmung ihres Körpers und beim Aufbau eines positiven Körperbildes. Basale vestibuläre und vibratorische Erfahrungen durch die Berührungen, das Getragen- und Gehaltenwerden sowie das gemeinsame Spiel verstärken diese Erfahrungen. Im Kontakt mit ihren engsten Bezugspersonen erleben sie über den ganzen Körper, wie sinnlich und anregend sie auf andere Menschen wirken. Mit Zunahme der körperlichen Beweglichkeit erkunden sie intensiv ihren eigenen Körper durch Betasten und Berühren. Dabei spielt der Mund eine herausragende Rolle zur oralen Erkundung der eigenen Person und der Umwelt. Löbner (1998) bezeichnet ihn als zentrales Lust- und Erkundungsorgan.

In der verlässlichen Beziehung zu mindestens einer Bezugsperson erfahren sich die Kinder angenommen und geliebt. Es wächst daraus die Fähigkeit, körperliche und seelische Nähe genießen zu können. „Im Falle eines glücklichen Dialogs führt dies zu der Erfahrung von Urvertrauen und bei Erwachsenen zu einem Harmonieren der Körper, einer großen sinnlichen Freude in allen Arten des gegenseitigen Streichelns, Schaukelns und Wiegens und im psychischen Sinn zu einem Sich-aufgehoben-Fühlen in der Beziehung" (Mertens 1997, 57).

Gegen Ende des ersten Lebensjahres sind Kinder durch Zunahme ihrer motorischen Kompetenzen (rollen, krabbeln, laufen) in der Lage, sich aktiv auf andere Menschen zu zu bewegen bzw. sich auch von diesen zu entfernen. Sie können die Wahl ihrer Interaktionspartner aktiv mitbestimmen. Die Kinder können damit das Grundthema ihrer Entwicklung zwischen „Nähe und Getrenntsein, zwischen Loslassen und Festhalten und zwischen sich selbst und den anderen beherrschen" (Löbner 1998, 36).

Mögliche Erschwernisse bei Kindern mit Behinderung: Nach Cloerkes (2001) ist davon auszugehen, dass die Geburt eines Kindes mit Behinderung zu einer doppelten Enttäuschung der Eltern führt: die Enttäuschung eigener Zukunftserwartungen und die „Enttäuschung über die reduzierten Lebensmöglichkeiten des Kindes" (ebd. 237). Inwiefern sich der Zeitpunkt der Erkenntnis der Behinderung auf die Einstellung zum Kind auswirkt, wird insgesamt kontrovers diskutiert – ebenso die möglichen Folgen für die Beziehung zwischen den Eltern und dem Kind. Bergeest (2000) beschreibt belastende Beziehungserfahrungen für Kinder mit Körperbehinderung und eine Beeinträchtigung ihrer Persönlichkeitsentwicklung durch die ambivalenten Empfindungen und Verhaltensweisen der familiären Bezugspersonen (vgl. Leyendecker 1994, 2004; Weinwurm-Krause 1995; Plangger/Scharbert 1996).

Für die sexuelle Entwicklung von Kindern ist von Interesse, inwieweit es den Bezugspersonen möglich ist, zu ihnen eine liebevolle, ihren Körper annehmende

Beziehung aufzubauen. Krankenhausaufenthalte z. B. bei Frühgeborenen oder Kindern mit Spina bifida erschweren dies durch die räumliche Trennung von den Eltern. Ebenso kann sich der durch die Schädigung veränderte Körper des Kindes auf die Beziehung zwischen Eltern und Kind auswirken, wie dies Kallenbach (2006) für Kinder mit Infantiler Cerebralparese (ICP) beschreibt. So kann es zunächst bei den Eltern zu großen Irritationen kommen, weil der betroffene Säugling nicht die kommunikations-stiftenden Möglichkeiten eines Babys ohne Behinderung hat. „Mangelnde Sicherheit der Eltern in ihrer Beziehung zu ihrem Kind und unzureichende emotionale Intensität lösen bei dem betroffenen Kind die gleiche Unsicherheit aus und beeinträchtigen es später in seiner eigenen Bindungsfähigkeit. Aus den Schuldgefühlen vieler Mütter nach der Geburt eines behinderten Kindes entsteht oft eine übermäßige Bindung an das Kind mit ängstlich umsorgenden, verwöhnenden und verschonenden Erziehungs-haltungen" (ebd. 76). Durch orofaziale Funktionsstörungen beim Saugen, Schlucken und Trinken kann es bei Kindern mit ICP zu oralen Befriedigungsängsten kommen.

Löbner (1998) geht davon aus, dass bei misslingender Erfahrung von liebevoller Nähe und Geborgenheit, Nähe auch im weiteren Leben nicht genossen werden kann sowie eigene Bedürfnisse nicht geäußert werden können.

Frühförderung in Form von Physiotherapie kann für die Kinder in Bezug auf ihren Körper eher negative körperliche Erfahrungen beinhalten, da ihr motorischer Bewe-gungsablauf durch die therapeutischen Maßnahmen korrigiert werden soll. Wellach (1999) vermutet als Folge von pflegerischen und therapeutischen Maßnahmen eine „Entfremdung vom eigenen Körper". „Beim Kind wird dieses negative Objektgefühl noch dadurch intensiviert, dass es den Sinn der – oft auch schmerzhaften Maßnahmen – nicht auf seine langfristig ‚positive' Wirkung beurteilen kann" (ebd. 273). Auch Weinwurm-Krause (1995) vermutet durch den therapeutischen Bereich negative Aus-wirkungen auf die Entwicklung eines positiven Körperbildes. Auch wenn es die Autorinnen nicht explizit erwähnen, wird hier vermutlich auf die krankengymnasti-sche Behandlung nach Vojta Bezug genommen. Diese Therapie wird von den Kindern häufig als unangenehm empfunden, „was sich in Unmutsbekundungen und anhalten-dem Schreien während der Therapiesitzungen äußern kann" (Leyendecker 2005, 187). Allerdings setzen andere Methoden (z. B. nach Petö, Bobath oder Castillo Morales) deutlicher auf die aktive Mitarbeit der Kinder. Neuere Erkenntnisse im Bereich der Frühförderung zeigen wiederum auch, dass für den nachhaltigen Erfolg vor allem die Qualität der Interaktion zwischen Kind und Bezugsperson von Bedeutung ist (vgl. Schlack 2007) – inwiefern eine gelungene Beziehung jedoch die körperlich korrigie-renden Erfahrungen ausgleicht, ist unklar.

Eine Auswahl der Kontaktpersonen und das spielerische Erproben von Nähe und Distanz durch fortschreitende motorische Möglichkeiten in Form des Krabbelns und später des Laufens sind Kindern mit Körperbehinderung je nach Ausmaß und Art der Schädigung wesentlich erschwert. Eine frühe Versorgung mit mobilitätserleichternden Hilfsmitteln ist hier wesentlich von Vorteil und ermöglicht mehr eigenaktive Bezie-hungserfahrungen. Eingeschränkte oder veränderte kommunikative Möglichkeiten z. B. bei Kindern mit ICP durch Dysarthrie behindern später auch eine Kompensation der mangelnden motorischen Möglichkeiten durch ein Herbeirufen oder Wegschicken der Interaktionspartner. Sie sind damit vorrangig auf die Initiative und eine hohe Sensibilität der Interaktionspartner angewiesen, damit Bedürfnisse erkannt und befriedigt werden. Auch hier ist eine frühe Förderung durch Maßnahmen der Unterstützten Kommunikation von hoher Bedeutung für die eigenen Interaktions- und Kommunikationserfahrungen. Diese therapeutischen Maßnahmen unterstützen ebenso die kommunikative Entwicklung der Kinder grundsätzlich sehr positiv.

4.2 Zweites Lebensjahr

Sexuelle Entwicklung bei Kindern ohne Behinderung: Im zweiten Lebensjahr entdecken Kinder zunehmend durch Berühren, Anfassen und Anschauen ihre eigenen Genitalien. Dabei können sie sich selbst lustvolle Gefühle durch Selbststimulation verschaffen. Schuhrke (1997) spricht in diesem Zusammenhang von „Körperentdecken" und ist der Ansicht, dass „die kindlichen Erfahrungen als besonders grundlegend angesehen werden (müssen), schon deshalb, weil hier notwenige Informationen über den Körper erstmals aufgenommen und organisiert werden" (ebd. 107). Körperliche Reaktionen im Rahmen des Entdeckens der eigenen Genitalien sind als Erektion, Orgasmus und Vaginallubrikation schon ab der Geburt möglich. In ihrer Untersuchung, an der 26 Kinder aus 25 Familien teilnahmen und in der Eltern das Genitalentdecken ihrer Kinder systematisch dokumentierten (Schuhrke 1997), konnte folgendes Explorationsverhalten in individuell unterschiedlicher Ausprägung beobachtet werden: Visuelles Beschäftigen, Manipulationen, Versuche der Kinder, die Genitalien bloß zu legen, Körperpflege, Benennung der Geschlechtsorgane, Kommentare zur Genitalregion und Aufforderung an andere Personen zur Manipulation der Genitalregion. Schuhrke kommt in ihrer Untersuchung zu dem Schluss, dass „das Körperentdecken durch Berührungen besonders wichtig für den Aufbau einer Repräsentation der Genitalien" (ebd. 121) ist.

Analog zu dem Interesse an den eigenen Genitalien wächst auch das an den Genitalien der Eltern, die die Kinder anschauen und berühren wollen. Dies geschieht in der Regel beim Toilettengang der Eltern oder beim Baden bzw. Duschen (vgl. Schuhrke 1994). Allmählich lernen die Kinder, dass es zwei Geschlechter mit je unterschiedlichem Aussehen gibt und beginnen, sich selbst einem Geschlecht zuzuordnen und dies zu benennen. Voller Stolz werden die eigenen Genitalien durch entsprechende Posen gezeigt („Zeigelust").

Bereits im zweiten Lebensjahr wächst auch das Interesse an dem Analbereich und den Ausscheidungen, wenngleich die Beherrschung des Schließmuskels willentlich erst im dritten Lebensjahr möglich ist (vgl. Mertens 1997, Löbner 1998).

Mögliche Erschwernisse bei Kindern mit Behinderung: Das körperliche Entdecken setzt vielseitige motorische Fähigkeiten voraus, die je nach körperlicher Schädigung nur eingeschränkt vorhanden sind. So ist das Erkunden der eigenen Genitalien inklusive Selbststimulation z.B. bei Kindern mit einer spastischen Tetraplegie unmöglich. Für Kinder mit einer Querschnittlähmung kann je nach Höhe der Läsion der Genitalbereich eher uninteressant sein, da ein Berühren und Betrachten zwar möglich ist, aber keinerlei lustvolle Gefühle erreicht werden können. Je nachdem wie schnell und funktional das Wechseln der Windeln geschieht, reicht auch für leichter bewegungsbeeinträchtigte Kinder die Zeit nicht aus, um sich ihrem Genitalbereich in Ruhe zuzuwenden. Hier können die Kinder durch ausreichend Zeit und Ruhe zur Selbstbetrachtung und -erkundung ermuntert werden. Unter Handführung in reflexhemmender Ausgangsposition kann ggf. der gesamte Körper unter Einbezug der Genitalregion befühlt werden. Eine parallele Benennung der Körperteile, die auch Vagina oder Penis einschließt, kann schon frühzeitig die Grundlage für die Entwicklung eines ganzheitlichen Körperschemas sowie einer individuellen Geschlechtsidentität legen.

Bei mangelnder Mobilität des betroffenen Kindes können die Situationen beim Waschen oder beim Toilettengang, in denen Kinder ohne Behinderung den Genitalbereich ihrer Eltern betrachten und ggf. berühren, nicht alleine aufgesucht werden. Damit reduzieren sich diese Möglichkeiten erheblich oder müssen künstlich geschaffen werden. Es bietet sich an, die Kinder immer wieder mal mit zur Toilette zu nehmen, da durch die Beobachtung bei den Eltern ebenso der Zusammenhang von Genitalbereich/ Analbereich und Ausscheidungen als Grundlage für die Sauberkeitserziehung angebahnt werden kann.

4.3 Drittes Lebensjahr

Sexuelle Entwicklung bei Kindern ohne Behinderung: Ein großes Thema des dritten Lebensjahres ist die Sauberkeitserziehung der Kinder, da sie in der Regel nun ihren Schließmuskel aktiv regulieren können und sich sprachlich so weit verständigen können, dass sie in der Lage sind, ihr Bedürfnis, zur Toilette zu gehen, mitzuteilen. Diese aktive Kontrolle ihrer Ausscheidungsvorgänge macht die Kinder sehr stolz. Zentrale Kompetenzen sind Kontrolle und Kontrollverlust, Spannung aufbauen und Entspannung zulassen (vgl. Löbner 1998).

Weiterhin entwickeln die Kinder immer mehr Eigenständigkeit. Sie fangen an, „Ich" zu sagen, und wollen sich in Abgrenzung von den Erwachsenen erproben. Die Kinder möchten, dass ihr „Nein" akzeptiert wird und sie sich mit ihren Wünschen und Vorstellungen als ernst genommen erleben. Im Rahmen der Vorbeugung von sexualisierter Gewalt ist es wichtig, dass körperliche Berührungen nicht gegen den Willen der Kinder geschehen, sondern eine ablehnende Haltung akzeptiert wird.

Rollenspezifisches Verhalten wird bei den nahe stehenden Bezugspersonen durch deren Vorbild erlernt und Varianten werden erprobt. Dies geschieht im Rollenspiel – alleine, mit anderen Kindern oder Erwachsenen. Milhofer (1998) geht davon aus, dass Kinder sich bereits mit drei Jahren ihre soziale Geschlechtsrolle irreversibel angeeignet haben. Oerter (1998) führt an, dass die Kinder im zweiten und dritten Lebensjahr die Geschlechter unterscheiden können und ihnen bereits geschlechtsspezifisches Verhalten bzw. entsprechende Gegenstände zuordnen.

Im Rahmen ihrer sprachlichen Entwicklung und durch das große Interesse an ihrer gesamten Umwelt stellen die Kinder in diesem Alter Fragen zu den Bereichen von Zeugung, Schwangerschaft und Geburt. Volbert und Knüppel (1993) ordnen diese Fragen erst dem vierten Lebensjahr zu. Volbert (1999) konnte in ihrer Untersuchung zum Sexualwissen bei 2- bis 6-jährigen Kindern feststellen, dass bei den Kindern das meiste Wissen in den Bereichen vorhanden war, „wo sie an eigene unmittelbare Erfahrungen anknüpfen konnten" (ebd. 163).

Mögliche Erschwernisse bei Kindern mit Behinderung: Kindern mit Querschnittlähmung und Kindern mit anderen schweren Formen von Körperbehinderungen ist die Beherrschung des Schließmuskels z. T. nie möglich und d. h., dass sie diesen Stolz, die Kontrollmöglichkeit und das spielerische Erleben von Festhalten und Loslassen nicht erfahren können. „Bei Kindern, die inkontinent bleiben, fehlen hier wichtige Möglichkeiten, Selbstbestimmung einzuüben und eine stabile Ich-Funktion zu erlangen" (Wellach 1999, 276).

Vor allem bei Kindern mit ICP ist das Trotzalter wesentlich erschwert, wenn sie durch Dysarthrie in ihren kommunikativen Möglichkeiten deutlich eingeschränkt sind bzw. die körperlichen Ausdrucksmöglichkeiten trotzigen oder abgrenzenden Verhaltens durch die Schädigung erschwert sind. Selbst bei einer guten Versorgung mit sprachersetzenden oder sprachunterstützenden Hilfsmitteln ist z. B. ein durch ein Symbol gezeigtes „Nein" nie so kraftvoll oder wütend wie ein geschrienes „Nein". Die Abgrenzungsversuche benötigen viel einfühlsame Unterstützung durch die Bezugspersonen.

Durch den in der Regel bei fast allen täglichen Verrichtungen höheren Unterstützungsbedarf bei Kindern mit einer körperlichen Schädigung bahnt sich in diesem Alter bereits ein Grundkonflikt an, den die Kinder oder später die Jugendlichen mit ihren Bezugspersonen zur beiderseitigen Zufriedenheit lösen müssen: die deutliche Abgrenzung von den nächsten Bezugspersonen bei ständigem Angewiesensein auf diese z. B. im Bereich der Pflege. Neben dem Erkennen der vielleicht nur undeutlichen oder schwachen Abgrenzungsversuche haben die Bezugspersonen weiterhin noch die Aufgabe, auf diese angemessen erzieherisch zu reagieren.

Ebenso ist es den Kindern mit kommunikativen Einschränkungen erschwert, neugierige Fragen in Bezug auf Zeugung, Schwangerschaft und Geburt zu stellen. Da das Sexualwissen in der Regel an eigene Erfahrungen anknüpft (vgl. Volbert 1999), hätten Kinder mit Körperbehinderung auch hier erschwerte Ausgangsbedingungen aufgrund ihrer geringeren Möglichkeiten, aktiv Erfahrungen zu sammeln.

Die Erprobung rollenspezifischen Verhaltens kann bei geringeren körperlichen Möglichkeiten sowie weniger sozialen Kontakten durch z. B. eingeschränkte Mobilität bzw. Kommunikationsmöglichkeiten ebenfalls erschwert sein und somit auch die Einübung geschlechtsspezifischen Rollenverhaltens. Da Kinder in diesem Alter ihre anderen körperlichen Voraussetzungen durch die körperliche Schädigung noch nicht reflektieren bzw. als besonders wahrnehmen (vgl. Leyendecker 2006), spielt das Fehlen von erwachsenen Rollenvorbildern mit Behinderung hier noch keine Rolle. Dies kann erst im Jugendalter problematisch werden, wenn die eigene Lebenssituation deutlich Gegenstand der Selbstreflexion wird.

4.4 Viertes Lebensjahr

Sexuelle Entwicklung bei Kindern ohne Behinderung: Für das vierte Lebensjahr sind die sozialen Kontakte zu anderen Kindern, das Erlernen sozialer Regeln, die Entwicklung von Körperscham sowie die Verliebtheit in das gegengeschlechtliche Elternteil leitend.

Durch die immer größer werdende Selbständigkeit der Kinder wächst ihr Bedürfnis nach eigenen sozialen Kontakten, die sie nun in der Regel durch den Besuch des Kindergartens knüpfen können. „Die hier erworbenen sozialen Verhaltensweisen sind – neben dem, was das Kind an Zärtlichkeit, Fürsorge, Annahme, Verantwortung und Respekt in seiner Familie erfahren hat – die Grundlage für seinen Umgang in gleich- und gegengeschlechtlichen Beziehungen. Sie bilden die Basis seiner Liebes- und Freundschaftsfähigkeit" (Philipps 2000b, 15). Im gemeinsamen Spiel können die Kinder Freundschaften aufbauen und lernen, soziale Regeln zu beachten. Dazu sind der Besuch einer regelmäßigen Spielgruppe oder des Kindergartens förderlich.

In Rollenspielen – vor allem Eltern-Kind-Spielen – werden Rollenmuster erprobt und die Kinder phantasieren sich als „erwachsene Frau/erwachsener Mann". Die eigene „erotische Potenz" wird durch den Heiratsantrag an das gegengeschlechtliche Elternteil, den „Flirt mit Erwachsenen des anderen Geschlechts" erfahren (Löbner 1998, 38). Die immer noch erwünschte und rechtlich bevorzugte heterosexuelle Paarbildung mit klassischer Verteilung der Geschlechtsrollen führt nach Milhofer (1998) schon im Kindergarten zu einem Anpassungsdruck unter den Kindern, der aus deren emotionaler Bedürftigkeit nach Normierung erwächst. Oerter (1998) verweist auf die Untersuchungen von Langlois und Downs (1980) bei 3–5-jährigen Kindern, in denen „deutliches Verstärkungsverhalten der sozialisierenden Partner" (Oerter 1998, 269) beobachtet werden konnte. Die Mütter belohnten vor allem geschlechtstypisches Verhalten der Mädchen, die Väter belohnten geschlechtstypisches Verhalten und bestraften gegengeschlechtliches Verhalten bei Jungen und Mädchen, die Gleichaltrigen bestraften gegengeschlechtliches Verhalten. Diese Verstärkungsprozesse wirken in ihrer ökologischen Einbindung, da „Eltern und andere Erwachsene nach wie vor geschlechtstypisches Spielzeug für kleine Kinder auswählen, geschlechtstypische Kleidung bevorzugen und insgesamt eine geschlechtstypisierende Umweltstrukturierung vornehmen" (ebd. 272).

In der Spielgruppe entwickeln die Kinder auch großes Interesse an der Körperlichkeit der anderen. So kann z. B. bei gemeinsamen Toilettengängen die Verschiedenheit oder Gleichheit des Genitalbereichs überprüft werden. Trotz aller neugierigen gegenseitigen Betrachtung entwickeln die Kinder schwerpunktmäßig in der Zeit vom dritten bis fünften Lebensjahr eine Form von Körperscham, bei der es darum geht, „Körperregionen, Ausscheidungen, körperliche Reaktionen und Prozesse sowie körperbezogene Handlungen vor anderen zu verbergen, insbesondere wenn sie auf die Geschlechtsteile bezogen sind und mit Sexualität assoziiert werden" (Schuhrke 1999, 108). Schuhrke (1999) stellte in ihrer Untersuchung fest, dass 80 % der Kinder bis zum Alter von sieben Jahren Schamgefühl entwickelt haben. Das schamhafte Verhalten zeigte sich vor allem durch den Versuch der Kinder, einen Sichtschutz herzustellen, bekleidet zu bleiben und Körperpflege oder Anziehen selbständig auszuführen.

Mögliche Erschwernisse bei Kindern mit Behinderung: Laut Markowetz (2001) ist die gemeinsame Erziehung im Elementarbereich weit fortgeschritten, so dass viele Kinder mit Behinderung auch die Möglichkeit zu sozialen Kontakten mit Kindern ohne Behinderung haben.

Mögliche Probleme für das Erlernen sozialer Regeln können sich für Kinder mit Körperbehinderung beim Spiel ergeben, wenn sie z. B. aufgrund ihrer körperlichen Einschränkungen nur zu bestimmten Spielen in der Lage sind oder sich sprachlich nicht eindeutig für ihre Spielpartner mitteilen können. Diese potentiellen Erschwernisse treffen auch auf die spielerische Erprobung geschlechtsrollentypischen Verhaltens in Rollenspielen zu. Es ist anzunehmen, dass Kinder mit schwereren körperlichen und kommunikativen Einschränkungen aufgrund des höheren Maßes an Hilfsbedürftigkeit bei Eltern-Kind-Spielen vermehrt die Rolle des Kindes übernehmen müssen und damit die Erwachsenenrolle nur bedingt erproben können. Hier könnten die Kinder durch vorsichtige Anregungen der Erwachsenen ermuntert werden, auch andere Konstellationen im Spiel zu erproben.

Wellach (1999) vermutet Probleme im Bereich der Identifikation mit dem gleichgeschlechtlichen Elternteil, da dieser in der Regel nicht behindert ist und damit ein unerreichbares Ideal darstellt. Die Verinnerlichung dieses Ideals kann zu einem Defizitgefühl führen, das sich negativ auf die Sexualentwicklung auswirken kann. Nach den Ausführungen von Leyendecker (2006) zur Entwicklung des Selbstkonzeptes sind diese Auswirkungen in dem frühen Alter noch nicht zu vermuten.

Sehr bedeutsam ist m. E. die Frage, inwiefern Kinder, die auf permanente Hilfe und Versorgung im urogenitalen Bereich angewiesen sind, in der Lage sind, Schamgefühl zu entwickeln. Untersuchungsergebnisse liegen zu dem Bereich nicht vor. So bleibt anzunehmen, dass dies erschwert ist oder zu anderen Grenzen von Körperscham führt als bei Kindern ohne Behinderung. Die im Rahmen einer kleinen qualitativen Studie durchgeführte Befragung von erwachsenen Menschen mit Körperbehinderung, die dauerhaft auf Pflege angewiesen sind, zeigt ein verändertes Erleben von Scham auf (vgl. Ortland 2007).

4.5 Fünftes Lebensjahr

Sexuelle Entwicklung bei Kindern ohne Behinderung: Nach wie vor sind in dieser Zeit die Rollenspiele, in denen geschlechtsrollentypisches Verhalten erprobt wird, sehr bedeutsam. Das Interesse an dem Aussehen der Genitalien des gleichen und anderen Geschlechts führt zwischen den Kindern häufig zu so genannten „Doktorspielen", bei denen der „Arzt" überprüfen muss, ob beim „Patienten" alles in Ordnung ist (vgl. Löbner 1998). Das Interesse an den Genitalien der Eltern nimmt in dieser Zeit eher ab (vgl. Schuhrke 1994). Bei den sexuellen Spielen unter den Kindern, bei denen zunächst das homosexuelle Spiel dominiert, „geht es in erster Linie um das Zeigen und Betrachten der Genitalien, aber auch um Manipulationen bzw. gegenseitige Stimulation" (Schuhrke 1994, 107).

Durch den Kontakt mit anderen Kindern in den entsprechenden Spielgruppen entstehen nun auch erste innige Freundschaften, die sowohl gleich- als auch gegengeschlechtlich sein können. Die Kinder entwickeln starke Liebesgefühle zu dem anderen Kind und suchen dessen körperliche Nähe, Wärme und Geborgenheit.

Mögliche Erschwernisse bei Kindern mit Behinderung: Bei den Doktorspielen können sich wiederum körperliche Einschränkungen als erschwerend erweisen, da sie das intentionale Berühren des anderen Kindes be- oder verhindern. Es ist auf der einen Seite möglich, dass die Kinder mit Körperbehinderung gar nicht in diese Spiele integriert werden, da aufgrund des Tragens einer Windel der Genitalbereich nicht problemlos entblößt werden kann. Auf der anderen Seite besteht die Gefahr, dass sie gegen ihren Willen erkundet und so in eine Objektrolle gedrängt werden.

Für das Entstehen inniger Freundschaften ist das Ausmaß der sozialen Kontaktmöglichkeiten sowie bereits erfolgte Stigmatisierungsprozesse entscheidend. Originäre Reaktionen von Kindern sind nach Cloerkes (2001) nur bis zum dritten Lebensjahr zu beobachten. Dieses explorative und spontane Verhalten führt nicht zur unmittelbaren Ablehnung des Menschen mit Behinderung. Danach – und das heißt schon im Kindergartenalter – müssen die Kinder den Widerspruch zwischen ihrer originären Reaktion (z. B. Neugierde, aber auch Angst oder Ekel) und den offiziell erwünschten Reaktionen (Akzeptanz von Menschen mit Behinderung) lösen. Diese Überformung der originären Reaktionen im Sinne der sozialen Erwünschtheit geschieht prozesshaft bis zum 11. Lebensjahr, führt zu Verunsicherung bzw. so genannten Annäherungs-Vermeidungs-Konflikten und problematisiert die Kontakte zwischen Kindern mit und ohne Behinderung. Durch den gemeinsamen Besuch des Kindergartens werden schon günstige Voraussetzungen geschaffen, um diese Prozesse zu minimieren. Aktivitäten, die die Gemeinsamkeiten aller Kinder in den Vordergrund stellen bzw. auch Partizipationsmöglichkeiten der Kinder mit Behinderung deutlich machen, wirken weiterhin förderlich auf die integrativen Prozesse.

4.6 Sechstes Lebensjahr

Sexuelle Entwicklung bei Kindern ohne Behinderung: Häufig tritt in diesem Alter eine deutliche Konzentration auf Freunde oder Freundinnen des eigenen Geschlechts auf. Kinder des anderen Geschlechts werden scheinbar plötzlich abgelehnt. Die soziale Gruppe verlangt ein möglichst rollenkonformes, geschlechtstypisches Verhalten in Bezug auf gleichgeschlechtliche Spielpartner und z. B. verwendetes Spielzeug. „In dieser Phase suchen die Kinder jeweils die Selbstvergewisserung als Mädchen bzw. Junge, und das ausschließliche Zusammensein mit ihresgleichen dient der Identitätssicherung" (Philipps 2000 b, 32).

In diesem Alter ist auch verstärkt die Provokation der Erwachsenen durch sexuell gefärbte Sprüche oder Witze zu beobachten. Kinder erleben sich in der Regel in einer von Erwachsenen abhängigen und damit schwächeren Position und können diese nun durch sexuelle Anzüglichkeiten eher verunsichern – auf jeden Fall Reaktionen provozieren.

Mögliche Erschwernisse bei Kindern mit Behinderung: Für Kinder mit Behinderung könnte vermutet werden, dass sie eine plötzliche Ablehnung durch gegengeschlechtliche Spielpartner und deren Hinwendung zu Kindern des gleichen Geschlechts möglicherweise auf ihre Einschränkungen übertragen und dies als Ablehnung ihrer Person erleben. Gerade bei Kindern mit stärkeren motorischen Einschränkungen und eventuell kommunikativen Veränderungen braucht der Aufbau einer neuen Freundschaft mit Erkundung von gemeinsamen Spielmöglichkeiten häufig mehr Zeit und die einfühlsame Unterstützung der Erwachsenen, so dass eine plötzliche Ablehnung durch andere Kinder als wesentlich gravierender erlebt wird. Ebenso ist denkbar, dass Kinder mit Behinderung aufgrund eines kleineren Freundeskreises eine mögliche Ablehnung aufgrund mangelnder Alternativen nicht zeigen oder bei geringen kommunikativen Möglichkeiten ihre Ablehnung nicht eindeutig als eine solche verstanden wird oder als sozial unerwünscht (im Sinne von „undankbar") konnotiert wird. Einfühlsames Verhalten der erwachsenen Bezugspersonen, das weder die Kinder ohne Behinderung bei Kontakteinschränkungen bestraft oder wieder zur Kontaktaufnahme drängt sowie die Kinder mit Behinderung ggf. tröstet und begleitet, ist hier nötig und förderlich.

Kommunikative Einschränkungen erschweren die Provokation der Erwachsenen. Diese ist ebenso durch die notwendige Pflege und die damit verbundene größere Abhängigkeit von den Bezugspersonen erschwert. Wie bereits in der Trotzphase ist auch hier die sensible Wahrnehmung und Unterstützung der Proteste, verbunden mit geeigneten erzieherischen Maßnahmen für die Entwicklung der eigenen Identität bedeutsam.

4.7 Die Latenzphase: Siebtes Lebensjahr bis Beginn der Pubertät

Sexuelle Entwicklung bei Kindern ohne Behinderung: Die Phase bis zum Beginn der Pubertät wird aus psychoanalytischer Sicht als die Latenzperiode bezeichnet. Das Kind hat eine weitestgehend stabile Identität erreicht und ist relativ selbständig geworden. Die sexuelle Entwicklung tritt scheinbar zunächst in den Hintergrund. „Die Sexualisierung der Beziehung, wie sie bei vier- bis fünfjährigen Kindern anzutreffen ist, verringert sich deutlich, und zärtliche Impulse gewinnen die Oberhand" (Mertens 1996, 117). Nach Meves (2001) dient diese Zeit zur weiteren Identitätsfindung im eigenen Geschlecht. Dabei ist für Mädchen im vorpubertären Alter vor allem die Akzeptanz der Erwachsenen wichtig, bei Jungen dagegen spielt die Anerkennung in ihrer Gruppe der Peers die größere Rolle (vgl. Milhofer 1998).

Sexuelle Entwicklungsschritte aus den ersten sechs Lebensjahren werden in neuer Qualität thematisiert, denn bereits im Grundschulalter beginnt der Körper eine Vorform der weiblichen und männlichen Geschlechtshormone zu produzieren, welche später die Geschlechtsreife auslösen (vgl. Gnielka o. J.). Die Kinder sammeln erste Erfahrungen mit dem Verliebt-Sein, die sich auf ihre späteren Beziehungserfahrungen auswirken. Die Kontakte zum anderen Geschlecht werden ebenfalls über sexualisierte Sprache erprobt. „Die Kinder spüren, dass körperlich-sexuelle Nähe sehr lustvoll sein kann, allein wenn man es sich vorstellt oder andere damit neckt. Andererseits ist ihnen diese Form von Nähe und Beziehung auch noch fremd und unheimlich" (Gnielka o. J., 19). Körperliche Erkundungen können sich wiederum in Form von homo- oder heterosexuellen Doktorspielen realisieren, die nun aber aufgrund des Schamgefühls der Kinder deutlich vor den Erwachsenen geheim gehalten werden. Bei gegenseitigem Einverständnis der gleichaltrigen Kinder sind diese altersgemäß und geschehen zur gegenseitigen Freude der Kinder.

Ebenso haben viele Kinder nach wie vor oder wieder Freude an Selbstbefriedigung, die für sie eine selbstverständliche Art ist, sich schöne Sinneserfahrungen und Körpergefühle zu verschaffen. „Auffällig ist, dass Selbstbefriedigung für Jungen und Männer eine viel selbstverständlichere Angelegenheit ist als für Mädchen und Frauen" (Gnielka o. J., 29).

Die Untersuchung von Milhofer (1998) an 8- bis 14-Jährigen zeigt auf, dass die Verankerung der eigenen Geschlechtsrollenidentität in dieser Zeit zu einer Abgrenzung vom anderen Geschlecht führt sowie die Bewältigung von angst- und aggressionsfördernden Rivalitätsgefühlen erfordert. Dies scheint für Jungen anstrengender zu sein als für Mädchen, da Jungen sich in Familie und Grundschule vorrangig von Frauen abgrenzen müssen und unter einer „permanenten Beweispflicht (ihrer) Männlichkeit vor allem in der männlichen Peer Group" (Milhofer 1998, 97) stehen. Folge ist oft, dass die Jungen eher handgreiflich werden und zum Übertreiben neigen. „Unterlegt sind diese Gefühlskonflikte von massiver sexueller Neugier und einem starken Bedürfnis nach Körperkontakt" (ebd. 97). Dies zeigt sich in Rangeleien und körperlichen Attacken der Kinder untereinander.

Aufgrund der hohen Bedeutung der sozialen Kontakte in diesem Alter sind ergänzend noch die Dimensionen der Wahl von Freunden nach Epstein (1989) interessant. Sie unterscheidet drei Aspekte: „Die Ähnlichkeit als Tiefenmerkmal, die Altershomogenität bzw. -heterogenität als Oberflächenmerkmal und die räumliche Nähe als sozial-ökologisches Merkmal" (Oerter 1998, 299 f.). Diese drei Merkmale verändern sich in ihrer Bedeutung für das Entstehen von Freundschaften im vorliegenden Zeitraum. Mit zunehmendem Alter verlieren die Aspekte der möglichen Gleichaltrigkeit sowie der räumlichen Nähe an Bedeutung für die Kinder, da diese auch mobiler werden. Die Ähnlichkeit, verstanden als die „wahrgenommene psychische Nähe bei Interessen und Werthaltungen" (ebd. 300), gewinnt jedoch immer mehr an Bedeutung und erreicht ihren Höhepunkt mit zwölf Jahren.

Sexualerziehung erhält durch veränderte Verstehensmöglichkeiten der Kinder sowie durch eine Phase der häufig intensiven Medienaneignung ebenfalls eine neue Dimension. „Erst im Laufe der Grundschulzeit können sie verstehen, dass ein Kind nicht deshalb entsteht, weil Mama und Papa sich lieb haben oder verheiratet sind, sondern weil nach dem Geschlechtsverkehr im Körper der Mutter eine Befruchtung von Samen und Eizelle stattfindet" (Gnielka o. J., 25). Den Zusammenhang von Sexualität und Lust wären die Kinder auch in der Lage zu verstehen, allerdings wird dieser Bereich oft von den Erwachsenen ausgespart, da es leichter zu sein scheint, zunächst die rein körperlichen Zusammenhänge der Sexualität zu erklären. Ein großer Teil des Wissens der Kinder ist nur Halbwissen, das sie z. B. in den Medien oder bei anderen Kindern gehört, aber nicht richtig im Zusammenhang verstanden haben. Die in diesem Alter noch häufig und unbefangen gestellten Fragen zur Sexualität sollten deshalb auch Antworten durch die Erwachsenen bekommen.

Mögliche Erschwernisse bei Kindern mit Behinderung: Für die Latenzzeit sind vor allem die Peers (bei Mädchen auch die Erwachsenen) als soziale Bezugsgruppe zur vertieften Identitätsfindung im eigenen Geschlecht von Bedeutung. Je nach Schulbesuch – Förderschule oder eher wohnortnahe Integration – ist der Aufbau solcher Freundschaften für die Kinder mit Behinderung ein Mobilitätsproblem. Förderschulen haben eher große Einzugsgebiete, so dass der gegenseitige Besuch von Freunden an Fahrdienste der Eltern gebunden ist oder sich die freundschaftlichen Kontakte auf die Schulzeit beschränken müssen.

Für Kinder, die neben der körperlichen Schädigung noch kognitive Einschränkungen haben, ergibt sich eine Schwierigkeit aus dem Aspekt der Altershomogenität bei der Wahl von Freunden ohne Behinderung. Die kognitive Einschränkung führt dann zu einer Auswahl vorrangig jüngerer Kinder ohne Behinderung. Hier kann dann sexuelles Explorationsverhalten z. B. in Form von Doktorspielen, das für die beteiligten Kinder trotz des Altersunterschiedes die gleiche harmlose Erkundungstendenz und Neugier hat, von den Erwachsenen als gefährlich interpretiert werden.

Jungen mit Körperbehinderung dürfte es vergleichsweise schwerer fallen, sich mit Jungen ohne Behinderung körperlich zu messen und an den Rangeleien teilzunehmen. So kann davon ausgegangen werden, dass sie als Jungen unter ihresgleichen nicht das gleiche Maß an Anerkennung genießen.

Adelfinger (1993) beschreibt für die Erziehung von Mädchen mit Behinderung ein ambivalentes Verhalten, das sich durch die starke Bedeutung Erwachsener für Mädchen bei der Identitätsfindung (vgl. Milhofer 1998) wahrscheinlich eher verunsichernd auswirkt: Die grundsätzlich gegebene Tendenz zur geschlechtsspezifischen Erziehung bestärkt die Mädchen in der Einübung ihrer späteren (an klassischen Rollenbildern orientierten) Frauenrolle. Je gravierender allerdings die Behinderung ist, „desto deutlicher steht die Körperbehinderung im Vordergrund und die typischen Kriterien der Erziehung zur Frau [Haushalt, Heirat, Kinder bekommen etc.] werden in Frage gestellt" (Adelfinger 1993, 92).

5   Die sexuelle Entwicklung bei Jugendlichen mit und ohne Behinderung

In den folgenden Ausführungen werden analog zum Kindesalter zunächst grundlegende Entwicklungsschritte aus der Perspektive der Jugendlichen ohne Behinderung beschrieben. Diese werden durch aktuelle Forschungsergebnisse veranschaulicht. Nachfolgend werden auf der Grundlage von empirischen Ergebnissen zur Lebenssituation von Jugendlichen mit Behinderung deren potentielle Erschwernisse beschrieben.

5.1   Die sexuelle Entwicklung bei Jugendlichen ohne Behinderung

Die sexuelle Entwicklung im Jugendalter wird als ein Teilaspekt der bereits 1972 von Havighurst beschriebenen Entwicklungsaufgaben Jugendlicher verstanden. Diese dienen mittlerweile als anerkannte Möglichkeit, diese Lebensphase zu beschreiben. Folgende Entwicklungsaufgaben gelten aktuell für die Adoleszenz (Dreher/Dreher 1985, zit. nach Oerter/Dreher 1998, 328):

- Neuere und reifere Beziehungen zu Altersgenossen beiderlei Geschlechts aufbauen,
- Übernahme der männlichen oder weiblichen Geschlechtsrolle,
- Akzeptieren der eigenen körperlichen Erscheinung und effektive Nutzung des Körpers,
- emotionale Unabhängigkeit von den Eltern und von anderen Erwachsenen erreichen,
- Vorbereitung auf Ehe und Familienleben,
- Vorbereitung auf eine berufliche Karriere,
- Werte und ein ethisches System erlangen, das als Leitfaden für das Verhalten dient – Entwicklung einer Ideologie,
- sozial verantwortliches Verhalten erstreben und erreichen.

Da Sexualität nicht von der Entwicklung der Gesamtpersönlichkeit abzugrenzen ist und z. B. auch beruflicher Erfolg eine Rolle bei der Einschätzung sexueller Attraktivität spielt, sind für die sexuelle Entwicklung Jugendlicher schließlich alle Entwicklungsaufgaben bedeutsam. Trotzdem lassen sich Bereiche benennen, die näher an dem eigentlichen Thema der sexuellen Entwicklung liegen und die in ihrer Komplexität im Folgenden erschlossen werden sollen:

- Neuere und reifere Beziehungen zu Altersgenossen beiderlei Geschlechts aufbauen,
- Übernahme der männlichen oder weiblichen Geschlechtsrolle,

• Akzeptieren der eigenen körperlichen Erscheinung und effektive Nutzung des Körpers.

Die folgenden Ausführungen stützen sich weitestgehend auf die aktuellen Ausführungen von Fend (2003), der den Ansatz einer handlungsorientierten Entwicklungspsychologie zu Grunde legt. Diese sieht Jugendliche als Produzenten ihrer eigenen Entwicklung. „Im Schnittfeld sozialer Erwartungen und biologischer Vorgaben wird danach die Person selbst zum Gestalter ihrer Entwicklungsprozesse" (ebd. 219). Fend fasst Ergebnisse zu den drei ausgewählten Entwicklungsaufgaben unter „Den Körper bewohnen lernen" und „Umgang mit Sexualität lernen" zusammen. Dabei differenziert er zwischen den Einflüssen von kontextuellen und internen Rahmenbedingungen, der Dynamik der Entwicklung unter universaler und differentieller Perspektive sowie den Ursachen von Entwicklung.

5.1.1 Entwicklungsaufgabe „Den Körper bewohnen lernen"

Die Entwicklungsaufgabe „Den Körper bewohnen lernen" ist stark durch kontextuelle Vorgaben in Form von gesellschaftlichen Schönheitsidealen geprägt, die die Normen eines attraktiven Körpers bestimmen. Wie bereits dargelegt, wird dieses vor allem durch die Medien vermittelt und durch Kosmetik- und Textilindustrie sowie pharmazeutische Interessen vermarktet. Nur die wenigsten Jugendlichen ohne Behinderung können diesen Vergleichen standhalten. Da aber an der Einschätzung der eigenen Attraktivität durch die Jugendlichen häufig die Akzeptanz der eigenen Person schlechthin hängt, kann in diesem Sinne „der Prozess, den eigenen Körper bewohnen zu lernen, von strategischer und prototypischer Bedeutung für die Identitätsfindung im Jugendalter" (Fend 2003, 242) gelten.

Als interne Voraussetzungen für diese Entwicklungsaufgabe gelten die deutlichen geschlechtsspezifischen Veränderungen des Körpers, die eine Auseinandersetzung mit dem eigenen Geschlecht und die Akzeptanz als Mann oder Frau herausfordern. Bei Mädchen beginnen die Vergrößerung der Brüste und das Schamhaarwachstum in der Regel zwischen dem neunten und elften Lebensjahr, die Menarche setzt durchschnittlich zwischen dem elften und dreizehnten Lebensjahr ein. Bei Jungen beginnen die Vergrößerung der Hoden und das Schamhaarwachstum zwischen zwölf und sechzehn Jahren, die Ejakularche setzt zwischen dem dreizehnten und siebzehnten Lebensjahr ein (vgl. Kluge 1998). Die massiven äußeren Veränderungen in Form von Längenwachstum, Zunahme von Körpergewicht und Ausbildung der sekundären Geschlechtsmerkmale werden durch Hormonveränderungen initiiert. Bezüglich der Frage, inwiefern das typisch pubertäre Verhalten von Jugendlichen, das sich z. B. in Form von Stimmungsschwankungen zeigt, ebenfalls hormonabhängig ist, konnte die Forschung bisher nur geringere Zusammenhänge als vermutet aufzeigen. Umgekehrt kann aber von einem Einfluss des Verhaltens der Jugendlichen auf deren Hormonproduktion ausgegangen werden. „Das Zusammenwirken der Adrenalin-Produktion mit den hormonellen Regelkreisen, die die Pubertät bestimmen, ermöglicht, dass sich Verhalten auf die Hormonproduktion auswirkt" (Fend 2003, 228). Festzuhalten bleibt, dass die Pubertät kein einheitlicher Prozess ist, sondern viele individuell verschiedene Einzelaspekte integriert.

Zur Verdeutlichung der Komplexität der Entwicklungsaufgabe „Den Körper bewohnen lernen" dient folgendes Schaubild (ebd. 229). Für die individuell gelingende oder misslingende Bewältigung ist die bewusste Verarbeitung der pubertären Prozesse durch die Jugendlichen entscheidend.

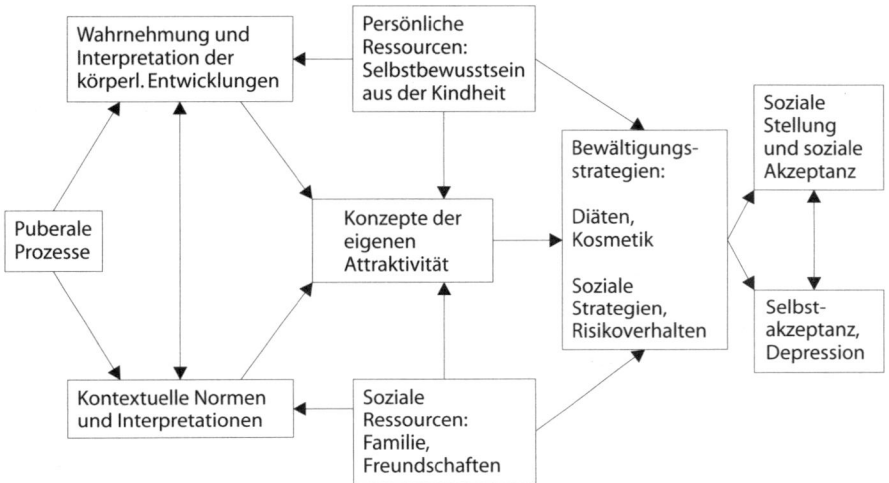

Abb. 1: Modell der bedeutungs- und handlungsorientierten Verarbeitung der puberalen Prozesse im gesellschaftlichen Kontext (Fend 2003, 229)

Im Folgenden werden die einzelnen Schritte erläutert:

Puberale Prozesse:

Für die Entwicklung der Jugendlichen ist die subjektive Interpretation der puberalen Prozesse von Bedeutung, d.h. sowohl der äußerlichen Veränderungen als auch der inneren Stimmungen und Impulse. Dies geschieht bei den Jugendlichen in einem permanenten Prozess der Selbstbefragung. „Eine große implizite Frage der Pubertät richtet sich darauf, ob man ‚normal' sei, ob die beobachteten Entwicklungen in der Bandbreite der üblichen biologischen Entwicklungsprozesse liegen" (ebd. 234).

Interessante Ergebnisse ergab hier eine Befragung von Fendt aus dem Jahr 1994, an der Jugendliche der siebten und neunten Klassen verschiedener Schulformen in der Schweiz teilnahmen. „Insgesamt ist hier wichtig zu sehen, dass Jugendliche durchaus im Blick haben, ihr Aussehen zu gestalten und sich nicht passiv etwas Gegebenem hingeben" (ebd. 233). Neben der hohen Bedeutsamkeit der Haare, die in Form, Länge und Farbe beliebig variiert werden können, war für die Mädchen vor allem das Körpergewicht ein wichtiger Indikator für ihr Aussehen. In diesem Punkt steht das vermittelte Schlankheitsideal den Entwicklungen der Pubertät, in der Fettzellen angereichert werden, entgegen.

In der o. g. Studie wurden die Jugendlichen ebenfalls zu ihrer generellen Zufriedenheit mit ihrem puberalen Entwicklungsprozess befragt. Insgesamt kommen die Jugendlichen zu einer positiven Bewertung, die bei den Schülerinnen der eher niedrigeren

Bildungsschichten noch höher war. „Die generell positive Einschätzung der Entwicklung schließt natürlich viele partielle Probleme und Unzufriedenheiten nicht aus" (ebd. 236).

Wahrnehmung und Interpretation der körperlichen Entwicklung/
Kontextuelle Normen und Interpretation:

Die Wahrnehmung und Interpretation der eigenen körperlichen Entwicklung ist immer durch den Kontext der kulturspezifischen Normen und die Interpretation durch andere beeinflusst. Diese kann von den Heranwachsenden als diffamierend oder positiv anerkennend erlebt werden. Die Bewertungen haben in Folge Auswirkungen auf das Konzept der eigenen Attraktivität.

Konzept der eigenen Attraktivität/Bewältigungsstrategien:

Das Konzept der eigenen Attraktivität setzt sich zusammen aus den detaillierten Selbstbeobachtungen sowie den sozialen Rückmeldungen. Diese beiden Bereiche sind durch die entsprechenden Ressourcen im persönlichen Bereich als Selbstbewusstsein aus der Kindheit sowie im sozialen Bereich durch Familie und Freundschaften geprägt. Die Forschungsergebnisse belegen für die Einschätzung der eigenen Attraktivität deutliche Geschlechtsunterschiede: „Mädchen beurteilen ihr Aussehen negativer als Jungen" (Fend 2003, 237; vgl. Mrazek 1987). Das Gewicht spielt bei beiden Geschlechtern eine große Rolle als Indikator für das Selbstkonzept des Aussehens. Bei Jungen ist noch das Auftreten von Akne bedeutsam. Längsschnittuntersuchungen zeigen, dass bei Mädchen im Verlauf der Pubertät die Wahrnehmung, die eigene Entwicklung im Griff zu haben, eher abnimmt, wohingegen sie bei Jungen eher zunimmt. Eine besondere Signifikanz bekommen diese Ergebnisse, wenn man berücksichtigt, dass in den subjektiven Theorien der Jugendlichen das Aussehen zu sozialer Akzeptanz führt. „Diese Zusammenhänge beziehen sich alle auf Wahrnehmungen: Wer sich für nicht besonders attraktiv hält, der glaubt auch, nicht beliebt zu sein" (ebd. 240).

So ist es nicht verwunderlich, wenn die Jugendzeit die Zeit der Körperarbeit wird. Über aktive Selbstgestaltung in Form von intensiver Körperpflege und Gewichtskontrolle sowie Kleidung versuchen die Jugendlichen, ihr Aussehen möglichst nah an die Idealvorstellung anzupassen.

Da der Beginn der Pubertät um bis zu sechs Jahre variieren kann, gibt es immer Jugendliche, bei denen die Pubertät besonders früh oder besonders spät einsetzt. Bei beiden Geschlechtern haben diese Jugendlichen durch eine größere innere Belastung eher ungünstigere Ausgangsbedingungen.

Insgesamt zeigen die Ausführungen, dass das Erlernen des „Bewohnens des eigenen Körpers" für die Jugendlichen eine herausfordernde Entwicklungsaufgabe darstellt. Die zuweilen große innere Belastung ist von außen nicht immer erkennbar. „Mädchen scheinen insgesamt eher Depressionsphänomene zu erleben, Jungen bringen ihre Unausgeglichenheit durch Verhaltensauffälligkeiten zum Ausdruck" (ebd. 251).

5.1.2 Entwicklungsaufgabe „Umgang mit Sexualität lernen"

Durch das Einsetzen der Reproduktionsreife, ersichtlich durch Menarche bzw. Ejakularche, sind die Jugendlichen gezwungen, ihre genitale Sexualität zu entwickeln. Dieser Prozess setzt nach Kluge (1998) immer früher ein und ist analog zur Entwicklungsaufgabe „Den Körper bewohnen lernen" wiederum durch externe Rahmenbedingungen und innere Prozesse beeinflusst.

Der gesellschaftliche Kontext als externe Rahmenbedingung stellt sich in Form der herrschenden sexuellen Normen und Werte dar. Trotz deren Vielschichtigkeit ist Fend (2003) der Auffassung, dass sich für Jugendliche folgende zwei Anforderungen beschreiben lassen:

- Forderung nach sexueller Authentizität: „Sexualität muss in das eingebettet sein, was eine Person für sich als gut und ihr gemäß empfinden kann" (ebd. 257).
- Forderung nach Verknüpfung der Sexualität mit sozialen Bindungen und Verpflichtungen.

Die individuelle Wahl einer Partnerin/eines Partners, mit der Sexualität erlebt werden soll, erfolgt unter den Aspekten der persönlichen Neigung, Anziehung und Attraktivität, was wiederum die Bedeutung der zuerst beschriebenen Entwicklungsaufgabe hervorhebt und für Jugendliche einen hohen Erwartungsdruck impliziert.

Im Gesamtsystem der Entwicklung der Persönlichkeit ist Sexualität damit mit dem Bedürfnis nach Akzeptanz und Selbstwert (Entwicklung der Personalität) und dem Bedürfnis nach Bindungen, in denen Erotik und Sexualität erfahren werden kann (Entwicklung der Soziabilität), verbunden. „Zu lernen, Liebesbeziehungen einzugehen und zu lösen, könnte deshalb mit Fug und Recht als die übergeordnete Aufgabe angesehen werden. Die Bewältigung der Sexualität wird damit ein Kernaspekt der sozialen Entwicklungsaufgaben im Jugendalter" (ebd. 258 f.).

Die Untersuchung von Plies/Nickel/Schmidt (1999), die 1500 Jugendliche mit einem Fragebogen und sechzehn weitere mit qualitativen Interviews befragten, zeigt auf, dass vor allem der soziale Aspekt der Sexualität, d. h. diese in dauerhaften Beziehungen mit angemessener Kommunikation zu verankern, für die Jugendlichen ein Problembereich ist. „Die meisten der Befragten wünschten sich, mehr darüber zu erfahren, ‚wie man seiner/seinem Partner/in seine Gefühle zeigen kann', ‚wie man die Frage der Verhütung in einer bestimmten Situation anspricht' und ‚wie man seine eigenen sexuellen Wünsche anspricht'" (ebd. 46).

Im Rahmen der Entwicklung des sexuellen Verhaltens soll der Jugendliche nach Fend (2003) lernen,

- mit Sexualität verantwortungsvoll umzugehen,
- sie in die sozialen Beziehungen einzubinden und
- sie im Selbstverständnis zu verankern.

Nachfolgende Forschungsergebnisse veranschaulichen diese drei Bereiche.

5.1.3 Aktuelle Forschungsergebnisse

Verlaufsmuster der sexuellen Entwicklung: Dannenbeck und Stich (2002) konnten in ihrer retrospektiven Befragung von 60 jungen Erwachsenen im Alter von 18 bis 22 Jahren verschiedene Verlaufsmuster der sexuellen Entwicklung beschreiben. Als allgemeine Charakteristika sexueller Erfahrungsverläufe gilt, dass die ersten Beziehungen selten auf Dauer angelegt sind, Petting zum selbstverständlichen Beginn der partnerorientierten Sexualität gehört und anfängliche Schwierigkeiten beim Geschlechtsverkehr kein Indiz für den längerfristigen Entwicklungsverlauf sind.

Selbstbefriedigung ist für Jungen und Mädchen in ihrer sexuellen Entwicklung von unterschiedlicher Bedeutung. Für Jungen ist sie ein selbstverständlicher Schritt im Erleben der Sexualität. Mädchen scheinen weniger das Bedürfnis nach Masturbation zu entwickeln und wenn, dann tritt sie erst später in ihrem sexuellen Entwicklungsprozess auf. Dies bestätigt die Ergebnisse einer Untersuchung von 1990, bei der 687 Sechzehn- und Siebzehnjährige befragt wurden (vgl. Schmidt 1993). In Bezug auf die Selbstbefriedigung „sind die Geschlechtsunterschiede – wie in allen bisherigen Studien – sehr ausgeprägt, auch was die Bedeutung der Masturbation für die erste Orgasmuserfahrung betrifft: Mädchen erleben den ersten Orgasmus überwiegend beim Petting und beim Geschlechtsverkehr, Jungen erleben ihn bei der Masturbation" (Klusmann/Kurrat 1993, 117).

Als typische Verlaufsmuster der sexuellen Entwicklung nennen Dannenbeck und Stich (2002) a) die sukzessive Monogamie, b) sexuell aktiv ohne feste Beziehung, c) sexuelles Moratorium und d) die Noch-Nicht-Starter.

Das Muster der „sukzessiven Monogamie" besteht in einem „Wechsel zwischen festen Beziehungen und Phasen flüchtiger sexueller Begegnungen" (ebd. 114), wobei die Autoren bei den Verhaltensweisen der Jugendlichen keine geschlechtsspezifischen Unterschiede feststellen konnten. In der zweiten Möglichkeit „sexuell aktiv ohne feste Beziehung" gibt es Jugendliche, die nach einigen sexuellen Erfahrungen nun eher gelassen auf die ‚richtige' Partnerin für eine feste Beziehung warten. Andere wiederum sehnen sich nach einer festen Beziehung und sind unfreiwillig alleine. Das „sexuelle Moratorium" wurde bei den interviewten jungen Erwachsenen in der Regel freiwillig bzw. entspannt und mit sich im Reinen nach einer Zeit der sexuellen Erfahrungen eingelegt, zum Teil, um sich auf andere Bereiche ihres Lebens (z. B. Abitur, Lehre) zu konzentrieren oder weil ihre ersten sexuellen Erfahrungen unangenehm waren. Die Gruppe der „Noch-Nicht-Starter" (vier der 60 Interviewten) waren bis auf eine junge Frau unfreiwillig noch ohne sexuelle Erfahrungen. Gründe liegen z. B. in einem beschädigten körperlichen Selbstwertgefühl, einem gestörten Verhältnis zum eigenen Körper oder einer Abwertung der Sexualität.

Zur weiteren Differenzierung der genannten Aspekte des sexuellen Verhaltens werden nachfolgend einige Ergebnisse zum Umgang von Jugendlichen mit Sexualität dargestellt. Dies geschieht auf der Grundlage der repräsentativen Wiederholungsbefragung (1980, 1994, 1998, 2001, 2005) von Vierzehn- bis Siebzehnjährigen (2500 Jugendliche) und ihren Eltern (2500 Elterninterviews), die regelmäßig im Auftrag der Bundeszentrale für gesundheitliche Aufklärung (BZgA 2006) durchgeführt wird. Diese Ergebnisse decken sich mit den Erkenntnissen anderer Befragungen (z. B. Kluge 1998; Schmidt 1993; Plies/Nickel/Schmidt 1999). Sie werden im Folgenden durch die

Ergebnisse von Dannenbeck und Stich (2002) ergänzt, da diese über das qualitativ angelegte Forschungsdesign vor allem die Aspekte der sexuellen Entwicklung und des sexuellen Erlebens berücksichtigt haben.

Quellen für Sexualaufklärung und Beratung: In Bezug auf das Thema „verantwortungsvoller Umgang mit Sexualität" ist von Interesse, ob die Jugendlichen eine Vertrauensperson haben, mit der sie über sexuelle Themen sprechen können, und inwieweit Schule und Lehrer hier eine Rolle spielen. Ihr Kenntnisstand in Bezug auf Sexualität kann als ein Indikator für verantwortungsvolles Handeln gewertet werden.

Im Jahr 2005 haben 90 % der befragten Mädchen und 81 % der befragten Jungen eine Vertrauensperson. Interessant ist hier die Tatsache, dass Jugendliche, die seltener eine Vertrauensperson haben, aus Elternhäusern kommen, in denen generell keine Offenheit über sexuelle Themen herrscht. Lehrer und Lehrerinnen spielen als Vertrauensperson für sexuelle Fragen keine Rolle: nur 4 % der Jungen und 4 % der Mädchen geben diese als Vertrauenspersonen an. Allerdings wurden sie häufiger bei der Wahl der präferierten Personen für Wissensvermittlung genannt (Jungen 22 %, Mädchen 16 %). 91 % der Schülerinnen haben in der Schule Themen der Sexualerziehung besprochen. Diesen Unterricht geben die meisten Jugendlichen als Quelle ihrer Kenntnisse über Sexualität, Fortpflanzung und Empfängnisverhütung an. Damit erlangt der schulische Unterricht vor allem in Bezug auf die Aufklärung eine hohe Bedeutung. Dies würde jedoch inhaltlich nur einem kleinen Teil der z. B. in den Richtlinien zur Sexualerziehung in Nordrhein-Westfalen (MSWWF 1999) geforderten Zielsetzungen entsprechen.

Zur weiteren Aufklärung werden von den Jugendlichen die Medien genutzt. Dabei werden von beiden Geschlechtern auf den ersten sechs Plätzen der meistgenannten Medien Jugendzeitschriften, Bücher, Aufklärungsbroschüren, Illustrierten/Zeitungen, Fernsehfilme und Internet genannt. Allerdings verändern sich die Präferenzen mit zunehmendem Alter und bei vorliegenden konkreten sexuellen Erfahrungen. Dies zeigen der Rückgang des Interesses an Jugendzeitschriften und die Zunahme des Interesses an kostenlosen Aufklärungsbroschüren (z. B. der BZgA).

Die Frage, ob sich die Jugendlichen selbst in sexuellen Fragen für aufgeklärt halten, bejahen 77 % der Mädchen und 72 % der Jungen. Hier lässt sich ein Zusammenhang mit dem elterlichen Verhalten und der schulischen Sexualerziehung herstellen. Jugendliche, „die auf eine gute Vertrauensbasis im Elternhaus bauen können" (BZgA 2006, 51) sowie Offenheit gegenüber den Themen Sexualität und Verhütung erleben, halten sich in der Regel für mehr aufgeklärt. Auch der erlebte schulische Aufklärungsunterricht hat einen positiven Einfluss auf diese Selbsteinschätzung. Als subjektiv empfundene Wissenslücken werden z. B. von den Jugendlichen folgende Themen genannt:

• sexuelle Praktiken	Mädchen: 44 %	Jungen: 43 %
• Geschlechtskrankheiten	Mädchen: 32 %	Jungen: 40 %
• Schwangerschaftsabbruch	Mädchen: 22 %	Jungen: 38 %
• Empfängnisverhütung	Mädchen: 27 %	Jungen: 32 %
• Zärtlichkeit und Liebe	Mädchen: 28 %	Jungen: 31 %
• Regel, Eisprung	Mädchen: 23 %	Jungen: 18 %

Dannenbeck und Stich (2002) fanden heraus, dass die Jugendlichen genau unterscheiden, welche Informationsquellen sich für welche Fragen oder Anliegen eignen:

- „Sachliche Informationen wünschen sie sich vorwiegend von der Mutter, der Schule und suchen sie in den Printmedien.
- Einblicke ins Universum sexueller Spielarten und Praktiken holen sie sich hauptsächlich aus nicht jugendfreien TV-Sendungen.
- Für ihre Meinungsbildung sind ihre Peers am wichtigsten.
- Wenn sie persönlich emotional betroffen sind, tauschen sie sich mit ihren ‚besten FreundInnen' aus" (ebd. 150).

Sexuelle Erfahrungen: Sexuelle Erfahrungen, verstanden als Austausch von Zärtlichkeiten zwischen Mann und Frau, können als Grundlage für die „Verankerung der Sexualität im Selbstverständnis" gewertet werden.

Bei den befragten Altersgruppen haben folgende Jugendliche noch *keine* sexuellen Erfahrungen gemacht:

14-jährige:	Mädchen: 34%,	Jungen: 42%
15-jährige:	Mädchen: 22%,	Jungen: 27%
16-jährige:	Mädchen: 11%,	Jungen: 14%
17-jährige:	Mädchen: 6%,	Jungen: 9%

Als Gründe für die Abstinenz werden neben Fehlen des richtigen Partners als wichtigster Ursache von den Jugendlichen in gleicher Rangfolge und ähnlicher Größenordnung genannt: Schüchternheit, sich für zu jung halten oder ein bisher zu geringes Interesse. Vor allem Jungen haben auch Angst, sich durch Unkenntnis zu blamieren.

Petting als Brust- oder Genitalpetting ist in allen Altersklassen eine über die Jahre hinweg zunehmende Erfahrung der Jugendlichen.

Geschlechtsverkehr (GV) hat jeder dritte Jugendliche im Alter zwischen 14 und 17 Jahren. „Auch hier wird unabhängig vom Anstieg der Zahlen über die letzten zwanzig Jahre wieder deutlich, wie sich das Sexualverhalten beider Geschlechter im Laufe der Zeit angenähert hat" (BZgA 2002, 47). „Auffällig ist auch der Zusammenhang zwischen Verhältnis zum eigenen Körper und Zeitpunkt des ersten Geschlechtsverkehrs. Mädchen, die sich in ihrem Körper weniger oder gar nicht wohlfühlen, haben sehr viel häufiger bereits in sehr jungen Jahren (14 Jahre und früher) ihren ersten Geschlechtsverkehr erlebt" (BZgA 2006, 87).

Die Erfahrungen mit Geschlechtsverkehr lassen sich wie folgt nach den Altersangaben aufschlüsseln (prozentualer Anteil der Jugendlichen *mit* Geschlechtsverkehrerfahrungen):

14-jährige:	Mädchen: 10%,	Jungen: 10%
15-jährige:	Mädchen: 23%,	Jungen: 20%
16-jährige:	Mädchen: 47%,	Jungen: 35%
17-jährige:	Mädchen: 73%,	Jungen: 66%

Erstaunlich ist, dass für 37% der Jungen und 24% der Mädchen der erste Geschlechtsverkehr überraschend kam. Dies ist im Vergleich mit den anderen Befragungsjahren ein

zunehmender Trend. „Eine wesentliche Rolle bei der Planung des ersten Geschlechtsverkehrs kommt dem Alter beim ersten Mal zu. Für Mädchen und Jungen gilt: je
niedriger das Alter beim ersten Geschlechtsverkehr, desto spontaner erfolgt dieser"
(BZgA 2006, 88). Für jüngere Jugendliche kommt also der erste Geschlechtsverkehr
tendenziell häufiger überraschend. Ebenso sind es häufiger jüngere Jugendliche, die
mit wenig vertrauten Partnern ihren ersten Koitus erleben. Mädchen legen für den
ersten Geschlechtsverkehr mehr Wert auf feste Freundschaften als Jungen. Als Trend
lässt sich ebenfalls beschreiben, dass bei mehreren Sexualkontakten nach dem ‚ersten
Mal' die Jungen häufiger als die Mädchen wechselnde Partnerinnen haben.

Eltern, hier die Mutter, werden nur von 64 % der Mädchen ins Vertrauen gezogen:
10 % noch vor dem ersten Geschlechtsverkehr, 22 % berichten ihrer Mutter kurz
nachher davon und 32 % erst später. Bei den Jungen informieren 63 % weder Vater
noch Mutter. So sind die Einflussmöglichkeiten der Eltern in der akuten Situation eher
gering. In den Elternhäusern, in denen offen über Sexualität gesprochen wird, wird
auch das ‚erste Mal' thematisiert.

Dannenbeck und Stich (2002) konnten verschiedene Motive für den ersten
Geschlechtsverkehr, der ‚sexuellen Initiation' herausfinden, die sich auch unterschiedlich auf den sexuellen Entwicklungsprozess auswirkten. Kam es zum ersten GV in einer
länger bestehenden, vertrauensvollen Beziehung, waren die Rahmenbedingungen eher
günstig, da gegenseitiges Vertrauen, eine gewisse körperliche Vertrautheit und Gelas-
senheit die Situation bestimmten. Gefahren lagen in einer Überbewertung des ersten
GV, zu hohen Erwartungen und deshalb möglichen Enttäuschungen bei sexuellen
Problemen. Beim ersten GV in einer eher flüchtigen Begegnung fiel es den Jugendlichen leichter, „sowohl der zwischenmenschlichen Begegnung wie dem fehlgeschlage-
nen sexuellen Akt keine zu große Bedeutung beizumessen" (ebd. 71). Im Falle der
Funktionalisierung der Sexualität zur Erreichung eines anderen Ziels (z. B. Druck
durch die Peers bzw. Anerkennung durch diese) war ein problematischer sexueller
Lernprozess oft die Folge.

Verhütungsverhalten: Das Verhütungsverhalten der Jugendlichen kann als Indikator für „verantwortungsvolles Umgehen mit Sexualität" gewertet werden. Betrachtet
man dieses beim ersten GV, so zeigt sich, dass zwei von drei Jungen und auch Mädchen
das Kondom zur Verhütung benutzen und sich damit auch vor einer HIV-Infektion
schützen. Die anderen Jugendlichen benutzen in der Regel die Pille oder andere, eher
unsichere Verhütungsmethoden (z. B. Koitus interruptus) bzw. verhüten gar nicht
(Jungen 15 %, Mädchen 9 %). Die Gründe für die Nicht-Verhütung beim ersten Mal
waren vorrangig: es kam zu spontan, wird schon nichts passieren, nicht anzusprechen
getraut, Einfluss von Alkohol oder Drogen, kein Verhütungsmittel zur Hand, wollten
‚aufpassen' (Rangfolge nach Häufigkeitsnennungen bei den Mädchen).

Das Verhütungsverhalten ändert sich mit Zunahme des Alters der Jugendlichen
(Mädchen nehmen dann häufiger die Pille beim ersten GV) und der Vertrautheit mit
dem Partner (je unbekannter der Partner, desto schlechter ist das Verhütungsverhalten). Mit Zunahme der Sexualkontakte ändert sich ebenfalls das Verhütungsverhalten.
Mädchen steigen eher auf die Pille um und Jungen benutzen häufiger das Kondom.

Viele Jugendliche haben Erfahrungen mit verschiedenen Verhütungsmitteln
gemacht. 88 % der Jungen und 91 % der Mädchen haben schon mit Kondom verhütet.
Die Pille wurde von 64 % der Jungen und von 77 % der Mädchen beim GV als

gemeinsames Verhütungsmittel eingesetzt. „Neben diesen beiden weitverbreiteten Verhütungsmitteln ist aber auch der Koitus interruptus nicht unbekannt unter Jugendlichen, 18 % der Jungen und 23 % der Mädchen haben ihre Erfahrungen damit gemacht. Dies passt zu der Tatsache, dass immerhin 23 % der Mädchen und 38 % der Jungen nicht immer sehr genau auf Verhütung achten" (BZgA 2006, 109).

Betrachtet man das Verhütungsverhalten generell, so sind es 2005 77 % der Mädchen und 62 % der Jungen, die „immer sehr genau" auf Verhütung achten (ebd. 68). Im Vergleich zu 1994 ist damit bei beiden Geschlechtern ein kleiner Rückgang zu beobachten (1994: Mädchen 79 %, Jungen 69 %). Als Gründe für die generelle Nicht-Verhütung gelten grundsätzlich die gleichen Angaben wie beim ersten Mal. Zusätzlich wird noch das „Vergessen der Pille" erwähnt. Die ‚Pille danach' haben 9 % der Mädchen ein oder mehrere Male bereits angewendet.

5.1.4 Die Bedeutung der Peers im sexuellen Erfahrungs- und Lernprozess

Beide bisher vorgestellten Entwicklungsaufgaben machen deutlich, dass Soziabilität ein wichtiger Lernbereich für Jugendliche ist. Die Peergroup als neues Mikrosystem nimmt gerade für Jugendliche auf dem Weg aus der Einbindung in die Familie, der Anbindung an die Eltern bis zur Einbindung in eine feste Partnerschaft eine zentrale Rolle ein. Sie hat dabei wichtige Entwicklungsfunktionen, die Oerter und Dreher (1998) wie folgt beschreiben:

„a) Sie kann zur Orientierung und Stabilisierung beitragen und emotionale Geborgenheit gewähren. Insbesondere hilft sie, das Gefühl der Einsamkeit zu überwinden, das viele Jugendliche aufgrund der einsetzenden Selbstreflexion und der Erkenntnis der Einmaligkeit entwickeln.

b) Sie bietet sozialen Freiraum für die Erprobung neuer Möglichkeiten im Sozialverhalten und lässt Formen von sozialen Aktivitäten zu, die außerhalb der Gruppe zu riskant wären.

c) Sie hat eine wichtige Funktion in der Ablösung von den Eltern und bietet Unterstützung durch die normierende Wirkung einer Mehrheit (. . .).

d) Sie kann zur Identitätsfindung beitragen, indem sie Identifikationsmöglichkeiten, Lebensstile und Bestätigung der Selbstdarstellung bietet" (ebd. 370).

Allerdings beschreiben Oerter und Dreher (1998) es als Mythos, dass die Jugendlichen eine Zeit lang bevorzugt durch die Peers begleitet werden. Frühzeitiges Interesse am anderen Geschlecht ist vorhanden und die Peergroup ist oft die Unterstützung zur Herstellung der Kontakte.

Dies bestätigen die Ergebnisse der Untersuchung von Dannenbeck und Stich (2002). Sie beschreiben die hohe Bedeutung der Peers für die Jugendlichen, um Kontakte zum anderen Geschlecht in Form von „Gelegenheitsräumen für Paarbildung" (ebd. 129) herzustellen. „Flirten und den Austausch erster erotischer Gesten erproben Jugendliche vorzugsweise in jugendkulturellen Settings unter Gleichaltrigen" (ebd. 128). Dazu werden Verabredungen von gegengeschlechtlichen Cliquen z. B. in Eiscafés, Schwimmbädern, Kneipen etc. getroffen. In diesem eher geschützten Rahmen können dann erste gegengeschlechtliche (Körper-)Kontakte z. B. auch durch Spiele (Flaschendrehen) entstehen, aus denen sich dann Paarbildungen ergeben. Für Jugendliche ohne enge Einbindung in Cliquen bieten sich solche Kontaktmöglichkeiten häufig auch durch Klassenfahrten, Ferienlager oder Freizeiten (Angebote durch Schule, Jugendorganisationen oder Kirchen).

Eine besondere Rolle als Unterstützung spielen neben der Peergroup der ‚beste Freund' oder die ‚beste Freundin'. „Solche Unterstützung setzt nicht nur ein gutes Vertrauensverhältnis voraus, sondern auch den offenen Austausch von Erfahrungen – damit tun sich viele Jungen schwerer als Mädchen" (ebd. 133). Diese besten Freunde oder Freundinnen haben für die Jugendlichen eine besondere Bedeutung in Bezug auf die sexuellen Erfahrungen, die im Gespräch vorbereitet oder verarbeitet werden. Sie bieten emotionale und praktische Unterstützung.

Wie bereits aufgezeigt wurde, gibt es heute vielfältige gesellschaftliche Einflüsse auf die Sexualität. Jugendliche müssen/können aus pluralen Verhaltensmustern und -stilen wählen und ihr eigenes sexuelles Verhalten finden.

Dannenbeck und Stich (2002) konnten feststellen, dass „ein Perspektivwechsel von der Reibung an der Erwachsenenmoral hin zu einer Auseinandersetzung mit einer Vielfalt von Orientierungsangeboten stattgefunden" (ebd. 140) hat. Für diesen Prozess der individuellen Orientierung bietet sich die Gruppe der Peers als Ort der Auseinandersetzung an. Abweichende Einstellungs- und Verhaltensmuster werden in der Gruppe von den Jugendlichen als normal erlebt.

Für das Erleben der Peergroup als soziale Ressource der sexuellen Entwicklung sind für die Jugendlichen nicht nur deren Vorhandensein, sondern auch ihr Status in der Gruppe und ihre sozialen Kompetenzen im Umgang mit den anderen von Bedeutung. Etliche Jugendliche berichten auch von sozialem Druck, der durch die Clique ausgeübt wurde und sie zu sexuellen Erfahrungen drängte, die nicht ihren individuellen Bedürfnissen entsprachen. „Sehr häufig korrespondieren defizitäre Peer-Beziehungen mit misslingenden sexuellen Beziehungen; dieser Zusammenhang zwischen sozialer Desintegration und Problemen in der sexuellen Entwicklung ist eines der markantesten Ergebnisse unserer Studie" (ebd. 143).

5.2 Die sexuelle Entwicklung bei Jugendlichen mit Körperbehinderung

Im Gegensatz zur Betrachtung der sexuellen Entwicklung bei Kindern mit Körperbehinderung gibt es zur Frage des sexuellen Verhaltens und Erlebens bei Jugendlichen mit Körperbehinderung einige Forschungsergebnisse, die im Folgenden neben den bisherigen Ausführungen zur allgemeinen sexuellen Entwicklung als Grundlage dienen.

Nach Leyendecker (1994, 2006) sind gerade die Stadien der Pubeszens wie auch der Adoleszens als die kritischen Phasen in der Persönlichkeitsentwicklung des Menschen mit Körperbehinderung anzusehen. So ist auch Weinwurm-Krause (1990) der Ansicht, dass die Pubertätsphase für Jugendliche mit Körperbehinderung extremer als für Jugendliche ohne Behinderung zur Problemphase werden kann. Minde (1978) berichtet in seiner Studie mit 34 Jugendlichen mit Cerebralparese von sich verstärkenden psychischen Problemen mit fortschreitendem Jugendalter. Ein ernsthaftes Problem ist bei den Ergebnissen seiner Untersuchung die zu schnelle Akzeptanz einer passiven und desinteressierten Rolle der Jugendlichen mit Behinderung gegenüber sich selbst und anderen. Dies wird auch durch die Untersuchungsergebnisse von Weinwurm-Krause (1990) bestätigt. Bretländer (2007) gibt ein differenzierteres Bild der Identitätsarbeit von Mädchen bzw. jungen Frauen mit Körperbehinderung, deren Ziel es durchweg zu sein scheint, sich an „gängigen gesellschaftlichen und vor allem traditionellen geschlechtsspezifischen Normalitätserwartungen zu orientieren" (ebd. 256).

Welche potentiellen Probleme sich speziell durch die einzelnen Entwicklungs-aufgaben für Jugendliche mit Körperbehinderung ergeben können, soll im Folgenden dargestellt werden. Wie schon bei der Beschreibung möglicher Erschwernisse der sexuellen Entwicklung von Kindern mit Körperbehinderung, gilt auch hier, dass es sich *nicht* um Kausalzusammenhänge handelt. Aus einer körperlichen Schädigung resultieren in der Regel veränderte Erfahrungen, aber nicht zwangsläufig eine erschwer-te oder besondere sexuelle Entwicklung, da die subjektive Bewertung der Erfahrungen eine große inter- und intraindividuelle Varianz zulässt. Grundsätzlich hat jeder Mensch die Möglichkeit, auf der Grundlage seiner sexuellen Entwicklung zu einer individuell befriedigenden Sexualität zu finden.

Hierzu betont Leyendecker die größere Bedeutung der individuellen Persönlich-keitsstruktur (2004) sowie psychosozialer Wirkungszusammenhänge (2006) für die eigene Entwicklung vor möglichen Auswirkungen einer körperlichen Schädigung (vgl. Fries 2005, Bretländer 2007). Ebenso legt er den Fokus auf eine sonst häufig vernach-lässigte Sicht von körperlicher Behinderung: „Eine Körperschädigung (kann) neben sozialer Stigmatisierung und daraus folgenden depressiven Reaktionen auch eine dynamische Chance darstellen (...), die zur Bewältigung anreizt. Diese führt nicht wenige körperbehinderte Kinder und Jugendliche zu einer erstaunlich positiven Selbst-wertschätzung und Selbstbehauptung" (Leyendecker 2004, 291).

In folgender Tabelle hat Leyendecker (2006) auf der Grundlage verschiedener Untersuchungen erschwerende bzw. erleichternde Bedingungen für die Entwicklung bei Kindern und Jugendlichen mit Körperbehinderung zusammengestellt. Diese die-nen als Grundlage für die weiteren Ausführungen, die auf die sexuelle Entwicklung fokussiert, jedoch immer in die Gesamtentwicklung eingebettet sind.

Tab. 4: Risiko- und Schutzfaktoren in der Entwicklung körperbehinderter Kinder und Jugendlicher (Leyendecker 2006a, 21 f.)

Risikofaktoren	Schutzfaktoren
Personale Ebene	
• Früher Eintritt der Körperschädigung	• Später auftretende Körperschädigung
• Gesichts- und rumpfnahe „psychomotorische Schädigung"	• Gesichts- und rumpfferne Schädigung ohne „psychomotorische Relevanz"
• Hirnschädigung	• Körperliche Schädigung ohne Hirn-schädigung
• Geschlecht weiblich	• Geschlecht männlich
• Eher leicht behindert	• Eher schwer behindert
• Niedrige Intelligenz	• Durchschnittliche Intelligenz

Risikofaktoren	Schutzfaktoren
Personale Ebene	
• Negative Selbstwertschätzung	• Positive Selbstwertschätzung
• Mangelndes Vertrauen in die eigenen Kräfte	• Vertrauen auf die eigenen Kräfte (Empowerment)
• Externale Kontrollüberzeugungen	• Internale Kontrollüberzeugungen
• Desintegration von Behinderung und Selbstkonzept	• Integration der Behinderung in das Selbstkonzept
• Körperbehinderung als unglückliches Schicksal	• Körperbehinderung als Herausforderung
Soziale Ebene	
• Niedrige soziale Schicht	• Mittlere soziale Schicht
• Unangemessene, negative Körpererfahrungen	• Angemessene, positive Körpererfahrungen
• Ungünstige, wechselhafte soziale Beziehungen	• Emotional ausgeglichene und anregende soziale Beziehungen
• Inkonstanz/Unverlässlichkeit der Erziehungsbedingungen	• Konstanz/Verlässlichkeit der Erziehungsbedingungen
• Geringer Anregungsgehalt der psychosozialen Entwicklungsbedingungen	• Hoher Anregungsgehalt der psychosozialen Entwicklungsbedingungen
• perzeptiv-kognitiv: Hyporesponsivness	• perzeptiv-kognitiv: Responsivness
• emotional-sozial: mangelndes „affect attunement"	• emotional-sozial: angemessenes „affect attunement"
• Soziale Normorientierung des Erziehungsverhaltens	• Individuelle Normorientierung des Erziehungsverhaltens
• Förderung von Abhängigkeit und Unselbstständigkeit (Überbehütung)	• Förderung von Unabhängigkeit, Selbstständigkeit (Respekt vor kindlicher Autonomie)
• Überforderung	• Angemessene Forderung
• Leistungsorientierte, „therapeutisierte" Förderung	• Kindgemäße, spielerische Förderung
• Ablehnung	• Akzeptanz
Gesellschaftlich-strukturelle Ebene	
• Ablehnende Einstellungen	• Akzeptierende Einstellungen
• Segregration	• Integration
• Exklusion	• Inklusion
• Barrieren	• Barrierefreiheit
• Stigmatisierung (Prädikatszuweisung über Körperschädigung)	• Personaler Respekt (Schädigungsunabhängige personale Prädikatszuweisung)
• Nicht gelingender Umgang mit Verschiedenheit	• Normalität von Verschiedenheit

5.2.1 Entwicklungsaufgabe „Den Körper bewohnen lernen"

In Kap. 5.1.1 wurde bereits der komplexe Prozess, der von jedem Jugendlichen im Rahmen dieser Entwicklungsaufgabe verlangt wird, beschrieben.

Die puberalen körperlichen Veränderungen setzen bei Jugendlichen mit Körperbehinderung in der Regel mit der gleichen zeitlichen Varianz wie bei Jugendlichen ohne Behinderung ein. Allerdings finden sich in der Literatur Hinweise, dass bei Mädchen mit Spina bifida die Menarche früher einsetzt (vgl. Richter 1998). Arque/ AsbH (2001) beschreiben sowohl einen möglichen Pubertätsbeginn bei Jugendlichen mit Spina bifida und Hydrocephalus, der verfrüht vor dem achten (Mädchen) oder zehnten Lebensjahr (Jungen) auftritt (Pubertas präcox), aber ebenso auch mit zwei bis drei Jahren Verspätung (Pubertas tarda) auftreten kann.

Weinwurm-Krause (1990) vermutet aufgrund der Ergebnisse ihrer Untersuchung, dass sich entwicklungshemmende Prozesse nicht nur auf die psychische Entwicklung der Jugendlichen mit Körperbehinderung auswirken, sondern „möglicherweise auch physische (Prozesse beeinflussen), da diese Probanden auch später geschlechtsreif werden" (ebd. 195). Dies deckt sich mit den Ausführungen von Fend (2003), der Auswirkungen des Verhaltens der Jugendlichen auf deren Hormonproduktion im Rahmen der Pubertät annimmt.

Die Wahrnehmung der puberalen körperlichen Veränderungen unterliegt Prozessen der Selbstbewertung und Fremdbewertung und führt schließlich zu einem Konzept der eigenen Attraktivität.

Fremdbewertung: In Bezug auf die Fremdbewertung der eigenen Körperlichkeit ist für Jugendliche mit Körperbehinderung problematisch, dass die soziale Umwelt auf die ästhetische Beeinträchtigung eher mit Ablehnung reagiert. Die körperliche Schädigung wird – je nach deren Sichtbarkeit – in der sozialen Interaktion als Auslöser von Stigmatisierungsprozessen erfahren (vgl. Leyendecker 2006, Cloerkes 2001). Leyendecker (2006) weist darauf hin, dass durch die erlebten Stigmatisierungen das Gleichgewicht von persönlicher und sozialer Identität beeinträchtigt werden kann, da die Fremdbestimmtheit der Identität intensiver erlebt wird. „Bedeutsam sind vor allem solche körperlichen Abweichungen, die den kommunikativen Ausdruck des Gesichtes (Mimik), der Hände (Gestik) und die gesamte Körpersprache (Pantomimik) verändern" (ebd. 41). Deshalb lässt sich seines Erachtens auch kein direkter Zusammenhang „zwischen Schwere der körperlichen Schädigung und psychosozialer Erschwernis der Interaktion bzw. der Einschränkung an sozialer Teilhabe" (ebd. 37) herstellen. Die Ergebnisse von Fries (2005), der 75 Erwachsene mit Körperbehinderung zu ihren diskriminierenden Erfahrungen interviewte, zeigen auf, dass von den betroffenen Menschen belastende diskriminierende Erlebnisse nicht dauerhaft, sondern punktuell erlebt werden. Trotzdem kann festgestellt werden: „Schon allein das Wissen um die Tatsache der Zugehörigkeit zu einer Gruppe von Menschen (die auch heute noch im Alltag aufgrund ihrer Behinderung mehr oder minder subtil diskriminiert werden) ist im Bewusstsein behinderter Menschen emotional und kognitiv verankert und führt zu einer Belastung" (ebd. 347). Einen positiven Einfluss auf die Bewertung und damit Bewältigung dieser belastenden Ereignisse haben vor allem Persönlichkeitsvariablen und hier das Empfinden von Selbstwirksamkeit, Selbstwertgefühl und Kontrollüberzeugung. Die Stärkung des Selbstkonzeptes kann damit als wichtiges pädagogisches Anliegen definiert werden.

Selbstbewertung: Die aus der körperlichen Schädigung resultierenden Funktionsein-
schränkungen können Jugendlichen mit Körperbehinderung die Erkundung ihrer
Umwelt erschweren und hindern oft an der Ausführung gewünschter Tätigkeiten.
Bezüglich der Selbstbewertung ist es deshalb schwierig, diesen Körper als den eigenen
zu akzeptieren und ihn positiv zu bewerten. Bei fortschreitenden Erkrankungen wie
z. B. der Duchenne *Muskeldystrophie* erschwert sich diese Aufgabe, da die körperlichen
Leistungsmöglichkeiten immer weiter nachlassen und die Jugendlichen sich somit „mit
einem veränderten Körperbild auseinandersetzen (müssen), das geradezu entgegen-
gesetzt zu üblichen maskulinen Schönheitsidealen anzusiedeln ist" (Ortmann 2006,
269). Hier sind vor allem die Schritte in die Rollstuhlabhängigkeit sowie die Ent-
scheidung für ein Beatmungsgerät von einschneidender Bedeutung (vgl. Daut 2005).

In der Untersuchung von Dechesne (1981) an 127 Jugendlichen im Alter von
14–23 Jahren mit einer angeborenen Körperbehinderung und 84 Jugendlichen gleichen Alters mit einer nicht angeborenen Körperbehinderung konnte festgestellt werden, dass sich die meisten Betroffenen unabhängig von der Schwere ihrer Schädigung
in ihrer körperlichen Anziehungskraft beeinträchtigt fühlen. Dabei schienen jedoch
nicht die Beeinträchtigungen an sich belastend: „viel wichtiger ist die Art und Weise,
wie der Betroffene sein Äußeres selbst einschätzt: sein Selbstwertgefühl" (Dechesne
1981, 165).

Den größten Einfluss auf das eigene soziale und sexuelle Verhalten hat nach
Dechesne (1981) die Selbsteinschätzung des Betroffenen hinsichtlich seiner physischen
und sozialen Möglichkeiten. Er stellt fest, dass in seiner Untersuchung das Selbstwertgefühl von Jugendlichen mit angeborener Behinderung auffällig niedriger ist als das
von Jugendlichen ohne Behinderung oder Jugendlichen mit einer nicht angeborenen
Behinderung. Dies gilt für alle drei Bereiche, in denen die Probanden sich selbst
bewerten sollten: Arbeit/Beruf, Heirats-/Partnerchancen und äußere Attraktivität.

Alle *Mädchen* der Untersuchung, egal welcher Gruppe sie angehören, haben im
Vergleich zu ihren männlichen Altersgenossen jeweils weniger positive Selbsteinschät-
zungen. Dies zeigt sich bei den Mädchen ohne Behinderung in ähnlicher Weise.
Hansen (1990) gelangt in seiner Befragung neun- bis vierzehnjähriger Jugendlicher
(davon 81 Jugendliche mit Körperbehinderung) zu ähnlichen Ergebnissen. Die körperliche Schädigung wird von den Mädchen mit Körperbehinderung als belastender
empfunden als von den betroffenen Jungen. Ebenso konnte er ein ausgeprägtes
Minderwertigkeitserleben bei den Mädchen mit Körperbehinderung beschreiben.

Kluge und Sander (1987) kommen in ihrer Untersuchung zu diesbezüglich anders
akzentuierten Ergebnissen. Sie interviewten 118 Jugendliche ohne und 107 Jugendliche
mit Körperbehinderung im Alter von 12 bis 18 Jahren.

Bezüglich des Fragenkomplexes zur Selbsteinschätzung („Was sind zum Beispiel
Deine guten Seiten?", „Gibt es etwas an Dir, womit Du nicht zufrieden bist?") sind
keine signifikanten Unterschiede zwischen den Jugendlichen mit oder ohne Behinderung feststellbar. Wird allerdings speziell nach der Einstellung zum eigenen Körper
gefragt („Was gefällt Dir nicht so gut?"), so kommt es zu auffälligen Differenzen
zwischen den Jugendlichen. Jugendliche mit Behinderung geben „weniger häufig
äußere Körpermerkmale wie Pickel, Frisur, Haut, Sommersprossen als negativen
Anstoß" (Kluge/Sander 1987, 168) an. Jugendliche mit Körperbehinderung scheinen
also diesen Äußerlichkeiten eine nicht so hohe Bedeutung beizumessen. Ihre Organ-

defizite bzw. ihre Behinderungen werden von den Jugendlichen mit Behinderung zu dieser Frage wesentlich häufiger genannt. Bei der Gruppe der Jungen ist dieses Ergebnis eindeutiger als bei den Mädchen.

Dass solch eindeutige Unterschiede zwischen Jugendlichen mit und ohne Behinderung auftreten, erklären Kluge/Sander (1987) mit der „Sonderbehandlung", die fast jedes Kind mit Körperbehinderung schon früh in seinem Leben erfährt. Durch die einseitige Orientierung von Eltern, Ärzten, Therapeuten etc. an dem „Defizit" des Körpers erlebt der Mensch seine Körperbehinderung als etwas Negatives (vgl. Bergeest 1997, Wellach 1999). So werden auch bei der Frage nach Veränderungen des eigenen Körpers „Behindertenmerkmale" in den Vordergrund gestellt im Gegensatz zu „Geschlechtsmerkmalen" oder „Größenproportionen/Muskeln".

„Wir empfinden an dieser Stelle, daß die Rollenzuweisung ‚Behindert zu sein' das Leben der Behinderten in ihrem Erleben, Fühlen und Handeln entscheidend beeinflußt, daß unter Umständen die Behinderung als Barriere wirkt i. S. von weniger Chancen, Freundschaften zu schließen, Kontakte zu gegengeschlechtlichen Partnern zu knüpfen" (Kluge/Sander 1987, 174/175).

Bezüglich der persönlichen Selbsteinschätzung stellen Kluge und Sander (1987) abschließend fest, dass sich Jugendliche mit geringerer körperlicher Schädigung eher mit dem Kindheitsstatus identifizieren und damit ihre Rolle in der Pubertätsphase genauso wenig akzeptieren wie die Jugendlichen mit schwerer körperlicher Schädigung, die gerne dem Erwachsenen-Status zugerechnet werden wollen.

Bretländer und Schildmann (2004) berichten als Ergebnis ihrer Befragung von 106 *Mädchen* mit Körperbehinderung und 160 Mädchen ohne Behinderung im Alter von 15 bis 18 Jahren, dass das „Vorliegen einer körperlichen Schädigung und deren Sichtbarkeit (...) nicht generell zu negativem Körper-Erleben" (ebd. 278) führt. Komplexe Identifikations- und Bewertungsprozesse beeinträchtigen vielmehr das subjektive Erleben des eigenen Körpers. Bretländer/Schildmann (2004) stellen dar, dass vor allem die Befragten, die viel an ihren eigenen Körper denken und sich damit beschäftigen, zu negativen Gefühlen und Selbstentwertungen neigen. Sowohl die Mädchen mit als auch ohne Behinderung orientieren sich stark an den (selten erreichbaren) gesellschaftlichen Schönheitsidealen. Auch in dem Gefühl, eine junge Frau zu sein, unterscheiden sich die beiden Gruppen nicht. Dieses Gefühl haben jeweils zwei Drittel der Befragten ‚ziemlich bis außerordentlich stark'. (vgl. ausführlicher Bretländer 2007)

Neumann (2006) berichtet von einer Untersuchung, in der *kleinwüchsige Jugendliche* nach ihrer Zufriedenheit mit dem eigenen Aussehen befragt wurden. Die Zufriedenheit war niedriger als bei Jugendlichen mit durchschnittlicher Körpergröße und betraf vor allem Kleinwüchsige mit disproportioniertem Körperbau.

Nachtmann (2006, 319) vermutet ebenso für *Jugendliche mit Arthrogryposis* multiplex congenita im Rahmen der Pubertät und der damit einhergehenden starken Bedeutung des Äußeren, dass „das Aussehen der Kinder Aufmerksamkeit erregt, sie mit stigmatisierenden Aussagen und Diskriminierungen leben müssen und ihre Kontaktsuche zum anderen Geschlecht sehr häufig in Frustrationserlebnissen endet".

Jugendliche nach *Schädel-Hirn-Trauma* stehen vor der besonderen Aufgabe, dass sie nun ihre veränderten körperlichen Bedingungen akzeptieren lernen und ein völlig neues Selbst- und Körperkonzept entwickeln müssen (Stadler 2006). Dabei spielt der

Zeitpunkt des schädigenden Ereignisses mit seiner Nähe zur Pubertät eine nicht unerhebliche Rolle.

Ähnliche Ergebnisse für den Bereich von *chronisch kranken Jugendlichen* belegen die Ergebnisse von Boyle et al. (1976) an Patienten mit Cystischer Fibrose (CF). In ihrer Untersuchung an 27 Betroffenen im Alter von 13–30 Jahren kommen sie u. a. zu dem Ergebnis, dass das veränderte körperliche Aussehen gegenüber den Mitgliedern der gleichen Altersgruppe ohne CF für die Betroffenen ein gravierendes Problem ist. Es beruht auf der häufig zu beobachtenden Minderwüchsigkeit, der verzögerten sexuellen Entwicklung, häufiger Malnutrition sowie auf andauernden heftigen Hustenanfällen, die mit dem Krankheitsbild der CF einhergehen. Boyle et al. (1976) berichten über die Ängste der Jugendlichen und jungen Erwachsenen in Bezug auf ihr körperliches Aussehen: „They describe being uncomfortable on dates, being ashamed to shop for clothing, and being teased by people, who did not understand their problem" (Boyle et al. 1976, 322).

Im Gegensatz dazu berichtet Schmitt (1991) in seiner Untersuchung an 92 CF-Patienten im Alter zwischen 13 und 28 Jahren sowie 42 Morbus-Crohn-Patienten (13–25 Jahre) und 30 Hämophilie-Patienten (13–25 Jahre) von durchschnittlich positivem Selbstwerterleben in allen Gruppen. Er interpretiert dieses Ergebnis dahingehend, „(...) daß CF-Patienten, wie andere Menschen auch, in der Wahrnehmung der eigenen Person dazu tendieren, ein positives Selbstbild von sich zu entwickeln" (Schmitt 1991, 151). Ähnlich erstaunlich ist auch das Ergebnis zum eigenen Körpererleben, das von Seiten der Patienten mit CF wiederum sehr positiv gesehen wird, obwohl eine Diskrepanz hinsichtlich der ärztlichen und der Patienten-Einschätzung der krankheitsbedingten körperlichen Veränderungen besteht. In einer weiteren Untersuchung an 20 erwachsenen Patienten mit CF konnte ebenfalls eine positive Wertung der eigenen Attraktivität und Leistungsfähigkeit festgestellt werden (vgl. Ortland 1990). Nach Schmitt (1991) wollen die Patienten die krankheitsbedingten Veränderungen ihres Körpers nicht wahrhaben und halten so ihr positives Körperbild aufrecht.

Beeinflussende Faktoren/Ressourcen: Auf die Frage, welche physischen oder sozialen Faktoren bei Jugendlichen mit Körperbehinderung ein positives oder negatives Selbstbild prägen, kommt Dechesne zu folgendem Ergebnis: „(...) die Variable ‚Schwere der Behinderung' hat den größten Einfluß auf die Selbstakzeptierung und zwar dergestalt, daß die ‚leicht Behinderten' die ungünstigeren Werte erzielen; den zweitgrößten Einfluß übt die Variable ‚Erziehungsunsicherheit der Eltern' (...) in der Richtung aus, daß das Vorhandensein der Erziehungsunsicherheit bei den Eltern das Selbstwertgefühl ihrer Kinder negativ beeinflußt" (Dechesne 1981, 168). Ebenso werden Unterschiede in der Einschätzung der eigenen äußeren Attraktivität sehr stark durch die Sozialisation im Elternhaus beeinflusst. Ungünstige Einflüsse liegen in einer unsicheren Erziehungshaltung der Eltern, die die Jugendlichen nicht oder nur wenig zu Kontakten außer Haus ermutigen. Dies deckt sich mit den Ergebnissen von Weinwurm-Krause (1990).

Fend (2003) führt als Ressourcen, die die Entwicklung des Konzeptes der eigenen Attraktivität positiv unterstützen können, das in der Kindheit erworbene Selbstbewusstsein sowie die Familie und Freundschaften an.

Körperbezogene Erfahrungen in der Kindheit, die die Grundlage des Selbst und ein im Nachhinein schwer zu veränderndes Postulat des Selbstkonzepts sind (vgl. Leyendecker 1986, 2006), können, wie bereits dargestellt, für Kinder mit Körperbehinderung sehr ambivalent sein, da sie sich häufig durch ihre Schädigung bestimmt erleben. Problematisch sind „physiotherapeutische Rehabilitationsmaßnahmen, die noch ohne Einsicht und oft gegen den Willen der Kinder sehr früh einsetzen und einen körper-lich-lustvollen Identitätsaufbau erschweren" (Bergeest 1997, 163). Täglich erlebte Pflege durch andere Menschen, die in die Intimsphäre eingreifen müssen, steigert nach vom Hofe (2001) die Entfremdung vom eigenen Körper. Es scheint somit für die Jugendlichen mit Körperbehinderung schwierig zu sein, hier eine Ressource zu finden (vgl. Kap. 4).

Die Unterstützung durch die Familie, als weitere mögliche Ressource, kann sich ebenso ambivalent gestalten, da von Bedeutung ist, wie gut die Eltern die Behinderung des Kindes akzeptieren können. Fiedrich (1998) berichtet in diesem Zusammenhang von einer Untersuchung in Familien mit einem an *Spina bifida* erkranktem Kind und konnte vier typische Muster des familiären Umgangs beschreiben: „sozial-emotional stabile Familien, leistungsorientierte Familien, auf Schutz und Sicherheit bedachte Familien, durch Leid und Trauer geprägte Familien" (ebd. 335). Gerade für den ersten Typus beschreibt Fiedrich, dass diese Familien sich nicht überfordern und flexibel auf die jeweiligen Erfordernisse eingehen können. „Die Familienbeziehungen zeichnen sich aus durch ein hohes Maß an Gemeinsamkeit und gegenseitiger Wertschätzung. (. . .) Das kranke Kind hat seinen festen Platz im Kreis der Familie, es steht aber nicht im Mittelpunkt" (ebd. 335). In den jeweils anderen Bewältigungsformen kann es zu ungünstigen Entwicklungsbedingungen für die Kinder kommen, so dass es für die Jugendlichen eher schwierig ist, hier eine Ressource zu finden. Kinder und Jugendliche mit leichteren körperlichen Schädigungen unterliegen „häufig einer übermäßig for-dernden, harten Erziehung, da die Eltern [in ihrer Rolle als Mitglieder der Gesellschaft] das leichtbehinderte Kind weitmöglichst an die Normen heranführen wollen, während schwerbehinderte Kinder eher die Elternrolle in Form einer emotional abhängigen [über-] behütenden Erziehungshaltung herausfordern" (Leyendecker 1994, 161).

Zusammenfassung: Es lassen sich abschließend für die Jugendlichen mit Körper-behinderung folgende Problembereiche nennen, die die Entwicklungsaufgabe „Den Körper bewohnen lernen" erschweren können:

- Negative Körpererfahrungen aus der Kindheit,
- eine geringere Einschätzung der eigenen Attraktivität,
- eine wenig förderliche Erziehungshaltung der Eltern,
- wenig Kontaktmöglichkeiten zu Jugendlichen ohne Behinderung,
- Stigmatisierungen, die den Kontakt zu Jugendlichen ohne Behinderung von Vorn-herein verhindern oder wesentlich durch Verhaltensunsicherheiten erschweren,
- als gering empfundene Einflussmöglichkeiten auf die genannten Aspekte.

5.2.2 Entwicklungsaufgabe „Umgang mit Sexualität lernen"

Im Bereich des Erlernens des Umgangs mit Sexualität sind neben den individuellen Bedingungen durch die körperliche Schädigung nach Weinwurm-Krause (1990) vor allem Einflüsse der weiteren Systeme maßgeblich. Diese wurden bereits in Kap. 3.3

ausführlich dargelegt. In der folgenden Darstellung sollen vorrangig die Einflüsse durch die körperlichen Bedingungen und mögliche Schwierigkeiten bei sexuellen Kontakten erläutert werden.

Erleben des eigenen Körpers/sexuelle Erfahrungen: Dechesne (1981) untersuchte, inwieweit der eigene Körper von den Jugendlichen als ein sexuelles Problem empfunden wird. Es wurde von den Jugendlichen erfragt, inwiefern die Schwere der Behinderung (Ausmaß an Bewegungseinschränkungen und Abhängigkeit von fremder Hilfe im Alltag) Einfluss auf die Sexualität der Betroffenen hat. Dechesne kommt zu folgendem Ergebnis: „Schwerer behinderte Jugendliche sind offensichtlich auf dem Terrain von Sexualität und Partnerbeziehungen besser gerüstet (. . .)" (Dechesne 1981, 164). Der Autor erklärt dieses Ergebnis damit, dass die Jugendlichen mit leichterer Behinderung in einem uneindeutigen Grenzgebiet zwischen Normalität und Abnormalität leben, welches Anlass für viele Unsicherheiten ist (vgl. Leyendecker 1994).

In der Untersuchung von Kluge und Sander (1987) gibt es Unterschiede zwischen Jugendlichen mit und ohne Körperbehinderung bezüglich der sexuellen Aktivitäten, wie z.B. geschlechtliche Erregung oder Erfahrung mit Selbstbefriedigung. Die Jugendlichen mit Körperbehinderung beschreiben weniger konkrete intime sexuelle Erfahrungen. Daut (2005) berichtet, dass die von ihm interviewten jungen Männer mit Duchenne *Muskeldystrophie* unter der erwünschten, aber fehlenden Partnerschaft subjektiv leiden. Hier verspäten sich die sexuellen Erfahrungen oder bleiben ganz aus.

Dies deckt sich mit den Untersuchungsergebnissen der Befragung von 504 Frauen mit Körperbehinderung und 442 Frauen ohne Behinderung, die Walter/Nosek/Langdon (2001) vorstellen. Beide Gruppen von Frauen berichten, dass sie durchschnittlich mit dreizehn Jahren aufgeklärt wurden bzw. bevorzugt sich entsprechende Informationen aus Büchern etc. selbst suchten. Allerdings machten die Frauen mit Körperbehinderung ihre ersten sexuellen Erfahrungen im Vergleich zu den Frauen ohne Behinderung erst wesentlich später. „Our research indicates that women with disabilities were generally on track with their non-disabled peers in acquiring knowledge about sexuality, but lagged behind their peers in sexual experiences" (ebd. 174). Als mögliche Erklärung für diesen zeitlichen Unterschied geben die Autoren gesellschaftliche und familiäre Hindernisse an.

Besonders belastet sind das Erleben des eigenen Körpers und der eigenen Sexualität nach Dechesne (1981) bei Jugendlichen mit Körperbehinderung, die z.B. infolge einer *Querschnittlähmung* Funktionsstörungen im urogenitalen System haben. Vor allem durch die Beeinträchtigungen der Genitalfunktionen sind gängige, gesellschaftlich anerkannte Formen von Genitalsexualität durch die Betroffenen nicht zu leben. Dechesne (1981) konnte bei den entsprechenden Jugendlichen in seiner Untersuchung feststellen, dass sie im Unterschied zu den anderen Betroffenen statistisch signifikant häufiger angeben, „nie" oder „ab und zu" Selbstbefriedigung zu praktizieren. Ebenso zeigen sie sich sexuellen Vorstellungen oder Gefühlen in erheblich geringerem Maße zugänglich. Dies äußerte sich allerdings nicht in einer negativen Einstellung zur Sexualität an sich.

Die Befragung von 73 Erwachsenen mit *Spina bifida*, 38 Frauen und 35 Männern im Alter von 18 bis 64 Jahren, brachte allerdings sehr positive Ergebnisse bezüglich der erlebten Sexualität der Befragten und lässt deshalb vermuten, dass viele pubertäre

Schwierigkeiten mit fortschreitendem Alter anders bewertet werden. Blume-Werry (1999) kommt in der Befragung zu dem Ergebnis, dass über die Hälfte der Frauen und über 70 % der Männer mit ihrer Sexualität zufrieden sind und sie als lustvoll und bereichernd erleben. Bei möglichen Problemen wurden von den Frauen Harninkontinenz, Stuhlinkontinenz, geringe Beweglichkeit und Sensibilitätsstörungen genannt, bei den Männern: Harninkontinenz, Stuhlinkontinenz, Erektionsstörungen und Sensibilitätsstörungen. Fast ein Drittel der Frauen war mit ihrem Körper nicht zufrieden (bei den Männern nur vier von 35 Männern). „Es zeigt uns wieder, dass Frauen mit Behinderung sich schwerer in ihre Rolle als Frau einfinden" (ebd. 17).

McCabe/Cummins/Deeks (2000) konnten in ihrer Befragung von 60 erwachsenen Männern und Frauen mit Körperbehinderung mit einem Durchschnittsalter von 28,64 Jahren nur einen geringen Zusammenhang zwischen der Bedeutung der Sexualität und der empfundenen Lebensqualität der Betroffenen feststellen. „The study found a low level of association between sexuality and quality of life. This result is surprising given the emphasis in the literature on the importance of sexuality to life quality" (ebd. 122).

Weinwurm-Krause (1990) beschreibt in ihrer Untersuchung Unterschiede zwischen spezifischer Schädigungsart und erlebter Sexualität bei jungen Erwachsenen mit Körperbehinderung. Diese sind z.T. übertragbar auf das Jugendalter bzw. geben durch Aussagen zu sexuellen Erfahrungen in der Jugendzeit hierzu Auskünfte.

Für Menschen mit *Infantiler Cerebralparese* ist vor allem die erschwerte Kommunikation sowie die hohe soziale Distanz von Menschen ohne Behinderung durch die starke Visibilität ihrer Schädigung problematisch. Die Probanden verfügen über geringe sexuelle Erfahrungen und verbringen – trotz vergleichsweise geringeren Einschränkungen in der Mobilität – ihre Freizeit eher alleine. Sie erleben, dass sie häufig schon im Vorfeld sexueller Kontakte abgelehnt werden. Während sich die meisten Befragten der Studie von anderen sexuell-erotischer eingeschätzt fühlten als sie es selber empfinden, ist dies bei der Gruppe der Probanden mit ICP umgekehrt. Sie schätzen „sich in der Eigenbeurteilung sexuell-erotischer ein, als sie sich von anderen wahrgenommen" (ebd.171) fühlen. Weinwurm-Krause erklärt dieses Ergebnis damit, dass sich die Probanden aufgrund der nur geringen positiven Rückmeldungen aus der Umwelt, selber positiver einschätzen müssen, damit sie ein Mindestmaß an Selbstwertschätzung aufrechterhalten können.

Bei Probanden mit *Muskeldystrophie* ergaben sich eher Probleme durch große Mobilitätseinschränkungen. Obwohl 52 % dieser Gruppe einen Partner hatten, verfügten sie insgesamt über weniger und zeitlich verzögerte Partnerschaftserfahrungen. Sie erleben, ähnlich wie die Befragten mit Querschnittlähmung, ablehnendes Verhalten bei konkret praktizierter Sexualität.

Bezüglich des Zeitpunktes der sexuellen Erfahrungen ergab die Befragung, dass dieser wesentlichen Einfluss auf die Entwicklung eines sexuellen Selbstbildes hat: „Nicht nur das Quantum sexueller Erfahrungsmöglichkeiten beeinflusst das sexuelle Selbstkonzept, sondern es ist auch wesentlich, dass diese Erfahrungen in zeitlicher Nähe zu der Phase der Entwicklung des sexuellen Selbstkonzeptes stattfinden" (ebd. 172). Dies ist z.B. bei den Probanden mit *Contergan-Schädigung* der Fall. Sie fühlen sich von allen Befragten am ausgeprägtesten sexuell-erotisch. Umgekehrt scheint es, dass die fehlenden pubertären sexuellen Erfahrungen bei den Probanden mit *Poliomyelitis* dazu führen, „dass auch spätere partnerschaftliche Erfahrungen nur bedingt als positive Bewertungen der eigenen Person erlebt wurden" (ebd. 173).

Weinwurm-Krause (1990) vermutet, dass die Befragten in dem Bemühen um Konsistenz im Rahmen ihres Selbstkonzeptes bei einem einmal, vorrangig in der Pubertät entwickelten Konzept der sexuellen Unattraktivität weitere Erlebnisse dementsprechend passend negativ bewerten.

Bezüglich der ersten sexuellen Kontakte spielen der *Zeitpunkt des Eintretens der körperlichen Schädigung* sowie die Mobilitätseinschränkungen eine Rolle. „Je früher die Behinderung eintritt, desto später werden die ersten Pettingerfahrungen gesammelt" (ebd. 177). Soziale und erste sexuelle Kontaktmöglichkeiten werden bei geringerer Mobilität eingeschränkt. Allerdings beziehen sich diese Einschränkungen auf die Ersterfahrung. Im Laufe der sexuellen Entwicklung lassen sich in diesen Punkten keine weiteren Unterschiede zwischen den Probanden feststellen. Weinwurm-Krause vermutet als Begründung die Präferenz ästhetischer Aspekte in der Pubertät auf Seiten der nicht behinderten Jugendlichen. Die hohe Bedeutung der Ästhetik als hinderliches Moment in der sexuellen Begegnung zwischen Menschen mit und ohne Behinderung betont auch Schönwiese (1981) in seinen Ausführungen.

Insgesamt werden durch die Befragung von Weinwurm-Krause die Ergebnisse der Interviews von Fuchs (1978) mit 25 jungen Erwachsenen mit Körperbehinderung (19–33 Jahre, 13 Frauen, 12 Männer) bestätigt und weiter differenziert. Er beschreibt, dass die körperliche Schädigung eher geringe Auswirkungen auf die Sexualität hat. Eine Ausnahme bilden hier die querschnittgelähmten Männer. Gravierender scheinen ihm die Konsequenzen gesellschaftlicher Isolierung und Unterbewertung der Menschen mit Behinderung sowie gestörte zwischenmenschliche Kommunikation von Menschen mit und ohne Behinderung. Ebenso spielen die Persönlichkeit des Erwachsenen mit Körperbehinderung – hier vor allem mangelnde Initiative und Hemmungen – und schließlich die Einstellungen der Eltern, Bekannten und Betreuer sowie das Leben im Heim eine Rolle.

Sexuelles Wissen/Aufklärung: Für das Ausleben der eigenen sexuellen Neugier spielt auch das Wissen über Sexualität eine Rolle. Kluge und Sander (1987) befragten die Jugendlichen mit und ohne Körperbehinderung zu dem Themenkomplex der Aufklärung. Dabei stellt sich heraus, dass ohne signifikante Unterschiede zwischen den beiden Gruppen sowohl Schule als auch Elternhaus als Quellen der Aufklärung genannt werden. Allerdings geben die Jugendlichen mit Körperbehinderung signifikant häufiger an, dass sie ihres Erachtens zu spät aufgeklärt worden seien. Dies trifft vor allem auf Jugendliche mit schwerer Behinderung zu. Kluge und Sander (1987) erklären dies mit der Unsicherheit der Eltern, die „erst spät daran denken, dass eine sexuelle Aufklärung ihres Kindes überhaupt notwendig sei" (ebd. 312). Diehl und Reuber (1995) kommen in ihrer Befragung von 62 Eltern von Kindern und Jugendlichen mit Körperbehinderung zu dem Ergebnis, dass sowohl die Auseinandersetzung mit der Behinderung des Kindes als auch eindimensionale Vorstellungen von Sexualität die Frage nach der Sexualität des Jugendlichen mit Körperbehinderung in den Hintergrund treten lassen. Fast 60 % der Eltern sind der Auffassung, dass sie es besonders schwer bei der Sexualerziehung ihres Kindes haben. Dennoch bejahen alle Eltern, dass dies eine ihrer wichtigen Aufgaben sei. Allerdings meinen auch 45,2 %, dass sich der Umfang der Sexualerziehung nach dem Schweregrad der Körperbehinderung richtet und sogar 17,8 % sind der Auffassung, dass bei schwersten Körperbehinderungen eine Sexualerziehung überflüssig sei. Diehl und Reuber (1995) stellen fest: „Während die Vorstellungen von Sexualerziehung allgemein eher liberal sind, so zeigen die Vorstellungen von einer Sexualerziehung für Körperbehinderte eine deutliche Tendenz in Richtung Repressivität" (ebd. 77). Dies ist bei den befragten Eltern mit einem nicht selbstverständlichen Umgang mit der Sexualität bei Menschen mit Körperbehinderung verbunden (vgl. Diehl 2001).

Hilfsmittel/Assistenz: Selten wird in der Literatur auf die Frage von Hilfsmitteln oder personeller Unterstützung zum Ausleben der eigenen sexuellen Wünsche eingegangen. So beschreibt Bächinger (1978), dass Menschen mit Körperbehinderung z.T. schon für die Masturbation Hilfsmittel benötigen und in der Regel Schwierigkeiten haben, diese zu bekommen. Dies mag heute sicherlich durch die höhere Akzeptanz einschlägiger Versandhäuser oder Shops einfacher sein. Allerdings werden Menschen mit Körperbehinderung bei schweren Formen der körperlichen Schädigung in der Regel fremde Unterstützung für deren Kauf und eventuell deren Gebrauch benötigen. Ortmann (2006) weist auf diese Problematik bei Jugendlichen mit Duchenne Muskeldystrophie ebenfalls hin und führt aus, dass die Jugendlichen zum Ausleben ihrer Sexualität „in zunehmendem Maß die Unterstützung und Akzeptanz ihrer Mitmenschen benötigen" (ebd. 267, vgl. Daut 2005). Dies ist auf andere schwere Formen körperlicher Schädigung übertragbar. Befragungsergebnisse, wie viele Menschen mit Körperbehinderung eine solche passive oder aktive Assistenz für die Verwirklichung selbstbestimmter Sexualität benötigen bzw. wünschen oder auch das Bedürfnis nach Sexualbegleitung haben, liegen nicht vor (vgl. Walter 2004). Die Diskussion um Fragen der Sexualassistenz soll an dieser Stelle nicht weiter vertieft werden, da sie für Jugendliche offiziell nicht in Frage kommt. Nach § 180 StGB darf sexuellen Handlungen Jugendlicher kein Vorschub geleistet werden (vgl. Barabas 1998). Trotzdem soll sie später bei der Frage einer behinderungsspezifischen Sexualerziehung als möglicher bzw. notwendiger Inhalt in einem schulischen Curriculum diskutiert werden.

Soziale Kontakte: Die Schwierigkeiten im Bereich der sozialen Kontakte vor allem zu Jugendlichen ohne Behinderung, wie sie durch Kommunikationsprobleme, Mobilitätserschwernisse, Stigmatisierungsprozesse und den Besuch einer Förderschule bedingt sein können, ergeben ein weiteres Problemfeld, das Klasser (1986) beschreibt. Seines Erachtens ist bei Förderschülern aufgrund des Besuches einer Ganztagsschule diese der einzige Ort für soziale und sexuelle Erfahrungen (vgl. Weinwurm-Krause 1990). Sie ist damit auch der Ort, „an dem die Problematik der sexuellen Rollenfindung am deutlichsten erlebt wird" (Klasser 1986, 765). Die mangelnden Erfahrungen im Kontakt mit nicht behinderten Jugendlichen sowie eventuelle Wahrnehmungsbeeinträchtigungen können dazu führen, dass die Jugendlichen mit Körperbehinderung die differenzierten Körpersignale im Kontakt mit Jugendlichen ohne Behinderung nicht oder nur falsch deuten können. Wilhelm (1996) bezeichnet dies als die Fähigkeit, die „sexuelle Sprache" zu beherrschen, d.h. diese zu lernen, „ihre Zeichen zu verstehen und Schritt für Schritt durch positive und negative Erfahrungen die körperliche Intimität eines anderen Menschen zu entdecken" (ebd. 102).

Auch Weinwurm-Krause (1990) vermutet, dass Jugendlichen in den mit Sexualität verbundenen Bedeutungsmustern die Erfahrungen fehlen, um diese eindeutig zu verstehen und zu beherrschen. „In Kontaktsituationen bleibt der körperlich Geschädigte orientierungslos, das heißt, er kann das Verhalten des Gegenübers nicht ‚objektiv‘ deuten, z. B. ob das Verhalten auf sexuelle Annäherung oder lediglich auf Gespräch ausgerichtet ist" (ebd. 29).

Kluge und Sander (1987) können dies durch ihre Untersuchungsergebnisse bestätigen: „ein Mangel an Aufklärung und ein Rückstand im Sexualwissen (. . .) zeigt sich in fast allen Themen, die sich auf die körperlichen Aspekte des heterosexuellen Verhaltens beziehen, wie Flirten, Beischlaf, Kondom. . ." (ebd. 419). Schönwiese (1981) berichtet als Ergebnis seiner Befragung von 32 jungen Erwachsenen mit Körperbehinderung (Durchschnittsalter 24,8 Jahre) in diesem Zusammenhang von Angst und Entfremdung von den realen Möglichkeiten sowie Sprachlosigkeit und Rückzug aufgrund der mangelnden Erfahrungen. Verstärkt wird diese Problematik noch für Jugendliche, die auf Hilfsmittel der Unterstützten Kommunikation angewiesen sind. Neben der bereits im vorherigen Kapitel angesprochenen hohen Unterstützungsnotwendigkeit durch Gesprächspartner ohne Behinderung, ergibt sich je nach Hilfsmittel (z. B. über Symbolsysteme) das Problem, dass sehr differenzierte Äußerungen, wie sie in der Entstehung von sexuellen Kontakten nötig sein können, fast unmöglich sind.

Resultierend aus geringen sozialen Kontakten mit Jugendlichen ohne Behinderung sowie der nur in Ansätzen beherrschten ‚sexuellen Sprache‘ kann auch erklärt werden, warum sich Jugendliche oder Erwachsene ohne Behinderung nur zurückhaltend auf sexuelle Kontakte mit Menschen mit Körperbehinderung einlassen. Schwerdt (1981) beschreibt die Angst, „von einem Behinderten nicht so schnell wieder loszukommen, ihn durch eine Trennung stärker zu verletzen als einen Nichtbehinderten" (ebd. 70) (vgl. Schönwiese 1981; vom Hofe 2001). Dies korreliert mit „Anklammerungstendenzen", die z. B. Kallenbach (2006) für Kinder und Jugendliche mit ICP beschreibt.

Neben diesen individuellen Auswirkungen der körperlichen Schädigungen auf die sexuelle Entwicklung und das sexuelle Erleben wurde darauf hingewiesen, dass die Erziehungshaltung der Eltern sowie deren Einstellung zu Sexualität bei Menschen mit Körperbehinderung eine wesentliche Rolle spielen (vgl. Weinwurm-Krause 1990).

Geschlechtsspezifische Aspekte: Dies betrifft in besonderer Form die Mädchen. Weibliche Jugendliche mit Körperbehinderung haben schon grundsätzlich das Problem, dass sie wesentlich mehr als Jungen unter dem Druck der gesellschaftlichen Schönheitsideale stehen, die sie in der Regel nicht erfüllen können und damit den ästhetischen Ansprüchen potentieller Partner nicht genügen. „Denn gerade der weibliche Körper muss ‚ganz‘ und ‚schön‘ sein, um als sexuell attraktiv zu gelten" (vom Hofe 2001, 22). Dies korrespondiert mit den Ausführungen von Schönwiese (1981), der angibt, dass eher die Beziehung zwischen Männern mit Körperbehinderung und Frauen ohne Behinderung als die zwischen Männern ohne Behinderung und Frauen mit Körperbehinderung den traditionellen gesellschaftlichen Geschlechtsrollenanforderungen entspricht. In der Befragung von Blume-Werry (1999) hatten dementsprechend zwei Drittel der Männer eine Freundin ohne Behinderung. Nur 40 % der Frauen hatten einen Freund ohne Behinderung. Die von ihr befragten Frauen mit Spina bifida gaben zwar insgesamt weniger Probleme im Bereich der Sexualität an als die befragten Männer, fühlten sich jedoch minderwertiger und waren auch unzufriedener mit ihrem Körper und ihrer Sexualität. „Frauen mit Behinderung haben es ungleich schwerer als behinderte Männer, in unserer Gesellschaft akzeptiert zu werden und ihren Selbstwert und ihr Rollenverständnis als Frau aufzubauen" (ebd. 14).

Erschwerend kommt für Mädchen hinzu, dass ihnen von den Eltern eher die Leistung (schulisch und beruflich) als Kompensation der vermuteten nicht vorhandenen sexuellen Verwirklichungsmöglichkeiten vermittelt wird. „Die Interiorisation eines durch Erziehung vermittelten stark ausgeprägten Leistungskonzepts scheint die Verwirklichung befriedigender Sexualität zu hemmen" (Weinwurm-Krause 1990, 193; vgl. vom Hofe 2001).

Auf beide Geschlechter kann sich ebenso die Einstellung der Eltern von Jugendlichen ohne Behinderung negativ auswirken. Dies ist der Fall, wenn der Jugendliche ohne Behinderung eine Partnerin mit Körperbehinderung mit nach Hause bringt. Sowohl Fuchs (1978), Kluge und Sander (1987) als auch Schönwiese (1981) berichten aus ihren Befragungen von jeweils ablehnenden Reaktionen der Eltern und weiterer Verwandten, die versuchen, die Beziehung zu verhindern. „Offensichtlich werden tiefliegende Ängste mobilisiert, dass die Familie sich mit einem Stigmatisierten belastet, identifiziert und ins Gerede gebracht werden könnte. Behinderung ist eben ansteckend" (Schönwiese 1981, 466).

Vor diesem Hintergrund sind die Ergebnisse interessant, die Kluge und Sander (1987) bezüglich der Vorstellungen von Jungen und Mädchen mit Körperbehinderung zu Partnerschaft und Kinderwunsch beschreiben.

Ein Zusammenleben mit einem Mann mit Körperbehinderung lehnen Mädchen mit Behinderung bevorzugt ab. Für das Zusammenleben mit einem Partner ohne Behinderung betonen sie den Aspekt der Hilfeleistung als Motiv. Sie bevorzugen allerdings die Form der Wohngemeinschaft als Lebensform vor einem Zusammenleben mit einem Partner. Bei einer möglichen Schwangerschaft, für die sie sich im gleichen Maße wie Mädchen ohne Behinderung aussprechen, befürchten sie Komplikationen.

Für die befragten Jungen mit Körperbehinderung ist die Ehe die bevorzugte Form des Zusammenlebens, und zwar sowohl mit einer Partnerin mit als auch ohne Behinderung. Sie denken, dass die Umwelt einer Ehe mit einer Partnerin mit Behinderung nicht anders gegenüberstehen würde, wie der mit einer Partnerin ohne Behinderung.

Kluge und Sander (1987) resümieren, dass die Jugendlichen mit Körperbehinderung ihre Chancen bezogen auf eine herkömmliche Partnerschaft realistisch i. S. von praktikabel einschätzen und dabei doch gezielt eigene Vorstellungen über das Zusammenleben mit einem Partner ohne Behinderung entwickeln.

Ablösung von den Eltern: Die fehlenden oder mangelhaften sozialen Kontakte der Jugendlichen mit Körperbehinderung erschweren ihnen die emotionale Ablösung von den Eltern (vgl. auch Minde 1978, Bretländer/Schildmann 2004). Sie sind in der Regel weiterhin eine wichtige Bezugsgröße für die Jugendlichen. So scheint es nicht verwunderlich, dass Kluge und Sander (1987) berichten, dass die Jugendlichen mit Körperbehinderung bei einer Partnerschaft darauf bedacht sind, dass diese den Erwartungen ihrer Eltern entspricht. Jugendliche ohne Behinderung isolieren sich und den Partner dagegen eher von ihren Eltern. Auch Klauß (1999) sieht in der mangelnden sozialen Eingebundenheit Jugendlicher mit *Spina bifida* in eine Peergroup das Hauptproblem. Dadurch fehlen Orientierungsmöglichkeiten an anderen Jugendlichen, die die Ablösung von den Eltern unterstützen würden.

Problematisch ist weiterhin ein fehlender Maßstab für die Selbsteinschätzung. Sowohl Über- als auch Unterschätzung können die Folge sein. Möllering (1986) berichtet über chronisch Kranke mit *Cystischer Fibrose*, dass den betroffenen Jugendlichen oft eine Peergroup fehlt, die ihnen für die Ablösung vom Elternhaus Schutz und Halt bietet.

Für Jugendliche mit *Muskeldystrophie* beschreibt Ortmann (2006), dass gerade in der Phase der Pubertät medizinische, therapeutische und diätetische Maßnahmen intensiviert werden müssen. Dies erfordert von den betroffenen Jugendlichen ein hohes Maß an Compliance (kooperatives Verhalten), die dem Wunsch nach Ablösung vom Elternhaus entgegensteht.

Zu der Ablösung von den Eltern gehört nach Aebi (1974) auch die Ablehnung des Körperkontaktes mit diesen. Allerdings sind gerade Jugendliche mit schwerer Körperbehinderung von der Hilfe der Eltern oder anderer Erwachsener bei der Verrichtung der alltäglichen Versorgung abhängig. „Die Abhängigkeit von der Hilfe anderer, besonders von der Hilfe seiner Eltern, erschwert es dem Behinderten, sich von den Eltern zurückzuziehen, gegen sie zu protestieren und eine objektivere Einstellung zu ihnen zu gewinnen" (Aebi 1974, 141). Leyendecker (1994) beschreibt dies als die Problemstellung „sozialer Abhängigkeit versus Autonomie". Die Distanz zu den Eltern kann nur auf intellektuellem und emotionalem Weg geschehen, körperlich ist es in den meisten Fällen kaum möglich (Aebi 1974). Der von Eltern im Rahmen dieser Problematik häufig gewählte Weg geht nach Klasser (1986) über die Entsexualisierung ihres Kindes. Mit der Vorstellung eines ‚großen Säuglings' ist es ihnen auch noch möglich, Jugendliche mit Körperbehinderung zu pflegen.

Zusammenfassung: Es lassen sich abschließend folgende Bereiche im Rahmen der Entwicklungsaufgabe „Umgang mit Sexualität lernen" für Jugendliche mit Körperbehinderung beschreiben, die erschwert sein können:

• Geringere oder verspätete sexuelle Erfahrungen, die sich auf das sexuelle Selbstkonzept auswirken,
• z.T. subjektiv geringere sexuelle Attraktivität vor allem beeinflusst durch die starke Betonung der Ästhetik durch Menschen ohne Behinderung,
• Schwierigkeiten beim Erlernen einer ‚sexuellen Sprache' durch mangelnde soziale Kontakte zu Jugendlichen ohne Behinderung,
• ungünstiges Erziehungsverhalten der Eltern,
• erschwerte Ablösung von den Eltern durch Abhängigkeit von diesen und häufig fehlender Peergroup,
• geschlechtsspezifische Betrachtungen zeigen eine insgesamt ungünstigere Situation für Mädchen mit Körperbehinderung.

Es soll noch einmal betont werden, dass die Lebenssituation von Menschen mit Körperbehinderung und hier vor allem deren sexuelle Entwicklung und Sexualität vorrangig durch gesellschaftlich negative Bewertungsmuster bestimmt ist. Durch die Interiorisation dieser an Menschen ohne Behinderung gemessenen Normen und Werte im Bereich der Sexualität, die mit einer Abwertung der Sexualität von Menschen mit Behinderung einhergehen, kann es den Jugendlichen mit Körperbehinderung wesentlich erschwert sein, ihre eigene körperliche Schädigung zu akzeptieren und zu einer subjektiv befriedigenden Sexualität zu gelangen (vgl. Weinwurm-Krause 1990).

5.2.3 Die Bedeutung der Peers im sexuellen Erfahrungs- und Lernprozess

Für den Bereich der Freundschaften bzw. allgemein der sozialen Kontakte beschreiben verschiedene Autoren für Jugendliche mit Körperbehinderung besondere Kontakt- schwierigkeiten. Grundlegend erschweren die bereits beschriebenen Unsicherheiten und Stigmatisierungsprozesse in der Interaktion zwischen Menschen mit und ohne Behinderung die Kontakte der Jugendlichen mit Körperbehinderung. Kommunikati- onsprobleme, wie sie vor allem bei Menschen mit *Infantiler Cerebralparese* in Form von Dysarthrie auftreten, erschweren die direkte Begegnung, wenn sie denn zustande kommt und nicht vorher gemieden wird. Vor allem die veränderte Mimik und die Produktion fremdartig erscheinender Laute schrecken Gesprächspartner ohne Behin- derung ab. Selbst Hilfen in Form von sprachunterstützenden oder -ersetzenden Systemen erfordern viel Empathie, Zeit und oft die Fähigkeit zur Ko-Konstruktion vom nicht behinderten Kommunikationspartner (vgl. Braun 2003).

Kallenbach (2006) beschreibt als weitere Schwierigkeit für Kinder und Jugendliche mit *ICP*, dass sie „beträchtliche Retardierungen in ihrer Sozialfähigkeit aufweisen" (ebd. 77) können. Ein angemessenes Distanz- und Rollenverhalten ist oft durch mangelnde Einfühlsamkeit oder geringes interpersonales Situationsverständnis wesent- lich erschwert. Dies kann zu einem Schwanken zwischen „den Extremen Zurück- gezogenheit und Unnahbarkeit mit Anklammerungstendenzen einerseits und Ich-Be- zogenheit, Dominanzstreben und Oppositionsverhalten andererseits" (ebd. 77) führen.

Dechesne (1981) gibt an, dass die körperliche Schädigung eine „soziale Barriere" zwischen Jugendlichen mit und ohne Körperbehinderung schafft. So berichteten 69 % der von ihm befragten Jugendlichen mit Körperbehinderung, dass „ihre Kontakte mit gesunden Altersgenossen erschwert seien" (ebd. 157). Dechesne spricht von einer „Beziehungsproblematik", die aus dem Selbstbild der Jugendlichen mit Körperbehin- derung sowie der mangelnden familiären und schulischen Unterstützung in diesem Bereich resultiert. Kluge (1984) beschreibt Erschwernisse in der sozialen Mobilität und damit Probleme Jugendlicher mit Körperbehinderung, Kontakte zu anderen aufzuneh- men. Für Schüler einer Ganztagsschule, wie sie in der Regel die Förderschule ist, ist häufig die Schule der einzige Ort der sozialen Erfahrungen. Klasser (1986) beschreibt, dass die Schülerinnen daher weniger soziale Kontakte haben und in der Begegnung mit Jugendlichen ohne Behinderung häufig verunsichert sind.

Die Ergebnisse von Daut (2005), der 15 junge Männer mit Duchenne *Muskel- dystrophie* interviewte, bestätigen die Problematik des Ganztagsschulbesuchs. Seine Probanden gaben an, dass die Eltern ab der Pubertät an Bedeutung verlieren und Freunde, Zivildienstleistende oder Physiotherapeuten als Gesprächspartner wichtiger werden. „Schüler, die täglich lange Schulwege zurücklegen müssen, haben sehr viel mehr Schwierigkeiten beim Aufbau von Sozialkontakten zu anderen jungen Menschen, da die Mitschüler am Nachmittag in der Regel nicht oder nur schwer erreichbar sind" (Daut 2005, 125).

Kluge und Sander (1987) berichten in ihrer Untersuchung von einem geringeren Kontaktinteresse, das Jugendliche mit Körperbehinderung im Gegensatz zu Jugend- lichen ohne Behinderung in ihrer Freizeit haben. Besonders für Jugendliche mit schwerer Körperbehinderung ist es schwierig, die Eigeninitiative zur Knüpfung neuer Kontakte zu ergreifen (vgl. Kluge/Sander, 1987; Pawel 1984). Auch Esser/Roos-Mayer (1979) kommen in ihrer Befragung von 67 Jugendlichen mit Körperbehinderung und 56 Jugendlichen ohne Behinderung zu dem Ergebnis, dass sich die Jugendlichen mit Körperbehinderung in ihrer Freizeit vorwiegend alleine beschäftigen. Die Jugendlichen ohne Behinderung suchen eher die Geselligkeit mit anderen.

Die Untersuchung von Bretländer und Schildmann (2004) bestätigt diese Ergebnisse – allerdings nur für *Mädchen* mit Körperbehinderung im Vergleich zu Mädchen ohne Behinderung im Alter von 15–18 Jahren: „Das faktische Freizeitverhalten der beiden Vergleichsgruppen unterscheidet sich daher gravierend: Während den nicht behinderten Gleichaltrigen mannigfaltige Aktivitätsräume zur Verfügung stehen, die von ihnen freiheitlich und eigenständig – d. h. auch ohne mütterliche Kontrolle – aufgesucht werden können, gestaltet sich die Freizeit körperbehinderter Mädchen/junger Frauen in einer stark durch strukturelle Barrieren eingeschränkten sowie durch mütterliche (bzw. institutionelle) Abhängigkeit gekennzeichneten Weise" (ebd. 277).

Bretländer/Schildmann/Tüshaus (2002) berichten an anderer Stelle aus der gleichen Untersuchung, dass die meisten Erfahrungen der Mädchen und jungen Frauen mit Körperbehinderung in ihrem sozialen Alltag von ihnen als „behindertenfreundlich" konnotiert werden. Dies scheint den Autorinnen allerdings auch nicht verwunderlich, da sich die jungen Frauen vorwiegend in den Schonräumen von Sondereinrichtungen bzw. dem der Familie aufhalten. „So erfreulich die tendenziell eher behindertenfreundlichen Erfahrungen auch sein mögen, so problematisch sind die Tendenzen der Isolierung, Ghettoisierung und Exklusion" (ebd. 13).

Kuckhermann u. a. (1991) stellt in seiner Untersuchung zu Intelligenz, Handlungs- und Lebensorientierung an 79 Jugendlichen mit Körperbehinderung und 60 Jugendlichen ohne Behinderung im Alter von 13 bzw. 15 Jahren (Wiederholungsuntersuchung) fest, dass die Jugendlichen mit Körperbehinderung unter der Diskrepanz zwischen hohen Bedürfnissen und Erwartungen in Bezug auf soziale Kontakte und „wachsenden Einschränkungen persönlicher Entfaltungsmöglichkeiten und sozialer Aktivitäten" (ebd. 91/92) in der Zeit der Pubertät leiden. Die Jugendlichen selbst schätzen ihre Möglichkeiten zu sozialen Kontakten im Vergleich zu den befragten Jugendlichen ohne Behinderung als kleiner ein und haben weniger Freunde oder Bekannte. Infolgedessen wird die Freizeit oft alleine verbracht (vgl. Bretländer u. a. 2002).

Kluge und Sander (1987) untersuchten in ihrer Befragung die Kontakte von Jugendlichen mit Körperbehinderung zu gleichgeschlechtlichen und gegengeschlechtlichen Jugendlichen. Bezüglich des Kontaktes zu gleichgeschlechtlichen Jugendlichen kamen sie zu folgenden Ergebnissen: Das Alter des Freundeskreises ist bei den Jugendlichen mit Körperbehinderung geringer als bei den Jugendlichen ohne Behinderung. Allerdings gibt es in Bezug auf die möglichen Kontaktorte keinen Unterschied zwischen beiden Gruppen. Nur bei den Jugendlichen mit schwerer Körperbehinderung sind erzieherische Einrichtungen (Schule, Heim oder Internat) der vorwiegende Ort der sozialen Kontakte. In diesem Fall ist die starke körperliche Beeinträchtigung eine soziale Barriere für den Betroffenen. Die Themen, die mit Freund oder Freundin besprochen werden, sind bei Jugendlichen mit und ohne Behinderung die gleichen: sexuelle Themen, Kontaktbedürfnis (mit jemandem zusammen sein), Schulthemen, sportliche Aktivitäten.

Mit der Frage „Gibt es Dinge, Tätigkeiten, die Du gut findest, die Dir aber nicht möglich sind?" sollte ermittelt werden, inwiefern sich die Jugendlichen ausgeschlossen fühlen. Die Jugendlichen mit Körperbehinderung fühlen sich in einem wesentlich stärkeren Maß von gewünschten Aktivitäten ausgeschlossen und sehen in dem „organischen Defizit" den Grund dafür, während für die Jugendlichen ohne Behinderung „ausbildungsabhängige Aspekte" und „persönlich bedingte Einschränkungen" Gründe sind. „Es fällt uns auf, daß nichtbehinderte Jugendliche sich in relativ für uns anspruchsvoll anmutenden Aktivitäten behindert fühlen, während Behinderte sich in Aktivitäten eingeengt fühlen, die wir zum ‚Normalgebrauch‘ aller Jugendlichen zurechnen" (Kluge/Sander 1987, 206).

Das Kontaktverhalten zum Knüpfen gegengeschlechtlicher Freundschaften ist bei Jugendlichen mit und ohne Behinderung nicht unterschiedlich; Partys und Feten werden zur Kontaktaufnahme genutzt. Während Jugendliche ohne oder mit nur leichter Behinderung diese Möglichkeiten zum Kennen lernen eines gegengeschlechtlichen Partners gezielt nutzen wollen, schließen Jugendliche mit schwerer Körperbehinderung diese Möglichkeit für sich aus.

In der Untersuchungsgruppe von Kluge und Sander (1987) hatten vergleichsweise weniger Jugendliche mit Körperbehinderung einen festen/feste Freund/Freundin als Jugendliche ohne Behinderung. Diese/Dieser Freundin/Freund ist bei den Jugendlichen mit schwerer Körperbehinderung in den meisten Fällen ebenfalls behindert. Bei Jugendlichen mit leichter Körperbehinderung ist das seltener der Fall. Dies erklärt sich zum einen durch die schon angesprochenen eingeschränkten Kontaktmöglichkeiten der Jugendlichen mit schwerer Körperbehinderung. Zum anderen ist nach Kluge und Sander (1987) die Chance für eine andauernde Partnerschaft bei gleichem Bewertungsmaßstab beider Partner größer.

Auch Weinwurm-Krause (1990) gibt an, dass Jugendlichen mit Körperbehinderung oft die Peergroup fehlt. Für den Fall, dass eine solche vorhanden ist, erweist sich die große Bedeutung der körperlichen Attraktivität in der Pubertät als problematisch, da diese in hohem Maße Selbstwertgefühl und Selbsteinschätzung bestimmen.

Fend (2003) geht davon aus, dass Jugendliche, die mit ihrer körperlichen Attraktivität unzufrieden sind, häufig Bewältigungsstrategien in Form von Kosmetik oder Diäten einsetzen. Diese Möglichkeiten haben Jugendliche mit Körperbehinderung grundsätzlich auch, um allgemeine körperliche Probleme der Pubertät (z. B. Pickel) zu ‚überschminken‘. Seebaum (1979) konnte in ihrer diesbezüglichen Untersuchung feststellen, dass sich über die Durchführung eines Kosmetiktages und einer Kosmetikarbeitsgemeinschaft über sechs Wochen bei den teilnehmenden 51 weiblichen Jugendlichen mit Körperbehinderung im Vergleich zu einer Kontrollgruppe (46 Mädchen mit Körperbehinderung ohne Kosmetikunterricht) folgende Veränderungen ergaben: „Die positive Einstellung zum eigenen Körper und die Zufriedenheit mit dem eigenen Äußeren (...) wurden bei der Experimentiergruppe eindeutig verbessert" (ebd. 361). Ebenfalls zeigte sich eine deutliche Verbesserung der unproblematischen Sozialkontakte nach der Durchführung der Kosmetikreihe.

Das ‚Überschminken‘ der eigenen körperlichen Schädigung ist allerdings nicht möglich. Formen des Stigma-Managements, „mit deren Hilfe Stigmatisierte ihre Stigmata verbergen bzw. auftretende Interaktionsprobleme bearbeiten" (Cloerkes 2001, 140), lassen auch nur einen begrenzten Spielraum, um negative ablehnende Erfahrungen zu vermeiden oder zu verarbeiten. Menschen mit leichter Behinderung können zwar in vielen Situationen ihr Stigma verdecken, stehen aber nach Leyendecker (1994) langfristig in einem Rollenkonflikt.

Zusammenfassung: Abschließend lassen sich zusammenfassend folgende Bereiche nennen, die den Jugendlichen die Bewältigung ihrer Entwicklungsaufgaben weiterhin erschweren können:

• wenig Kontaktmöglichkeiten zu Jugendlichen ohne Behinderung,
• Stigmatisierungen, die den Kontakt zu Jugendlichen ohne Behinderung oft schon im Ansatz verhindern oder wesentlich durch Verhaltensunsicherheiten auf beiden Seiten erschweren,
• als subjektiv gering empfundene Einflussmöglichkeiten auf diese Aspekte.

5.3 Die sexuelle Entwicklung bei Kindern und Jugendlichen mit geistiger Behinderung

Häufig haben Schüler und Schülerinnen mit Körperbehinderung auch eine kognitive Zusatzbehinderung. So ergab z. B. die Erhebung der Schülerschaft an Förderschulen mit dem Förderschwerpunkt körperliche und motorische Entwicklung (FkmE) durch Wehr-Herbst (1997) für Nordrhein-Westfalen einen durchschnittlichen Anteil von 38,4 % Schüler und Schülerinnen mit schwerer mehrfacher oder geistiger Behinderung, 41,7 % Schüler und Schülerinnen mit Lernbehinderung und 19,9 % durchschnittlich und überdurchschnittlich begabter Schüler und Schülerinnen. Die Förderschulen FkmE haben in NRW also vier Fünftel Schüler und Schülerinnen, die neben dem Förderbedarf im Bereich körperlich-motorische Entwicklung auch eine kognitive Beeinträchtigung haben. Eine selbst durchgeführte Erhebung an elf Förderschulen FkmE ergab Anteile von Schülern und Schülerinnen, die nach den Richtlinien des Förderschwerpunktes Geistige Entwicklung unterrichtet werden, zwischen 18 und 45 % der Gesamtschülerschaft (vgl. Ortland 2005 b).

Bei Menschen mit geistiger Behinderung ist grundsätzlich die gesellschaftliche Ablehnung und Stigmatisierung sehr hoch. „Abweichungen im geistigen oder psychischen Bereich werden deutlich ungünstiger bewertet als solche im körperlichen Bereich" (Cloerkes 2001, 76). Möglichkeiten des Stigmamanagements, wie sie Menschen mit Körperbehinderung z. T. zur Verfügung stehen, sind Menschen mit geistiger Behinderung oft nicht möglich. Sie haben in der Regel keine Möglichkeit, ihre Behinderung in der Begegnung mit anderen Menschen zu kaschieren und somit einem möglichen vorzeitigen Kontaktabbruch vorzubeugen.

Die Sexualität von Menschen mit geistiger Behinderung ist stark tabuisiert und mit vielen Vorurteilen behaftet, die jedoch wissenschaftlich nicht haltbar sind. „Menschen mit geistiger Behinderung sind weder ‚oversexed', d. h. besonders triebbetont, noch ‚asexuell' im Sinne von geschlechtslosen Neutren, sondern haben wie nichtbehinderte Menschen den normalen Wunsch nach Nähe, Freundschaft, Geborgenheit und Liebe" (Stöppler 2004, 2; vgl. Schmetz/Stöppler 2007).

Da die verbalen kommunikativen Möglichkeiten häufig auf „rudimentäre Elemente der Verständigung" (Schmetz/Stöppler 2007, 98) beschränkt sind, werden Kommunikationswünsche der Betroffenen von Menschen ohne Behinderung häufig als sexuelle Annäherung missverstanden. Menschen mit geistiger Behinderung stehen oft nur geringe und wenig differenzierte verbale Ausdrucksmöglichkeiten zur Verfügung, so dass die leibliche Kommunikation von großer Bedeutung zur Verständigung ist. Eine Unterbindung der Körperkontakte, da sie von betreuenden nicht behinderten Menschen als sexuell interpretiert werden, nimmt ihnen diese Kommunikationsmöglichkeit und die Chance, „Lernprozesse auf der Basis taktiler Körperempfindungen zu vollziehen" (Schmetz 1998, 31).

Zu der sexuellen Entwicklung bei Kindern mit geistiger Behinderung liegen nur wenige Ausführungen vor, da vor allem die spätere Zeit der Pubertät als individuell, sozial und gesellschaftlich schwierig erlebt wird. Die anfängliche Eltern-Kind-Beziehung gestaltet sich wie bei den Kindern mit Körperbehinderung zunächst aus den bereits ausgeführten Gründen ähnlich problematisch. Innere Ablehnung durch die Eltern oder auch die Überbehütung des Kindes führen zu vielfältigen Belastungen im affektiven Erfahrungsbereich. Diese Defizite können den Aufbau der Geschlechtsrolle ungünstig beeinflussen (Schmetz/Stöppler 2007). „Geistig behinderte Kinder und Jugendliche weisen in der Regel innerhalb der gender role- und sex role-Ausprägung im Vergleich zu den nichtbehinderten einen Rückstand von mehreren Jahren auf, der sich entsprechend dem Schweregrad der Behinderung erheblich vergrößern kann" (Schmetz 1998, 33).

Es ist aufgrund der allgemeinen Entwicklungsverzögerung der Betroffenen davon auszugehen, dass auch die Schritte der sexuellen Entwicklung zeitlich in spätere Altersstufen verlagert sind. Hieraus könnte sich die Problematik ergeben, dass z. B. das Genitalentdecken und das Interesse an den Genitalien des anderen Geschlechts, welches bei Kindern ohne Behinderung im zweiten und dritten Lebensjahr zu beobachten ist, in die Schulzeit fällt und dort als störend bewertet wird.

Für Menschen mit schweren geistigen Beeinträchtigungen schildern Reuther-Dommer und Stachowiak (1999) eine solch starke Ausrichtung auf den eigenen Körper als Lustquelle, die sich aus der zeitlich verzögerten sexuellen Entwicklung erklären lässt. Sie schildern ebenso starke Wünsche der erwachsenen Menschen mit schwerer geistiger Behinderung nach Freundschaft zu den Betreuerinnen, was wiederum bei diesen Unsicherheiten auslöst. Diese Verunsicherung beobachten sie bei den Betreuerinnen „zum einen ganz konkret auf der Verhaltensebene, aber auch tiefergehend, da diese Konfrontation eigene abgewehrte regressive und archaische Segmente der Sexualität mobilisieren kann" (ebd. 95).

Ebenso kann die Entwicklung des Schamgefühls erst in einem sehr viel späteren Alter auftreten, so dass bei Kindern und auch noch Jugendlichen mit geistiger Behinderung zunächst ein Verhalten zu beobachten ist, das von der Umwelt als wenig oder gar nicht schamhaft bewertet wird und somit zu Irritationen führen kann.

Bei den Jugendlichen werden dann durch die einsetzende Geschlechtsreife, die sie durch Ausbildung der äußeren Geschlechtsmerkmale zu eindeutig sexuellen Wesen werden lässt, sexuelle Entwicklungserschwernisse besonders deutlich.

Bezüglich dieser puberalen körperlichen Veränderungen gilt auch für Jugendliche mit geistiger Behinderung, dass sie in der Regel in der gleichen zeitlichen Varianz wie bei den nicht behinderten Jugendlichen auftreten – davon ausgenommen sind einige chromosomale Aberrationen wie z.B. das Klinefelter-, Turner- und Langdon-Down-Syndrom (vgl. Walter 2005, Schmetz 1998). Erschwerend ist sowohl für die Betroffenen als auch die Bezugspersonen die Diskrepanz zwischen Körperentwicklung und Intelligenzalter.

Durch die nicht altersentsprechende Intelligenzentwicklung kann die Selbstbewertung der körperlichen Veränderungen bei Jugendlichen mit geistiger Behinderung zu großen Irritationen führen. Es ist ihnen dadurch erschwert, ihre körperlichen Veränderungen kognitiv zu erfassen und emotional zu verarbeiten. Häufig sind sie durch fehlende Sexualerziehung nicht auf die Pubertät und die damit einhergehenden körperlichen Veränderungen vorbereitet, so dass sie überrascht werden von Menarche oder Ejakularche und verunsichert oder gar verängstigt reagieren. „Sie empfinden die Veränderungen, können aber die körperlichen Empfindungen nicht deuten oder gar sublimieren" (Walter 1996, 165). Blinkle (1999) beschreibt als Folge enorme Spannungen innerhalb der Persönlichkeit des Betroffenen.

Die Pubertät führt die Jugendlichen mit geistiger Behinderung häufig in eine Identitätskrise und spätestens jetzt zu der für viele schmerzhaften Erkenntnis, dass sie behindert sind (vgl. Stöppler/Albeke 2006). Diese Erkenntnis ist eng verbunden mit der Erfahrung des eigenen (körperlichen) Andersseins. Bereits in den Ausführungen zu den Entwicklungsaufgaben Jugendlicher ohne Behinderung wurde deutlich, wie schwer schon für diese die Akzeptanz der körperlichen Veränderungen ist. Durch die hohe Bedeutung der körperlichen Attraktivität wird dies nicht nur für die Jugendlichen mit Körperbehinderung, sondern auch für die Jugendlichen mit geistiger Behinderung wesentlich erschwert. Jugendliche mit Behinderung verlieren das kindliche Aussehen, was ihnen viele Kontakte zu Menschen ohne Behinderung noch erleichterte. Diese gehen nun häufig mehr auf Distanz.

Nach Walter (1996, 168) beginnen die Jugendlichen „sich selbst sehr stark zu genieren und sich noch mehr in die sowieso schon sozialbedingte Isolation des Außenseiters zurückzuziehen". So ist Einsamkeit eine Folge, die eher weitere negative Empfindungen nach sich zieht. Häufig sind auch Wut oder Enttäuschung über die eigene Unvollkommenheit zu beobachten, die sich in Aggressionen oder massiven Autoritätskonflikten entladen können (vgl. Blinkle 1999). Pädagogische Angebote sind hier eine dringende Konsequenz (vgl. Stöppler/Albeke 2006).

Selbstbefriedigung ist eine den Jugendlichen mit geistiger Behinderung je nach Schwere der Behinderung nur bedingt zugängliche Möglichkeit für sexuelle Erfahrungen, die sie sich selbst erschließen können. Je schwerer die geistige Behinderung, umso schwieriger scheint es, alleine zu einer Form der Selbstbefriedigung zu kommen, die zum Orgasmus führt. In der Regel brauchen die Jugendlichen Anleitung (vgl. Walter 2005). Hier ergibt sich häufig das Problem, das sich sowohl Eltern als auch andere Bezugspersonen scheuen und überfordert fühlen, diese Anleitung zu geben.

Erste sexuelle Erfahrungen sind für die Jugendlichen mit geistiger Behinderung erschwert, da sie von Eltern und Betreuern durch überbehütende und bewahrende Verbote und Einschränkungen häufig daran gehindert werden. Trotz zunehmender Offenheit der Eltern oder Betreuer „ist der Schritt von der eigenen Aufgeschlossenheit und Toleranz zur praktischen Umsetzung im Sinne des behinderten Menschen besonders schwer" (Seefeld 1997, 436). Leben die Jugendlichen im Heim, so sind es hier vor allem restriktive Heimordnungen, Mehrbettzimmer und damit fehlende Intimsphäre oder eine negative Einstellung der Betreuerinnen zur Sexualität der Heimbewohnerinnen (vgl. Wacker 1999), die sexuelle Entwicklung bzw. Erfahrungen oft verhindern.

Fegert u. a. (2006) beschreiben in ihrer Studie zur sexuellen Selbstbestimmung und sexuellen Gewalt bei jungen Menschen mit geistiger Behinderung in Wohneinrichtungen ebenso die restriktiven Lebensbedingungen. Eine umfassende Sexualerziehung wird nicht realisiert, allenfalls Sexualaufklärung in einzelnen Fällen. Die Mitarbeiterinnen und Mitarbeiter der untersuchten Einrichtungen haben eine eher abwartende Haltung, so dass sexuelle Inhalte vorrangig bei konkreten Anlässen thematisiert werden und nicht oder nur ansatzweise präventiv gearbeitet wird. Den Bewohnerinnen und Bewohnern wird aufgrund der postulierten Asexualität mangelndes Interesse bzw. Verständnis unterstellt. Dies entschuldigt fehlende oder unzureichende Sexualerziehung und Möglichkeiten sexueller Selbstbestimmung. Fegert u. a. (2006, 285) stellen allerdings die forschungs- und literaturgestützte These auf, dass „die Ursache dafür, dass die Betroffenen mitunter keine sexualpädagogischen Bedarfe erkennen lassen, in der sexualmeidenden Atmosphäre liegen könnte". Diese These geht konform mit der bereits an etlichen Stellen beschriebenen hohen negativen Bedeutung restriktiver, Sexualität negierender, gesellschaftlicher und struktureller Bedingungen.

Leue-Käding (2004) konnte in ihren 22 Interviews zu den Themen sexuelle Entwicklung, Sexualität und Partnerschaft mit Jugendlichen mit geistiger Behinderung zwischen 14 und 19 Jahren Folgendes als Ergebnisse beschreiben: „Insgesamt ist bei den jungen Frauen und Männern ein breites Spektrum und eine differenzierte Entwicklung jugendlichen Sexualverhaltens zu finden. So kommen alle Facetten jugendlichen Beziehungsverhaltens vor, vom schwärmerischen Akzent bis hin zur Eifersucht und Liebeskummer" (ebd. 217). Sie konnte weiterhin geschlechts- und altersspezifische Unterschiede darstellen.

Bei den 14–16Jährigen stellte sie nur rudimentäres Sachwissen fest, da selten Sexualerziehung in Elternhaus oder Schule realisiert wurden. Je stärker die kognitiven und kommunikativen Einschränkungen sind, umso geringer ist auch das Sachwissen. Insgesamt fiel es allen Jugendlichen schwer, ihre persönliche Befindlichkeit zu schildern. Nach Leue-Käding (2004) ist aber gerade bei den schwerer Betroffenen, die oft nur geringe bis keine Auskunft über ihre Situation geben können, nicht davon auszugehen, dass sie die Veränderungen in der Pubertät nicht wahrnehmen. In Bezug auf das Geschlecht der Befragten konnte sie vor allem auch feststellen, dass männlichen Jugendlichen Kontakte zu einer Peergroup häufiger möglich sind, da ihnen in der Regel eine offenere Freizeitgestaltung von Seiten der Eltern zugestanden wird. Ebenso hatten die jungen Männer noch keine sexuelle Gewalt erlebt, die bei den jungen Frauen durchaus mit zu den Erfahrungen zählte, über die sie berichteten.

Rittberger (2000) konnte in ihren Interviews zur psychosozialen Sexualentwicklung mit 26 Jugendlichen mit geistiger Behinderung zwischen 16 und 19 Jahren, von denen jeweils die Hälfte eine Förderschule bzw. eine Integrationsklasse in Österreich besuchten, deutliche Unterschiede zwischen den Gruppen feststellen. Die Jugendlichen, die die Integrationsklasse besuchten, hatten Eltern, die gegenüber Freundschaften wesentlich positiver eingestellt waren und die Jugendlichen weniger bei außerhäuslichen Freizeitaktivitäten einschränkten. In dieser Gruppe war wesentlich mehr Jugendlichen der Umgang mit Präservativen geläufig und sie hatten alle schulischen Aufklärungsunterricht. Diesen hatte bei den Förderschülerinnen keiner. Ca. 80 % der Integrations-schülerinnen waren mit sich zufrieden, bei den Förderschülerinnen waren es nur 50 % der befragten Jugendlichen. Auch wenn diese Befragung nicht repräsentativ war, so bestätigt sie doch das sozial isolierende Moment der Institution Förderschule, welches auch Weinwurm-Krause (1990) für ihre Probanden mit Körperbehinderung feststellen konnte.

Zusammenfassend wird deutlich, dass sich sowohl die sexuelle Entwicklung im Kindes- als auch im Jugendalter durch eine zusätzliche geistige Behinderung für Menschen mit Körperbehinderung wesentlich erschwert.

6 Zusammenfassende Begründung einer behinderungsspezifischen Sexualerziehung

Aus den bisherigen Ausführungen zur sexuellen Entwicklung bei Kindern und Jugendlichen mit Behinderung ist deutlich geworden, dass diese aufgrund ihrer körperlichen und/oder geistigen Behinderung, der oft ablehnenden oder verunsicherten Reaktionen ihrer Umwelt sowie gesellschaftlich negierender und tabuisierender Prozesse besondere Ausgangsvoraussetzungen für ihre sexuelle Entwicklung und damit für die Ausbildung einer individuell befriedigenden Sexualität haben. Eltern, Lehrer, Erzieher und somit alle erwachsenen Bezugspersonen können die Kinder und Jugendlichen bei diesem Prozess positiv unterstützen. Dies verlangt zunächst, sich die potentiellen Besonderheiten der sexuellen Entwicklung noch einmal zusammenfassend vor Augen zu führen, um danach die Konsequenzen für eine behinderungsspezifische Ausrichtung der Sexualerziehung zu konkretisieren. Die ‚Behinderungsspezifität' besteht dabei in dem Wissen um potentielle Schwierigkeiten, um in dialogischer Kooperation möglichst förderliche Entwicklungsbedingungen zu schaffen.

6.1 Kinder mit Körperbehinderung

Mögliche Veränderungen der sexuellen Entwicklung im Kindesalter (erstes bis zehntes Lebensjahr) können sich in folgenden Bereichen zeigen:
Das Kind betreffend:

- Erkunden der eigenen Genitalien sowie Selbststimulation können erschwert sein,
- „Zeigelust" der eigenen Genitalien kann erschwert sein,
- Beherrschung des Schließmuskels kann erschwert/nicht möglich sein,
- Entwicklung eines Körperbildes in Bezug auf Kraft, Körperbeherrschung, Bewegung kann erschwert sein,
- Entwicklung von Schamgefühl durch Pflege bzw. Hilfen im urogenitalen Bereich kann erschwert sein,
- Körper kann durch Therapien als defizitär und korrekturbedürftig erlebt werden.

Die Beziehung zu den Eltern betreffend:

- Zum Teil erschwerter Beziehungsaufbau zwischen Eltern und Kind z.B. durch kommunikative Einschränkungen (z.B. Dysarthrie), Krankenhausaufenthalte oder starke körperliche Veränderungen bzw. Einschränkungen, die sich vor allem in einer veränderten Mimik und Gestik zeigen und zu kommunikativen Missverständnissen führen können,

- Trotzphase kann durch größere Abhängigkeit von Bezugspersonen und kommunikative Einschränkungen erschwert sein,
- Warum-Fragen zu Zeugung und Geburt können bei eingeschränkten kommunikativen Möglichkeiten erschwert sein,
- Provokationen der Eltern durch sexuell gefärbte Sprüche, Witze oder Begriffe kann durch eingeschränkte kommunikative Möglichkeiten erschwert sein.

Die sozialen Kontakte in der Freizeit und zu Freunden betreffend:

- Möglicherweise geringe Kontaktmöglichkeiten zu Kindern ohne Behinderung,
- Erlernen von sozialen Regeln kann durch wenige oder fehlende Kontakte zu Gleichaltrigen mit oder ohne Behinderung erschwert sein,
- Doktorspiele können durch weniger Kontakte und motorische Einschränkungen erschwert bzw. verändert (z.B. vermehrt die Rolle des ,Patienten') sein,
- erste Erfahrungen inniger Freundschaften zwischen Jungen und Mädchen können durch weniger Kontakte erschwert sein,
- geschlechtsspezifische Identitätssicherung kann durch wenige oder fehlende gleichgeschlechtliche Freunde erschwert sein,
- Nachahmung rollenspezifischen Verhaltens kann durch weniger Kontakte sowie fehlende Rollenvorbilder mit Behinderung erschwert sein; ebenso fehlen häufig Spielpartner zu Vater-Mutter-Kind-Spielen, um Rollenverhalten zu erlernen, oder das Kind mit Behinderung bekommt häufig die Rolle des Kindes.

6.2 Jugendliche mit Körperbehinderung

Veränderte sexuelle Entwicklungsmöglichkeiten und Erfahrungen im Jugendalter können sich in folgenden Bereichen zeigen:

Den Jugendlichen betreffend:

- Verändertes körperliches Aussehen kann die Akzeptanz des eigenen Körpers erschweren,
- Angewiesensein auf den Rollstuhl bzw. andere Hilfsmittel macht die Behinderung für Außenstehende visibel, dies fördert Stigmatisierungsprozesse sowie Vermeidungsverhalten in Bezug auf Kontakte,
- Selbstbefriedigung kann bei starker körperlicher Schädigung erschwert oder unmöglich sein,
- Sexuelle Funktionsstörungen (vor allem bei Menschen mit Querschnittlähmung) können autoerotische sowie partnerschaftliche sexuelle Erfahrungen verändern bzw. erschweren,
- Inkontinenz kann sexuelle Erfahrungen z.B. durch eigene Scham oder Ekel der Sexualpartnerin erschweren oder verändern,
- Körper kann durch Therapien als defizitär erlebt werden,
- Progredienz von Behinderung kann als gegenläufig zur zukunftsgerichteten Entwicklung in der Pubertät erlebt werden.

Die Beziehung zu den Eltern betreffend:

- Starke Abhängigkeit von den Eltern oder anderen Erwachsenen bei alltäglichen Verrichtungen kann die Erlangung gewünschter Unabhängigkeit erschweren,
- Erschwerte bzw. veränderte Möglichkeiten, sich körperlich von den Eltern abzugrenzen,
- Erziehungsunsicherheit der Eltern (z. B. Negierung der Sexualität des Kindes) bzw. überbehütende Eltern können Erfahrungsmöglichkeiten einschränken.

Die sozialen Kontakte in der Freizeit und zu Freunden betreffend:

- Soziale Isolation durch Besuch einer Förderschule,
- geringe Mobilität kann Freizeitkontakte erschweren,
- häufiges Fehlen einer Gruppe von Peers durch wenig Kontaktmöglichkeiten außerhalb der Schule (v. a. beim Förderschulbesuch),
- Verlagerung sexueller Erfahrungen in die Schule,
- Mangel an konkreten sexuellen Erfahrungsmöglichkeiten und somit auch Erfahrungen bzw. verspätete sexuelle Erfahrungen im Vergleich zu Jugendlichen ohne Behinderung.

In Bezug auf die Gesellschaft:

- Erlebte Stigmatisierungen aufgrund der körperlichen Schädigung mit individuell sehr verschiedenen Möglichkeiten des Stigmamanagements,
- gesellschaftliche Tabuisierung von Sexualität bei Menschen mit Behinderung,
- Fehlen von Menschen mit Behinderung als Rollenvorbilder sowie geringe Übertragbarkeit der Rollenvorbilder von Menschen ohne Behinderung,
- Fehlen von Modellen oder Vorbildern gelungener Sexualität bei Menschen mit Körperbehinderung.

Pflege bzw. Hilfe im urogenitalen Bereich bzw. körpernahe Förderansätze (z. B. Basale Stimulation) betreffend:

- Tägliche pflegerisch bzw. therapeutisch oder pädagogisch intendierte Körpernähe kann die Ausbildung einer stabilen Intimsphäre und die Entwicklung von Schamgefühl erschweren,
- Anerkennung der Intimsphäre bei anderen Menschen kann durch die ständigen Eingriffe in die eigene Intimsphäre erschwert sein,
- Aufbau eines positiven Körperbildes kann erschwert sein,
- Erkennen von sexuellem Missbrauch kann erschwert sein,
- Grenzziehung zwischen professioneller und persönlicher Zuwendung kann erschwert sein,
- lustvolles Erleben des eigenen Körpers sowie der eigenen Genitalregion kann erschwert sein,
- Körpernähe kann zu einer (unerwünschten) Sexualisierung der Fördersituation auf beiden Seiten (Lehrerin/Schülerin) führen.

6.3 Kinder und Jugendliche mit geistiger Behinderung

- Potenzierung der gesellschaftlichen Stigmatisierungsprozesse bei Menschen mit geistiger Behinderung sowie Menschen mit schwerster Behinderung,
- Unzulänglichkeit nicht behinderter Menschen, sich für diesen Personenkreis Sexualität vorzustellen,
- Verwendung von Kommunikationswegen, die stark mit Körpernähe verbunden sind und deshalb oft in der Gefahr stehen, als sexuelle Annäherung missdeutet zu werden,
- Diskrepanz zwischen körperlicher und intellektueller Entwicklung,
- Emotionale Überforderung mit pubertären Veränderungen,
- Potenzierung der Erziehungsunsicherheit der Eltern sowie deren überbehütenden Verhaltens.

6.4 Die Erwachsenen in der Sexualerziehung

Folgende mögliche Einflüsse durch die Persönlichkeit der Erwachsenen lassen sich im Bereich der Sexualerziehung vor allem für den Kontext Schule beschreiben (vgl. Kap. 7.1). Je nach positiver oder negativer Ausprägung der aufgeführten Aspekte, können diese förderlich, neutral oder hinderlich im sexualerzieherischen Prozess wirken:

- Eine andere Erfahrungswelt durch ein Leben als Erwachsene ohne Behinderung,
- Einstellung zur eigenen Sexualität,
- Einstellung zur Sexualität bei Menschen mit Körperbehinderung und/oder geistiger bzw. schwerster Behinderung,
- Einstellung zur Sexualerziehung,
- Einschätzung der Bedeutsamkeit der Sexualerziehung für die Kinder und Jugendlichen mit Behinderung,
- Einstellung zur Teamarbeit im Bereich der Sexualerziehung,
- persönliche Zufriedenheit mit der Situation der Sexualerziehung an der Schule,
- verwendete sexuelle Sprache sowie sexuelle Sprechfähigkeit in der Kommunikation mit Schülerinnen oder Kolleginnen,
- Bewertung der Bedeutung der möglichen Entwicklungserschwernisse der Schülerinnen mit Körperbehinderung für die Schülerinnen selbst und für die eigene schulische Arbeit sowie Sexualerziehung,
- Entwicklung von spezifischen Ansätzen o. ä., um auf die veränderten Erfahrungen und Erfahrungsmöglichkeiten der Schülerinnen zu reagieren,
- Bewertung der Bedeutsamkeit der Richtlinieninhalte für Schülerinnen mit Körperbehinderung,
- Veränderung der Richtlinieninhalte z. B. in einem schulinternen Curriculum,

- Erweiterung der Unterrichtsinhalte um körperbehindertenspezifische Themen,
- Bedeutung besonders brisanter Themen („heiße Eisen") der Sexualerziehung,
- sexualisiertes Verhalten der Schülerinnen in unterrichtlichen und außerunterricht-lichen Situationen sowie die Bewertung des Verhaltens durch die Lehrerinnen und deren Reaktion darauf,
- subjektive Einschätzung der persönlichen und fachlichen Eignung zur Sexualerzie-hung,
- Einschätzung der eigenen Ausbildung (erste und zweite Phase) zur Sexualerziehung,
- Einschätzung und Nutzung von Fortbildungsangeboten zur Sexualerziehung.

6.5 Schulische Bedingungen der Sexualerziehung

Das System Schule, das den institutionellen Rahmen für die Sexualerziehung schafft, beeinflusst diese durch Folgendes:

- Anerkennung der Sexualerziehung als gesamtschulische Aufgabe inklusive der Ent-wicklung eines Gesamtkonzeptes für die Schule,
- Möglichkeiten der Kooperation von Lehrerinnen im Bereich der Sexualerziehung z. B. innerhalb einer Schulstufe,
- Entwicklung eines schulspezifischen Curriculums zur Sexualerziehung,
- Ermöglichung bzw. Förderung von (schulinternen) Fortbildungsmöglichkeiten zur Sexualerziehung,
- Entwicklung bzw. Unterstützung der Elternarbeit zur Sexualerziehung,
- Zusammenarbeit mit außerschulischen Institutionen (z. B. Beratungsstellen).

7 Sexualerziehung bei Menschen mit Behinderung

Sexualerziehung wird durch die individuellen Erfahrungen in der sexuellen Lernbiografie der Pädagogen, ihr implizites oder explizites sexualerzieherisches Konzept sowie ihre diesbezüglichen Kompetenzen und inhaltlichen Präferenzen bestimmt. Ebenso sind die Kinder und Jugendlichen mit ihren Erfahrungen und Vorstellungen von Sexualität, den Einflüssen durch die Eltern und ihren offen oder verdeckt gestellten Fragen und damit inhaltlichen Wünschen Teil dieses Unterrichts.

Alle Beteiligten sollten in einen sexualerzieherischen Dialog gelangen, in dem es als Hauptaufgabe gilt, ein angemessenes Verhältnis von Nähe und Distanz und eine gemeinsame Sprache im Bereich der Sexualität zu finden. Für Erwachsene ohne Behinderung und Kinder bzw. Jugendliche mit Behinderung gilt es, trotz dieser unterschiedlichen Ausgangsvoraussetzungen ihres Lebens und damit verschiedener Erfahrungen, eine gemeinsame Basis zu finden. Behinderungserfahrungen sind jedoch letztlich für den sexualerzieherischen Prozess genauso trennend oder verbindend wie z. B. der kulturelle Hintergrund, religiöse Normen und Werte, das Erleben von Körperlichkeit und Nacktheit in der Familie und ihrer persönlichen Bedeutung. Besondere körperliche oder kognitive Voraussetzungen sind also ein Merkmal unter vielen.

Analog zu diesen Anforderungen soll zunächst die Reflexion der eigenen sexuellen Biografie als eine Aufgabe des Persönlichkeitslernens thematisiert werden, bevor dann eine eigene konzeptionelle Positionierung vorgenommen wird. Besondere Aspekte eines sexualerzieherischen Konzeptes für die Arbeit mit Kindern und Jugendlichen mit Behinderung werden anschließend ausgeführt.

7.1 Auseinandersetzung mit der eigenen sexuellen Biografie

Es ist mittlerweile unumstritten, dass die „Auseinandersetzung mit sich selbst ein wichtiger Bestandteil pädagogischer Professionalisierung" (Burchardt 1999, 73) ist. Diese Auseinandersetzung mit der eigenen Biografie im Sinne von Persönlichkeitslernen ist vor allem für die Menschen bedeutsam, die sexualerzieherisch mit Kindern und Jugendlichen arbeiten. Als theoretischer Hintergrund für die zu fordernde Selbstreflexion dient der Ansatz von Burchardt (1999, 2000). Sie geht von einer Gesamtidentität des Menschen aus, die sich in verschiedene Teilidentitäten aufgliedern lässt. Die Bedeutsamkeit der einzelnen Teilidentitäten (z. B. berufliche Identität) ist individuell verschieden und von den jeweiligen Lebensbedingungen abhängig. Die Gesamt-Identität als die Summe der Teilidentitäten verändert sich durch Lern- und Erfahrungsprozesse und bestimmt im Sinne von subjektiven Konstruktionen wiederum die Wahrnehmung weiterer Ereignisse. „Wenn wir Sexualität verstehen wollen, so müssen wir versuchen, diese lebensgeschichtlichen Prozesse, die sie individuell geformt haben, zu verstehen" (Valtl 2003, 83).

Die sexuelle Identität umfasst die „Wissensstruktur" um sexuelle Inhalte und umfasst, wie alle anderen Teilbereiche der Identität, sowohl eine kognitive, eine affektive und eine aktionale Komponente. Burchardt (1999) postuliert, dass die sexuelle Identität „für niemanden irrelevant ist, weil sie aufs engste mit der eigenen Körperlichkeit verbunden ist" (ebd. 75). Insofern handelt es sich auch um einen sehr sensiblen Bereich. Die hier gemachten sexuellen Lernerfahrungen sind zu großen Teilen mit Fremdbewertungen der eigenen Person, des eigenen Körpers, des eigenen (sexuellen) Verhaltens durch „emotional bedeutsame Personen" verbunden. So ist von einer „starke(n) Affektbesetzung der sexuellen Identität" (ebd. 76) und einer hohen Selbstwertrelevanz auszugehen. Dies führt zu einer größeren Instabilität dieser Teilidentität, so dass die Personen in diesem Bereich leichter zu verunsichern sind als in anderen Identitätsbereichen. Diese Verunsicherungen können z. B. durch das Verhalten der Kinder oder Jugendlichen in der erzieherischen Situation (z. B. als peinlich empfundene Fragen) ausgelöst werden.

Die Ausprägung und Stabilität der sexuellen Identität der Pädagoginnen hat Auswirkungen auf deren Sexualerziehung. So ist anzunehmen, dass ein Einfluss der eigenen sexuellen Identität der Lehrerinnen auf die Auswahl der Lerninhalte für die Schülerinnen zur Entwicklung deren sexueller Identität besteht. Aufgrund der eigenen sexuellen Biografie gibt es in der Regel Themenbereiche, die den Lehrenden besonders bedeutsam sind und andere Inhalte, die lieber gemieden werden. Lehrende werden aufgrund ihrer Lerngeschichte „möglicherweise aber auch Nicht-Gesagtes erfassen, einfühlsam auf bestimmte Lernende eingehen und eine differenzierte Wahrnehmung in Bezug auf einige (ihnen vertraute) Thematiken haben" (ebd. 77). Ebenso ist das Gegenteil anzunehmen: Bestimmte Themen aber auch Bedarfe bestimmter Schülergruppen werden nicht wahrgenommen. Eine schülerorientierte und den Bedürfnissen angemessene Sexualerziehung kann bei mangelnder Reflexion dieser immanenten Einflüsse nur bedingt realisiert werden.

Weiterhin werden Einstellungen, präferierte Normen und Werte etc. durch das nicht-intentionale, eher beiläufige Verhalten der Pädagogen subtil vermittelt. „Da Sexualität und Erotik wesentliche Teile unseres Alltagslebens und untrennbar mit den uns umgebenden sozialen und kulturellen Phänomenen verbunden sind, können sie zu jeder Zeit, an jedem Ort, also auch im Schulunterricht beiläufig wirken" (Hopf 2002, 17). Hier spielen z. B. das Verhalten der Lehrer und Lehrerinnen untereinander, die Art der Begleitung eines Schülers beim Toilettengang, der Umgang mit sexualisiertem Verhalten der Schülerinnen und Schüler eine Rolle. In der Art und Weise des Umgangs mit diesen Situationen spiegeln sich Teile der eigenen sexuellen Identität wider, die von den Schülern sensibel wahrgenommen werden.

Auf der Grundlage dieser Begründungszusammenhänge und vor allem der Bedeutung nicht-intentionaler sexualerzieherischer Lernprozesse (vgl. Hopf 2002) ist zu fordern, dass an den Anfang jeglicher professioneller sexualerzieherischer Tätigkeit die Thematisierung der eigenen sexuellen Identität zu setzen ist.

Die Ziele dieses Persönlichkeitslernens richten sich nach den drei Identitätsdimensionen der sexuellen Identität: Selbstkonzept, Selbstwertgefühl und Kontrollüberzeugung. In allen drei Bereichen lassen sich Ziele des Persönlichkeitslernens beschreiben.

Nach Burchardt (1999) sollte als Lernziel für die Ausbildung des sexuellen Selbstkonzeptes Folgendes gesetzt werden: Das sexuelle Selbstkonzept „sollte bei sexualpädagogisch Tätigen möglichst klar differenziert, elaboriert und (. . .) realitätsangemessen sein. Dazu gehören als zentrale Bestandteile ein Bewußtsein über Einstellungen und Werte, denen man sich verpflichtet fühlt, und über die biographischen Bedingungen, die sie mitgeformt haben, die Kenntnis eigener Stärken und Schwächen, Vorlieben und Abneigungen sowie ein Wissen um Widersprüche innerhalb der eigenen Identität" (ebd. 79).

Ein positives, nicht übersteigertes sexuelles Selbstwertgefühl zeigt sich in „Selbstakzeptierung, Zufriedenheit, Selbständigkeit und einer gewissen Unabhängigkeit vom Urteil anderer" (ebd. 79).

Als Ausbildung einer weiteren Identitätsdimension fordert Burchardt (1999) noch eine realitätsangemessene und eher internale sexuelle Kontrollüberzeugung. Diese differenziert sich aus in „die Überzeugung, etwas bewirken zu können, Handlungsfähigkeit, der Vermeidung von Übergriffigkeit, einem angemessenen, d. h. mittleren Kontrollbedürfnis" (ebd. 80).

Um die aufgeführten Ziele des Persönlichkeitslernens zu erreichen, bedarf es eines mehrdimensionalen Zugangs.

Folgende Aspekte sollten dabei realisiert werden (in Anlehnung an Burchardt 1999):

- Reflexion der eigenen sexuellen Biografie
- Reflexion biografischer Bezüge zu Themen der Sexualerziehung
- Vermittlung von Fachwissen im Bereich Sexualität

Unterstützend wirken dafür das Arbeiten in einer Lerngruppe, in der ein authentischer Austausch bei gleichzeitiger Wahrung und Schutzes der Intimität aller Beteiligten möglich ist sowie der Einsatz handlungs- und erlebnisorientierter Methoden.

Wie Valtl (2003, 84) es beschreibt und ich es in meiner Arbeit z. B. mit Studierenden erlebe, wird gerade die Reflexion der eigenen sexuellen Biografie zum einen in einer Lerngruppe als eher unangenehm bis hin zur Zumutung empfunden. Zum anderen wird der Einfluss der eigenen sexuellen Lerngeschichte auf das konkrete aktuelle Handeln und die eigenen Einstellungen noch immer deutlich unterschätzt. Methodisch ist es deshalb alternativ möglich, die Reflexion der eigenen sexuellen Biografie in die individuelle Verantwortung der Beteiligten zu legen, indem ihnen ein dafür geeigneter Fragebogen ausgehändigt wird, der vorbereitend für die weitere Arbeit aufbereitet wird. Dafür ist der Bogen „Erinnerst du dich?" (Bundesvereinigung Lebenshilfe 1995, 20), der sich im Anhang des Buches befindet, sehr geeignet. Dieser kann ergänzt werden um den Fragebogen, der sich dezidiert mit Erlebnissen der Sexualerziehung beschäftigt (Ortland 2005 b, 8, bzw. hier im Anhang).

Für die Sexualerziehung bei Schülerinnen mit Behinderung ist diese bewusste Reflexion verschiedener Anteile der eigenen sexuellen Identität noch um weitere Aspekte zu vertiefen. Die Erfahrungswelten der Schülerinnen mit Behinderung und der in der Regel nicht behinderten Lehrerinnen sind durch die anderen Lebensausgangsbedingungen grundsätzlich verschieden. Dies betrifft sehr stark den Bereich der Sexualität bzw. sexuellen Erfahrungen, wie bereits in den Kapiteln zur sexuellen Entwicklung von Kindern und Jugendlichen verdeutlicht wurde.

Die starke gesellschaftliche Tabuisierung und Negierung der Sexualität bei Menschen mit Körperbehinderung und/oder geistiger Behinderung kann auch von den Lehrkräften geteilt werden bzw. diese deutlich beeinflussen und verunsichern. Hier sollten sich die Lehrer kritisch fragen, welche Einstellung sie selbst zur Sexualität bei Menschen mit unterschiedlichen Ausprägungen einer körperlichen Schädigung haben. Besteht für sie z. B. ein Unterschied, ob ein junger Mann aufgrund seiner Querschnitt-lähmung keine Erektion und somit keine Genitalsexualität erleben kann, zu einer jungen Frau mit schwerer spastisch-athetotischer Tetraplegie verbunden mit einer Dysarthrie? Ist für diese beiden Sexualität aufgrund der Schwere der körperlichen Schädigung nur schwer vorstellbar, während es für einen jungen Menschen mit einer Amputation oder einer Hemiplegie noch denkbar ist? Was heißt das für die Auswahl der sexualerzieherischen Inhalte?

Weiterhin ist zu fragen, welche Auswirkungen einer kognitiven Zusatzbehinderung auf sexuelle Wünsche und Möglichkeiten angenommen werden. Welche sexuellen Bedarfe werden Menschen mit sehr komplexen Beeinträchtigungen zugestanden oder abgesprochen?

Aus den unterstellten sexuellen Bedürfnissen und Möglichkeiten oder ggf. besonderen sexuellen Verhaltensweisen folgen in der Regel unbewusste Konsequenzen für die Sexualerziehung. Hier ist der Zusammenhang zwischen dem Wissen um mögliche Besonderheiten der sexuellen Entwicklung und entsprechender Unterstützungsbedarfe, der eigenen Einstellung zur Sexualität bei Menschen mit Behinderung sowie allgemeiner sexualerzieherischer Überlegungen und Ziele zu prüfen.

Die Lehrerinnen sollten sich Folgendes kritisch fragen:

- Scheint mir Sexualerziehung für alle Schülerinnen mit Behinderung, unabhängig von der Schwere der Beeinträchtigung, bedeutsam?
- Welche Ziele sind mir grundsätzlich für sexualerzieherisches Handeln bei Kindern und Jugendlichen wichtig?
- Kann und will ich diese auf Menschen mit Behinderung übertragen oder sollten die Ziele modifiziert werden?
- Welche sexuellen Selbstverständlichkeiten aus meinem Leben gestehe ich auch den Schülerinnen zu? Wie möchte ich sie auf diese Lebenssituationen und Entscheidungen (z. B. Partnerschaft und Familie) vorbereiten?
- Welche Ziele leite ich aus den möglichen Besonderheiten der sexuellen Entwicklung meiner Schülerinnen mit Behinderung für die Sexualerziehung ab?
- Welche Themen leite ich aus der Lebenssituation der Schüler ab?
- Bin ich bereit, diese Themen mit den Schülern zu thematisieren? Was hält mich ggf. davon ab? Gibt es ‚heiße Eisen‘, die ich nicht anpacken möchte? Wie gehe ich damit um? Vermeide ich diese Inhalte? Thematisiere ich sie ‚mit Bauchschmerzen‘ oder übergebe ich sie an eine Kollegin?
- Welche Sprache oder Kommunikationsmöglichkeiten kann ich bei Schülerinnen finden, die aufgrund der Schwere ihrer Schädigung nicht oder nur in Ansätzen über verständliche Lautsprache verfügen?
- Welche Gefühle löst es bei mir aus, wenn Schülerinnen gar keine Fragen stellen? Bin ich froh oder erleichtert darüber? Nutze ich dieses Verhalten, um mich aus der Verantwortung zu ‚schleichen‘ oder spreche ich von mir aus bedeutsame Inhalte an?

In einer selbst durchgeführten Lehrerinnenbefragung (vgl. Ortland 2005 b) konnte festgestellt werden, dass für viele der Lehrer sexualisiertes Verhalten von Schülern sehr störend wirkt und als belastend empfunden wird. Als sehr störend wurde z. B. erlebt, wenn Kinder oder Jugendliche versucht haben, den Mitschülerinnen bzw. den Lehrerinnen an die Brüste, den Po oder die Genitalien zu fassen. Allerdings wurde dieses Verhalten vergleichsweise selten gezeigt. Versuche, zu den Mitschülerinnen oder den Lehrerinnen im Unterricht oder in der Pause Körperkontakt aufzunehmen, wurden von den Schülerinnen sehr häufig gezeigt, allerdings von den Lehrerinnen als wenig bis gar nicht störend erlebt.

Es lässt sich vermuten, dass aufgrund der Beeinträchtigung der Schülerinnen und dem daraus resultierenden Hilfebedarf, die häufig nötige Körpernähe ein anderes Verhältnis zwischen Schülerin und Lehrerin auslöst bzw. begünstigt. Dieses kann zum einen zu einem anders konnotierten Schüler-Lehrer-Verhältnis führen und zum anderen sexualisiertes Verhalten der Schüler begünstigen, da körperliche Grenzen weniger rigide eingehalten werden können.

Für die Reflexion der eigenen Einstellung resultieren daraus folgende Fragen:

- Wie bewerte ich sehr körpernahes Verhalten der Schülerinnen mir oder den Mitschülerinnen gegenüber? Wo liegen meine Grenzen? Welche erzieherischen Maßnahmen möchte ich bei für mich störendem Verhalten ggf. einsetzen?
- Wie verhalte ich mich selbst in körpernahen Unterstützungs-, Förder- oder Pflegesituationen den Schülerinnen gegenüber? Nehme ich sie als sexuelle Wesen wahr? Oder behandele ich sie im Sinne asexueller Neutren? Woran macht sich die eine oder andere Haltung bemerkbar? Was signalisiere ich eventuell unbewusst durch meine Körpersprache?
- Wie erkläre ich sexualisiertes Verhalten der Schüler? Ist es für mich eine Folge eines nicht klar abgegrenzten Lehrer-Schüler-Verhältnisses durch den körperlichen Hilfebedarf der Schüler? Oder ist es für mich eine schädigungsbedingte Eigenart des Schülers im Sinne eines z. B. distanzlosen oder triebbetonten Verhaltens?

Je nach Erklärungsansatz, personenorientiert oder relational, werden sich die Interventionsmaßnahmen oder Unterstützungsangebote sehr unterscheiden.

Abschließend soll noch darauf hingewiesen werden, dass die Arbeit an der Förderschule oder im integrativen Unterricht häufig die Arbeit im Team bedeutet. Für die Sexualerziehung bietet sich hier die Chance, in einem geschlechtsheterogenen Team zu arbeiten und somit durch zeitweise Arbeit in geschlechtshomogenen Schülergruppen eine bessere Möglichkeit für geschlechtsspezifische Themen und Fragen zu bieten. Die Arbeit im Team bedeutet allerdings auch für die beteiligten Lehrerinnen und Lehrer mehr Öffentlichkeit ihrer sexualerzieherischen Arbeit. Es werden nicht nur didaktisch-methodische Kompetenzen eher sichtbar, sondern auch eigene Einstellungen, Normen und Werte, favorisierte Themen und solche Inhalte, die eher gemieden werden. Sexualerziehung im Team kann aber gerade durch die Unterschiedlichkeit in der eigenen sexuellen Identität mit den entsprechenden Auswirkungen auf die unterrichtliche Realisierung für alle Beteiligten ein großer Gewinn sein, wenn es gelingt, diese Verschiedenheit transparent zu machen, zu kommunizieren und sich auf ein gemeinsames, gegenseitig respektierendes sowie unterrichtlich ergänzendes Vorgehen zu einigen.

Allerdings sind für bestimmte schulische ‚Problemstellungen' auch gemeinsame sexualpädagogische Entscheidungen eines Kollegiums notwendig. Dies betrifft z. B. den Umgang mit dem Verhalten der Schüler in den Pausen oder auch das Verfahren bei einem Verdacht auf sexualisierte Gewalt. Verbindliche Regeln müssen gemeinsam diskutiert und in einem transparenten Prozess festgelegt werden. Neben einer klaren Haltung, die für die Schüler bedeutsam ist, ist es für das Kollegium und dessen sexualpädagogische Zusammenarbeit wichtig, dass die Lehrerinnen und Lehrer die Sicherheit haben, die ihnen bedeutsamen Themen oder auch Vorfälle (z. B. sexualisierte Situationen in der Pflege) ansprechen zu können.

7.2 Die Eltern in der Sexualerziehung

Die Wiederholungsbefragung von 14–17-Jährigen und ihren Eltern durch die Bundeszentrale für gesundheitliche Aufklärung zeigt auf, dass für Jugendliche ohne Behinderung die Eltern und hier insbesondere die Mutter die vorrangige Vertrauensperson für sexuelle Fragen sind. Ebenso gehören die Eltern zu den präferierten Personen in Bezug auf die Wissensvermittlung im Bereich der Sexualität.

Aufgrund dieser deutlichen Ergebnisse kann m. E. davon ausgegangen werden, dass auch bei den Jugendlichen mit Behinderung die Eltern höchstwahrscheinlich eine herausragende Rolle bei der Aufklärung ihrer Kinder spielen.

Dies wird bestätigt durch die Untersuchung von Kluge und Sander (1987), die Jugendliche mit und ohne Körperbehinderung zu dem Themenkomplex der Aufklärung befragen. Dabei stellt sich heraus, dass ohne signifikante Unterschiede zwischen den beiden Gruppen sowohl Schule als auch Elternhaus als Quellen der Aufklärung genannt werden. Allerdings geben die Jugendlichen mit Körperbehinderung signifikant häufiger an, dass sie ihres Erachtens zu spät aufgeklärt worden seien. Dies trifft vor allem auf Jugendliche mit schwerer Behinderung zu. Kluge und Sander (1987) erklären dies mit der Unsicherheit der Eltern, die „erst spät daran denken, dass eine sexuelle Aufklärung ihres Kindes überhaupt notwendig sei" (ebd. 312).

Diehl und Reuber (1995) kommen in ihrer Befragung von 62 Eltern von Kindern und Jugendlichen mit Körperbehinderung zu dem Ergebnis, dass sowohl die Auseinandersetzung mit der Behinderung des Kindes als auch eindimensionale Vorstellungen von Sexualität die Frage nach der Sexualität des Jugendlichen mit Körperbehinderung in den Hintergrund treten lassen. Fast 60 % der Eltern sind der Auffassung, dass sie es besonders schwer bei der Sexualerziehung ihres Kindes haben. Dennoch bejahen alle Eltern, dass dies eine ihrer wichtigen Aufgaben sei. Allerdings meinen auch 45,2 %, dass sich der Umfang der Sexualerziehung nach dem Schweregrad der Körperbehinderung richtet und sogar 17,8 % sind der Auffassung, dass bei schwersten Körperbehinderungen eine Sexualerziehung überflüssig sei. Diehl und Reuber (1995) stellen fest: „Während die Vorstellungen von Sexualerziehung allgemein eher liberal sind, so zeigen die Vorstellungen von einer Sexualerziehung für Körperbehinderte eine deutliche Tendenz in Richtung Repressivität" (ebd. 77). Dies ist bei den befragten Eltern mit einem nicht selbstverständlichen Umgang mit der Sexualität bei Menschen mit Körperbehinderung verbunden.

Qualitative Interviews mit neun Müttern, die Diehl (2001) führte, lassen noch differenziertere Problemlagen erkennen und machen familiären Unterstützungsbedarf deutlich. Die Mehrheit der befragten Mütter negiert die Notwendigkeit von Sexualerziehung bzw. von Gesprächen mit ihrem Sohn/ihrer Tochter über Sexualität. Die Gründe sind vielfältig (vgl. Diehl 2001, 17):

- Operationen oder Therapien stehen so im Mittelpunkt, dass für Sexualerziehung keine Zeit bleibt,
- Verunsicherung und die Angst vor Fehlern führen zur Vermeidungshaltung,
- die Jugendlichen haben in den Augen der Eltern kein Interesse – es wird abgewartet,
- die Vermeidung möglicher Enttäuschungen des Kindes, da Sexualerziehung auch die Einschränkungen des Jugendlichen verdeutlichen würde, lässt Eltern das Thema aussparen,
- die Annahme einer durch die Körperbehinderung eingeschränkten Sexualität, die als nicht vollwertig angesehen wird.

Interessant ist an den weiteren Ergebnissen, dass alle befragten Eltern Sexualität „als menschliches Grundbedürfnis betrachten, aber Probleme haben, diese Bedürfnisse uneingeschränkt ihrem behinderten Kind zuzusprechen" (ebd. 18).

Insgesamt zeigen die Ergebnisse auf, dass von einer Verunsicherung der Eltern auszugehen ist, die sich in einer die Sexualität der Menschen mit Körperbehinderung negierenden Haltung sowie einer Vermeidung sexualerzieherischer Themen realisiert.

Da die schulische Sexualerziehung in enger Kooperation und Abstimmung mit den Eltern erfolgen soll, ist es notwendig, die Erziehungsberechtigten in ein sexualerzieherisches Konzept einzubinden. Ein solches Konzept soll im Folgenden vorgestellt werden.

7.3 Sexualfreundliche Sexualerziehung

In diesem Kapitel wird eine sexualerzieherische Haltung beschrieben, die sich allgemein als Grundlage für jegliche sexualerzieherische Tätigkeit als Elternteil, Erzieherin in Heimen oder Freizeiteinrichtungen, als Lehrerin an der Förderschule oder im integrativen Unterricht beschreiben lässt. Ein konkretes Modell der schulischen Sexualerziehung, das auf diesem sexualfreundlichen Ansatz basiert, wird im darauf folgenden Kapitel beschrieben.

Die Darstellung einer sexualfreundlichen Sexualerziehung basiert auf den Ausführungen von Sielert (1993, 2005) und erhält damit bewusst eine Verortung in der allgemeinen Pädagogik, um das Gemeinsame im Erziehungsprozess zwischen Kindern und Jugendlichen mit und ohne Behinderung zu betonen. Potentielle Besonderheiten der sexuellen Entwicklung, die spezielle Themen in der Sexualerziehung oder besondere Kompetenzen der Erziehenden erfordern, werden in den nachfolgenden Darstellungen noch ergänzt.

Grundlegend ist das in Kap. 2 dargelegte Verständnis von Sexualität, das alle Sinnaspekte einschließt, Kinder- und Jugendsexualität anerkennt sowie von einer Geschlechtsspezifität der Sexualität ausgeht. Ebenso wird Homosexualität als gleichwertige Form der Sexualität anerkannt und Selbstbefriedigung akzeptiert. Eine unreflektierte Übernahme tradierter Rollenmuster wird abgelehnt (vgl. Sielert 2007).

Jeder Mensch, ob mit oder ohne Behinderung, verfügt über die Lebensenergie der Sexualität und kann zu einer subjektiv befriedigenden Form finden, wenn ihm das Erleben seiner Sexualität ermöglicht wird. Dabei wird davon ausgegangen, dass es kein ‚richtiges' Sexualverhalten im Sinne einer zu erfüllenden sexuellen Norm gibt. Es gibt für jeden Menschen ein ‚passendes' Sexualverhalten. Aufgabe der Sexualerziehung ist es, den Kindern und Jugendlichen zu helfen, die Grundlagen für ein zu ihnen passendes Sexualverhalten zu finden, das sie subjektiv als befriedigend erleben.

Sexuelle Selbstverwirklichung ist damit Chance und Aufgabe zugleich, da sie selbstverantwortliches Handeln erfordert und somit den „Mut zum Gebrauch des eigenen Verstandes und zum Ausdruck der eigenen Gefühle" (Sielert 1993, 102). Sie hat ihre Grenzen in den Persönlichkeitsrechten anderer Menschen, die nicht verletzt werden dürfen. Diese müssen den Schülerinnen deutlich aufgezeigt werden, um sie zu einer verantwortungsbewussten Sexualität zu befähigen.

In Elternhaus und Schule sollten die Grundlagen für sexuelle Erfahrungen geschaffen und deren Bewusstmachung, Versprachlichung und Reflexion ermöglicht werden. Sexualfreundliche Erziehung sollte somit folgende Ziele verfolgen:

• Gegenseitige Anerkennung, dass die Wahrnehmung von Wirklichkeit immer subjektiv und individuell sinnvoll ist. Dies betrifft auch die unterschiedlichen geschlechtsspezifischen Wahrnehmungen, die durch Kommunikation ausgetauscht und gegenseitig akzeptiert werden sollten.
• Unterstützung kommunikativer Kompetenzen, um das eigene Erleben offen mitteilen zu können und somit eine geeignete Grundlage für eine Partnerschaft zu erhalten.
• Zutrauen, dass die Kinder und Jugendlichen eigene Gedanken und Gefühle haben und diese auch mitteilen können. Sie sollten dabei unterstützt werden, sich auch gegen gesellschaftliche Zwänge und Konventionen zu behaupten.
• Kritische Reflexion gesellschaftlicher Normen zur Erlangung eigener Wertvorstellungen, die an der eigenen Lebensrealität überprüft werden müssen.

Grundsätzlich gilt: „Bei allem ist Menschennähe wichtiger als ethisch reine Konzepte. Fehler, Irrwege, Sackgassen müssen Jugendlichen zugestanden werden. Das können Pädagogen und Pädagoginnen (und Eltern) nur, wenn sie ihre eigene Lebensrealität annehmen, eigene Vereinseitigungen akzeptieren, sich Sackgassen und Irrwege verzeihen können" (Sielert 1993, 106).

7.4 Kompetente, integrierende Sexualpädagogik: ein Gesamtkonzept für eine behinderungsspezifische schulische Sexualerziehung

Das Konzept der „Kompetenten, integrierenden Sexualpädagogik", das im Folgenden vorgestellt werden soll, ist auf der Grundlage der bisherigen Ausführungen zu möglichen Besonderheiten der sexuellen Entwicklung bei Kindern und Jugendlichen mit Körperbehinderung und/oder geistiger Behinderung, der Situation der Eltern als auch der Ergebnisse einer umfangreichen Lehrerbefragung in Nordrhein-Westfalen entstanden (vgl. Ortland 2005 b).

Aus den bisherigen Ausführungen ist folgender Begründungszusammenhang für das Konzept abzuleiten:

- Schülerinnen mit Behinderung erfahren eine nur unzureichende und in der Regel zu späte Sexualerziehung.
- Je schwerer die Behinderung vor allem im kognitiven Bereich ist, umso größer ist die Verunsicherung der Eltern und Lehrerinnen. Es kommt eher zur Vermeidung der Sexualerziehung aufgrund der Negierung der Sexualität der Menschen mit Behinderung.
- Die Kinder und Jugendlichen benötigen ein sexualerzieherisches Angebot, das die möglichen Besonderheiten ihrer Lebenssituation im Sinne eines erweiterten inhaltlichen Angebotes und entsprechender didaktisch-methodischer Konsequenzen aufgreift.
- Sie benötigen ein umfassendes Verständnis von Sexualität und Sexualerziehung, das Maßnahmen zur Freizeiterziehung, Mobilitätserweiterung, Anbahnung von Kontaktmöglichkeiten etc. mit einschließt.
- Lehrerinnen an Förderschulen fühlen sich ungenügend auf die Sexualerziehung vorbereitet.
- Sie wünschen sich mehr Unterstützung im Kollegium und von Fachkräften von außerhalb der Schule.
- Sie wünschen sich spezifische Fortbildungen und hier auch geeignetes Material für die Sexualerziehung, das die schädigungsspezifische Situation der Schülerinnen aufgreift.
- Auch für die Eltern scheint die Initiierung von Fortbildungsangeboten und individuellen Beratungsmöglichkeiten in enger Kooperation mit der Schule sinnvoll.

Diese knappe Fokussierung der bisherigen Ergebnisse verdeutlicht die Notwendigkeit eines Konzeptes, das

- Eltern, Lehrer und Schüler integriert, so dass alle Beteiligten die sexualerzieherische Arbeit als gemeinsame Kooperation definieren,
- Sexualerziehung nicht nur als unterrichtlich geplante Tätigkeit versteht, sondern als eine die gesamte Schule, die häusliche Sexualerziehung und ihre externen Kooperationspartner (z. B. Beratungsstellen) betreffende Aufgabe,

- die Kompetenzen aller Beteiligten sowohl im Bereich des Fachwissens als auch im Bereich des Handlungs- bzw. Umsetzungswissens erweitert.

Der Ansatz der „Kompetenten, integrierenden Sexualpädagogik" (KiS) verfolgt damit als Gesamtziel die Kooperation von Eltern und Lehrern und ggf. externen Beratungsstellen unter Kompetenzerweiterung aller Beteiligten mit dem Resultat einer förderlichen Sexualerziehung, die die Wünsche, Bedarfe und die Lebenssituation der Schüler berücksichtigt und in einem schulinternen Gesamtkonzept mündet.

Konkret sind dies Maßnahmen zur:

- Kompetenzerweiterung der Lehrer
- Kompetenzerweiterung der Eltern
- Entwicklung eines schulinternen Spiralcurriculums als Grundlage für die intentionale Sexualerziehung mit Auswahl und ggf. Entwicklung geeigneten Materials
- Entwicklung eines sexualpädagogischen schulinternen Gesamtkonzeptes (vgl. Kap. 8)

Da sich die inhaltliche Ausdifferenzierung des Konzeptes KiS noch in der Erprobungsphase an einigen Schulen unter wissenschaftlicher Begleitung der Autorin befindet, können an dieser Stelle nur kurz einige Bausteine vorgestellt werden. Diese können den Leserinnen und Lesern als erste Anregung zur Reflexion und ggf. Verbesserung der sexualpädagogischen Situation an ihrer Schule dienen. Für diese gilt analog wie für jegliche Innovation, dass diese umso eher gelingt, je mehr Kolleginnen und Kollegen deren Notwendigkeit sehen und mittragen.

7.4.1 Kompetenzerweiterung auf Seiten der Lehrerinnen

Die Erhebung des Ist-Standes im Kollegium steht am Beginn der schulischen Aktivitäten und dient dazu, die Kolleginnen und Kollegen in den Prozess der Entwicklung eines schulinternen Gesamtkonzeptes einzubeziehen. Durch einen Fragebogen können Problembereiche der Sexualerziehung, die Einstellung zu schulinternen Maßnahmen, die Bereitschaft zur konkreten Mitarbeit sowie Fortbildungswünsche der Kollegen und Kolleginnen erfragt werden. Als Anregung kann der in der Lehrerbefragung (Ortland 2005 b) verwendete Fragebogen dienen.

Unabdingbar zur Kompetenzerweiterung der Lehrerinnen und Lehrer ist zum einen die Einrichtung einer Arbeitsgruppe bzw. Fachkonferenz, in der möglichst Vertreter aller Schulstufen sowie ggf. Elternvertreter zusammen arbeiten und somit als längerfristige und verantwortliche Ansprechpartner dienen. Ihre Aufgabe liegt in der Initiierung, Begleitung und Evaluation der schulischen Veränderungsprozesse. Das bedeutet nicht, dass die Kollegen und Kolleginnen alle Handlungsschritte konkret selber umsetzen müssen. Sie sollten sich allerdings für deren Realisierung ggf. durch andere Lehrkräfte oder Personen von außen durch z. B. Einbindung interessierter Studierender der ausbildenden Universitäten verantwortlich zeigen.

Zur Realisierung des Gesamtkonzeptes KiS sollten durch die Lehrerinnen und Lehrer folgende Aufgabenfelder abgedeckt werden:

- Entwicklung bzw. Adaption eines schulinternen behinderungsspezifischen Spiral-curriculums.
- Durchführung schulinterner Fortbildungen zur Sexualerziehung unter Einbezug externer Fachkräfte. Ein Fragebogen zur Ermittlung des Fortbildungsbedarfes (siehe Beispiel im Anhang) hilft, eine schulinterne Fortbildung zu konzipieren.
- Der mittelfristige Aufbau eines Netzwerkes mit den Beratungsstellen vor Ort, um diese als Experten in den Unterricht einzubinden aber ebenso in die Fortbildungen für die Lehrer.
- Weiterbildung eines Kollegen sowie einer Kollegin für den Bereich des sexuellen Missbrauchs bzw. sexueller Gewalt, damit diese als Ansprechpartner für Schülerinnen und Schüler bzw. Lehrerinnen und Lehrer in Bezug auf sexuelle Gewalt an der Schule fungieren.

Es ist sinnvoll, wenn sich die Kolleginnen und Kollegen, die sich im Bereich der Sexualerziehung an ihrer Schule engagieren, einschlägige Fortbildungen besuchen, sich in umliegenden Beratungsstellen informieren, um ihre eigene Fachkompetenz zu erweitern und durch den Kontakt mit anderen Fachkräften in der Bedeutsamkeit ihres Anliegens gestärkt werden.

Eine schulinterne Fortbildung oder ein für alle Mitarbeiter verbindlicher pädagogischer Tag, der ein auf die Bedarfe abgestimmtes Angebot enthält, kann ein produktiver Beginn eines längerfristigen Schulentwicklungsprozesses sein.

7.4.2 Kompetenzerweiterung auf Seiten der Erziehungsberechtigten

Die bisherigen Untersuchungsergebnisse haben aufgezeigt (vgl. Kap. 7.2), dass bei den Eltern eine große Verunsicherung in Bezug auf die Sexualität ihres Kindes und dementsprechende sexualerzieherische Konsequenzen vorherrscht. Gleichzeitig wird in allen Richtlinien zur Sexualerziehung der Bundesrepublik Deutschland darauf hingewiesen, dass „die Lehrkräfte, was Medien und Methoden betrifft, eine Beratungs- und Informationspflicht den Eltern gegenüber haben. (...) Da Informiertheit die Bereitschaft der Eltern zu konstruktiver Mitarbeit jedoch fördert, empfiehlt sich dieses Vorgehen im Grunde von selbst" (BZgA 2004, 219).

Es kann angenommen werden, dass gut informierte Eltern, die mit den Lehrerinnen und Lehrern zusammen arbeiten und somit über Sexualerziehung ins Gespräch kommen, sich eher mit der Sexualität ihres heranwachsenden Kindes auseinander setzen sowie von sich aus mit dem Sohn oder der Tochter ins Gespräch kommen. Gerade Kinder und Jugendliche mit kognitiven Einschränkungen brauchen Eltern und Pädagoginnen, die sexualerzieherische Inhalte von sich aus thematisieren, da den Kindern und Jugendlichen oft die Kenntnisse und sprachlichen Möglichkeiten fehlen, um ihre Verunsicherung oder Neugier zu thematisieren. Ebenso verfügen sie selten über entsprechende Freunde oder Freundinnen, mit denen sie ihre Fragen besprechen könnten.

Da die Auseinandersetzung der Eltern mit der Sexualität des Heranwachsenden jedoch ein längerer und unterschiedlich intensiver Prozess ist, der nach den Ergebnissen von Diehl (2001) auch oft durch andere Themen überlagert wird, ist es hilfreich, wenn die Schule den Eltern regelmäßig und verlässlich Themenabende zu verschiedenen sexualerzieherischen Inhalten anbietet. Dies erleichtert den Eltern den Zugang zum Thema sowie zu einem oft entlastenden Erfahrungsaustausch mit anderen Vätern oder Müttern.

Bei Aufnahme der Schülerinnen und Schüler an der Schule sollten die Eltern über diese Informations- und Austauschmöglichkeit informiert werden und die Angebote in langfristiger Planung in Kooperation mit Beratungsstellen und durch entsprechende Fortbildungen von Kolleginnen und Kollegen gesichert sein. Eine Abfrage von besonderen Themenwünschen unter den Eltern, z.B. auf einem Elternsprechtag, hilft, ein adäquates Angebot zu sichern.

Folgende Angebote könnten gemacht werden:

Tab. 5: Vorschlag für Informationsangebote für Erziehungsberechtigte

Angebot	Turnus
Gesprächsgruppe „Sexualerziehung" zum Erfahrungsaustausch der Eltern	Neuinitiierung alle 2 Jahre, Treffenshäufigkeit auf Wunsch der Eltern
Vortrag und Erfahrungsaustausch: „Mögliche Besonderheiten der sexuellen Entwicklung bei Kindern und Jugendlichen mit Behinderung"	alle 2 Jahre
Vorstellung von Material und Medien zur Sexualerziehung	alle 2 Jahre
Sexuelle Gewalt/sexueller Missbrauch – Was muss ich als Vater/Mutter wissen? Was kann ich tun? Wo finde ich Hilfe?	alle 2 Jahre
Überblick über umliegende Beratungsstellen und Selbsthilfegruppen	alle 4 Jahre ansonsten Infoblatt in der Schule
Weitere Themen auf Wunsch und je nach Bedarf der Eltern!	

Langfristig ist es wünschenswert und sinnvoll, wenn sich Eltern für die Organisation dieser Abende verantwortlich fühlen. Dies würde auch den Leitzielen des Empowerment entsprechen.

7.4.3 Entwurf für ein Spiralcurriculum

Die Schulen sollten weiterhin aus den verpflichtenden und optionalen landesspezifischen Richtlinieninhalten ein schulinternes Spiralcurriculum entwickeln. Dieses muss vor allem die besondere Lebenssituation der Menschen mit Behinderung im Blick haben und demgemäß behinderungsspezifische Inhalte für die Schüler berücksichtigen. Exemplarisch konnte für Nordrein-Westfalen nachgewiesen werden, dass die Richtlinien zur Sexualerziehung (MSWWF 1999), die in NRW gleichermaßen für alle Schulformen gelten, die Lebenssituation von Kindern und Jugendlichen mit Behinderung nur unzureichend berücksichtigen (Ortland 2005b). Allerdings sind alle Schulen in den Richtlinien aufgefordert, ein schulinternes Curriculum zu entwickeln.

Folgender Vorschlag für ein schulinternes Curriculum, das sowohl Primarstufe als auch Sekundarstufe I berücksichtigt, kann als Grundlage für die weitere Diskussion in der Schule verwendet werden. Inhaltlich strukturierende Grundlage bilden die Richtlinien von Nordrhein-Westfalen.

7.4.3.1 Vorschlag für die Primarstufe

In der Primarstufe finden fünf der neun vorgeschlagenen Themenbereiche der Richtlinien Berücksichtigung: Körper und Sexualität, Beziehungen und Sexualität, Familie und andere Formen des Zusammenlebens, Geschlechterrollen sowie sexuelle Gewalt und sexueller Missbrauch. Während in der Primarstufe das Angebot einer bei Bedarf zu realisierenden behinderungsspezifischen Fokussierung der Themenbereiche ausreichend ist, so sollten in der Sekundarstufe I die behinderungsspezifischen Themen ihren festen Platz im Curriculum und demgemäß im Unterricht haben.

Grundlegendes Ziel des Curriculums ist der Aufbau eines positiven Selbstkonzeptes inklusive positiver und bereichernder Beziehungen als Grundlage für die weitere Identitätsentwicklung der Schülerinnen. Folgende Themenschwerpunkte sind mit den entsprechenden, nicht zu vermeidenden inhaltlichen Überschneidungen den fünf Bereichen zuzuordnen (behinderungsspezifische Ausrichtung ist in Klammern ergänzt):

Körper und Sexualität:

- Thematisierung des eigenen Aussehens sowie der eigenen Person (Veränderung des Aussehens oder der Kommunikation durch die eigene Behinderung und Hilfsmittel, z. B. Rollstuhl, Talker etc.)
- Wertschätzung durch mich und andere: was mag ich an mir, was mögen andere an mir (Reflexion der Bedeutung der Behinderung im Kontakt mit anderen, Auswirkungen auf die eigene Wertschätzung)
- Unterschiede zwischen Jungen und Mädchen z. B. im Körperbau (ggf. Veränderungen durch die körperliche Schädigung)
- Unterstützung bei der Entwicklung von Schamgefühl durch die Thematisierung privater/intimer und öffentlicher Situationen (gerade für pflegeabhängige Schüler von Bedeutung)
- Zeugung, Schwangerschaft und Geburt, Heranwachsen bis heute (Reflexion der eigenen Lebensgeschichte inklusive schon erlebter Operationen etc.)

Beziehung und Sexualität:

- Ausdrücken von Gefühlen: Wahrnehmen und Erkennen von Gefühlen (Veränderungen des Gefühlsausdrucks durch eine ggf. behinderungsbedingte veränderte Mimik, Gestik, Reflexion erlebter Missverständnisse)
- Meine Gefühle gegenüber mir und anderen; wie drücke ich diese angemessen und verständlich aus
- Freundschaft: das Finden und Schließen bzw. das Lösen von Freundschaften; gemeinsame Aktivitäten und gegenseitige Wertschätzung (mögliche Veränderungen

gerade im Kontakt mit Kindern ohne Behinderung durch die eigene Behinderung, individuelle Wege des Umgangs mit diesen Erfahrungen)
- Liebe und Verliebtsein: Thematisierung dieser neuen Gefühle und deren neuer Qualität im Gegensatz zu Freundschaft

Geschlechterrollen:

- Traumrollen: Wer oder wie möchte ich gerne sein – Träume von vielen Möglichkeiten: z. B. durch Verkleiden, Rollenspiele
- typisch Junge/Mädchen, typisch Mama/Papa: Reflexion erlebter Rollenvorbilder und eigener Wünsche (Rollenvorbilder mit Behinderung thematisieren)

Familie und andere Formen des Zusammenlebens:

- Das ist meine Familie: So gehen wir miteinander um, das mögen wir aneinander
- Berücksichtigung von Lebensformen wie Adoptivfamilien, Pflegefamilien, Patchworkfamilien, Leben im Heim, betreute Wohngemeinschaften o. ä.

Sexuelle Gewalt und sexueller Missbrauch:

- Mein Körper gehört mir: Empfinden, Mitteilen und Zeigen von unangenehmen Gefühlen bei bestimmten Berührungen (gerade für Schüler bedeutsam, die aufgrund ihrer Behinderung viel unterstützenden Körperkontakt benötigen)
- „Nein" sagen lernen durch Körperhaltung, Laute und Sprache (gerade für Schüler ohne Lautsprache müssen hier deutliche Kommunikationswege gefunden werden), Unterschied zwischen guten und schlechten Geheimnissen lernen
- Abgrenzung von Pflegehandlungen zu Missbrauch
- Einhalten von Normen der Nähe und Distanz: Wie kann ich mich durch mein Verhalten schützen (Abbau von distanzlosem Verhalten)?
- Hilfen in der Schule: An wen wende ich mich, wenn ich belästigt werde?

7.4.3.2 Vorschlag für die Sekundarstufe I

Die Themen für die sechs Schuljahre in der Sekundarstufe 1 werden noch einmal unterteilt in die „Mittelstufe" (Klasse 5–7) und die „Abschlussstufe" (Klasse 8–10).
In der Mittelstufe werden die Themenbereiche der Primarstufe mit neuen Inhalten bzw. Fokussierungen wieder aufgegriffen und um den Bereich der „Empfängnisverhütung" ergänzt. Die Selbstkonzeptentwicklung ist in diesem Alter deutlich durch die zunehmende Selbstreflexion bestimmt, bei der zwischen Innen- und Außenwahrnehmungen differenziert wird. Dies ist verbunden mit einer intensiven Auseinandersetzung mit dem eigenen körperlichen Erscheinungsbild (vgl. Leyendecker 2006), so dass den Schülern diesbezügliche Unterrichtsangebote gemacht werden sollten (vgl. Ortland 2006).

Körper und Sexualität:

- Körperliche und seelische Veränderungen in der Pubertät, Menarche, Ejakularche (Welche Rolle spielt meine Behinderung bei der Wahrnehmung und Bewertung meines Körpers durch mich und andere?)

- Selbstbefriedigung/Orgasmus (Kann ich mich ggf. aufgrund meiner körperlichen Voraussetzungen nicht befriedigen? Welche Hilfsmittel gibt es?)
- Körperpflege und Hygiene in der Pubertät (Wo brauche ich ggf. Unterstützung aufgrund meiner Behinderung?)
- Selbstbestimmung in Pflegesituationen (Was sind meine Wünsche und meine Möglichkeiten? Wie kann ich ein Höchstmaß an Selbstbestimmung in der Pflege erreichen?)
- Geschlechtsverkehr, Zeugung, Schwangerschaft und Geburt (Wie entstehen Behinderungen? Wie ist meine Behinderung entstanden? Alternativen des sexuellen Erlebens zum Geschlechtsverkehr für Schüler mit Querschnittlähmung)

Beziehungen und Sexualität:

- Gefühle differenziert bei sich und anderen wahrnehmen und äußern können; auch ablehnende Gefühle anderer akzeptieren (eigene, behinderungsbedingte Veränderungen in Mimik, Gestik erkennen und nach ‚Lösungsmöglichkeiten‘ suchen)
- Erweiterung der eigenen (Freizeit-)Kontakte zu anderen Jugendlichen mit und ohne Behinderung: welche Möglichkeiten gibt es und welche kann ich ggf. mit entsprechender Unterstützung noch realisieren?
- Kontakt- und Beziehungsaufnahme über das Internet
- Beachtung der Normen von Nähe und Distanz (Abbau von distanzlosem Verhalten), da deren Einhaltung den Aufbau von Kontakten gerade zu Jugendlichen ohne Behinderung erleichtert.
- Kontaktaufnahme zu anderen Jugendlichen, Entschlüsseln ‚sexueller Sprache‘, Flirten üben (wie kann ich Kontakt bei veränderter Mimik, Gestik aufnehmen?)
- Verliebtsein und ‚Miteinandergehen‘, erste partnerschaftliche Erfahrungen, der erste Geschlechtsverkehr, Umgang mit Eifersucht und Trennung (Wie offensiv sollte ich mit meiner Behinderung umgehen?)

Empfängnisverhütung:

- Verhütungsmethoden (Welche sind für mich praktikabel?)
- Selbstbestimmung bei der Verhütung, eigene Wünsche und Ängste, Thematisierung der Ängste der Eltern/Bezugspersonen
- HIV und AIDS, Schutz durch Kondome

Geschlechterrollen:

- Auseinandersetzung mit Rollenwünschen, Rollenvorbildern, Rollenerwartungen und Rollenklischees (Rollenvorbilder mit und ohne Behinderung, Diskussion der Einengung der Rollenvarianten vor allem bei Mädchen mit Behinderung)

Familie und andere Formen des Zusammenlebens:

- Leben in einer Ehe, Familie, Erleben und Verarbeiten von Trennung und Scheidung der Eltern
- Eigene Wünsche und Möglichkeiten in Bezug auf Lebens- und Wohnformen (hier können ggf. schon das Leben mit Assistenz, Leben im Heim, in betreuten Wohn-

gruppen, mit persönlichem Budget etc. thematisiert werden, ansonsten sollte dies in der Abschlussstufe geschehen)

Sexuelle Gewalt und sexueller Missbrauch:

- Fakten und Grundwissen zu sexuellem Missbrauch (Erkennen von Missbrauch in Pflegesituationen oder durch Betreuer bzw. in der Familie)
- sexuelle Übergriffe im Internet/in Chatrooms
- Abwehr von Missbrauch: Nein-sagen, körperliche Abwehrmöglichkeiten
- Hilfen in der Schule: An wen können sich die Schüler wenden?
- Beratungsstellen außerhalb der Schule und deren Hilfsangebot

Abschließend folgen noch die Themenangebote für die Abschlussstufe, in der Inhalte aus dem zukünftigen Leben der Schüler eine deutliche Rolle spielen. Die hier vorgenommene Trennung in Mittel- und Abschlussstufe ist ein Vorschlag zur Orientierung, der je nach Themenwünschen der Schülerinnen und Schüler flexibel geändert werden sollte. Bei Anwesenheit von Schülern mit Migrationshintergrund bzw. ausländischer Herkunft sollten die unterschiedlichen kulturellen und religiösen Einwirkungen auf das Leben und vor allem auf die Einstellungen zur Sexualität möglichst wertfrei und akzeptierend in den Unterricht eingebracht werden. Es kann helfen, die Schülerinnen und Schüler bzw. deren Eltern als Experten für ihre eigene Lebenssituation in den Unterricht einzubinden, um so ins Gespräch zu kommen und Vorurteile abzubauen. Auf jeden Fall sollte dies bei den vorbereitenden Elternabenden berücksichtigt werden.

Ebenso sollte vorbereitend auf das selbständige Leben als Erwachsene mit Behinderung der Kontakt zu Selbsthilfegruppen und Verbänden von Menschen mit Behinderung hergestellt werden. Sie bieten eine gute Möglichkeit, um an Kontakte sowie behinderungsspezifische und hilfreiche Informationen zu kommen.

Körper und Sexualität:

- Körperkult und Schönheitsideale, Reflexion gesellschaftlicher Tabuisierungsprozesse in Bezug auf die Sexualität von Menschen mit Behinderung, Reflexion eigener Normen und Wertmaßstäbe und deren Orientierung an gesellschaftlichen Vorgaben (langfristig: Unterstützung bei der Entwicklung eigener Normen und Wertmaßstäbe)
- Möglichkeiten der aktiven und passiven Sexualassistenz: Sichten und bewerten der Angebote

Beziehungen und Sexualität:

- Erweiterung der eigenen Freizeitmöglichkeiten; Aufbau von Kontakten zu Selbsthilfegruppen
- Reflexion der eigenen Kontakte zu bzw. Beziehungserfahrungen mit Jugendlichen mit und ohne Behinderung (Reflexion des Einflusses der eigenen Behinderung auf die Kontaktmöglichkeiten und den Kontaktverlauf)
- Möglichkeiten und Gefahren der Kontaktaufnahme über das Internet (vor allem als Alternative für sehr mobilitätseingeschränkte Jugendliche)

- Möglichkeiten und Schwierigkeiten der Ablösung von den Eltern (bei pflege-abhängigen Jugendlichen muss die besondere Problematik der Ablösung trotz körperlicher Abhängigkeit thematisiert werden)

Empfängnisverhütung:

Die Themen aus der Mittelstufe sollten – je nach Notwendigkeit – eine Wiederholung und dadurch Vertiefung erfahren.

- Verhütungsmethoden (Welche sind für mich praktikabel? Diskussion der Sterilisa-tion als noch häufig von Ärzten empfohlene und von Eltern favorisierte Methode der Empfängnisverhütung)
- Selbstbestimmung bei der Verhütung, eigene Wünsche und Ängste, Thematisierung der Ängste der Eltern/Bezugspersonen
- HIV und AIDS, Schutz durch Kondome

Schwangerschaftskonflikte/Kinderlosigkeit:

- gesellschaftliche Vorurteile gegenüber Eltern mit Behinderung, eigene Bedenken, Ängste und Wünsche
- gesetzliches Recht auf Elternschaft und finanzielle Unterstützung
- Reflexion der Beweggründe, sich für eigene Kinder zu entscheiden
- Vorstellungen über ein Leben als behindertes Elternteil mit Kindern im Vergleich zu ‚realen' Anforderungen
- ggf. ungewollte Kinderlosigkeit aufgrund der eigenen Behinderung sowie Behand-lungsmöglichkeiten, Adoption, Pflegeelternschaft
- ungewollte Schwangerschaft und mögliche Abtreibung, Unterstützungsmöglichkei-ten für Eltern oder Alleinerziehende mit Behinderung

Geschlechterrollen:

- nach Bedarf Vertiefung der Themen aus der Mittelstufe: Auseinandersetzung mit Rollenwünschen, Rollenvorbildern, Rollenerwartungen und Rollenklischees (Rollen-vorbilder mit und ohne Behinderung, Diskussion und Erweiterung der oft engen Rollenvarianten vor allem bei Mädchen mit Behinderung)

Familie und andere Formen des Zusammenlebens:

- durch die neue Lebenssituation kurz vor der Schulentlassung sollten noch einmal die Themen aus der Mittelstufe vertieft werden: Eigene Wünsche und Möglichkeiten in Bezug auf Lebens- und Wohnformen (hier können ggf. schon das Leben mit Assistenz, Leben im Heim, in betreuten Wohngruppen, mit persönlichem Budget etc. thematisiert werden)

sexuelle Orientierung und Identität:

- Informationen zu Homosexualität und anderen sexuellen Lebensweisen, Abbau von Vorurteilen
- doppelte Diskriminierung, Vorurteile, Probleme bei homosexuellen Menschen mit Behinderung, Anlaufstellen, Selbsthilfegruppen (siehe Adressenliste im Anhang)

sexueller Missbrauch/sexuelle Gewalt:

- Reflexion struktureller Macht- und Abhängigkeitsverhältnisse für Menschen mit Behinderung allgemein und für die persönliche Lebenssituation, Veränderungsmöglichkeiten in den eigenen Lebenszusammenhängen erkennen und ggf. realisieren
- Stärkung der eigenen Abwehrmöglichkeiten, Vermittlung von Wissen über Hilfsmöglichkeiten und Handlungsstrategien, Überblick über Beratungsstellen vermitteln und auf mögliche Ressentiments und Verhaltensunsicherheiten gegenüber Menschen mit Behinderung vorbereiten (siehe Adressenliste im Anhang)
- Selbstbestimmt leben: Welche Möglichkeiten habe ich? Welche Freiräume kann ich mir eröffnen? Wie kann ich weitest mögliche Selbstbestimmung realisieren? Welche Unterstützung kann ich mir holen (z.B. durch Selbsthilfegruppen)?
- Informationen über Prostitution, Pornografie und Pädophilie

7.5 Ausgewählte Forschungsergebnisse zur aktuellen Situation an der Förderschule

Durch eine umfassende Lehrerinnenbefragung an elf Förderschulen mit dem Förderschwerpunkt körperliche und motorische Entwicklung in NRW können bedeutsame Entwicklungsaspekte in der aktuellen Situation der Sexualerziehung beschrieben werden (vgl. Ortland 2005b). Die schriftliche Befragung umfasste die nachfolgend aufgeführten Themenbereiche, zu denen die wichtigsten und für die weiteren Ausführungen bedeutsamsten Ergebnisse zusammengefasst wiedergegeben werden sollen:

- Sexuelle Entwicklung bei Kindern/Jugendlichen mit einer Körperbehinderung,
- sexuelles Verhalten von Schülerinnen,
- Pflege/Hilfe im urogenitalen Bereich und Sexualität,
- körpernahe Förderung und Sexualität,
- Erziehungsauftrag der Förderschule,
- Inhalte der Sexualerziehung,
- Ausbildung/Fortbildung.

An der Befragung haben insgesamt 231 Lehrerinnen teilgenommen. Dies entspricht bei 703 verteilten Fragebögen einer Rücklaufquote von 32,9 %.

7.5.1 Potentielle Besonderheiten der sexuellen Entwicklung aus Sicht der Lehrer

Die befragten Lehrerinnen nehmen Besonderheiten der sexuellen Entwicklung sowohl für das Kindes- als auch Jugendalter an und zeigen hier eine besondere Sensibilität für potentielle Entwicklungserschwernisse ihrer Schülerinnen. Das Jugendalter wird hierbei als deutlich ‚störanfälliger' bewertet. Interessant erscheint die Tatsache, dass die Lehrerinnen den gesellschaftlichen Einflüssen auf die sexuelle Entwicklung der Jugendlichen die geringste Bedeutung beimessen. Weinwurm-Krause (1990) konnte allerdings in ihrer Befragung aufzeigen, dass sich die gesellschaftlichen Bewertungsmuster deutlich auf die sexuelle Entwicklung auswirken. Lehrerinnen sind grundsätzlich potentielle Transporteurinnen gesellschaftlicher Bewertungsmuster, wenngleich dieses durch entsprechende Selbstreflexion sicherlich minimiert werden kann. Der Erziehungshaltung der Eltern, die ebenso von Weinwurm-Krause als starke Einflussgröße beschrieben wurde, wird auch von den Lehrerinnen eine hohe Bedeutung beigemessen. Die von den Lehrerinnen als sehr bedeutsam für die sexuelle Entwicklung der Jugendlichen bewerteten Items der „fehlenden Freizeitmöglichkeiten" und das „häufige Fehlen einer Peergroup" könnten immanent auch ein Indiz dafür sein, dass die Lehrerinnen das isolierende Moment des Förderschulbesuchs erkennen. Die soziale Isolation des Förderschulbesuchs konnte bisher in einigen Untersuchungen bestätigt werden (vgl. Kap. 5.2.2) und damit ist es als wichtiges Ergebnis anzusehen, dass die Lehrerinnen dies als Einflussgröße auf die sexuelle Entwicklung bei Jugendlichen mit Körperbehinderung anerkennen. Inwiefern daraus Konsequenzen für ihr Handeln erfolgen, wird die weitere Darstellung der Ergebnisse zeigen. Ebenso messen die Lehrerinnen den auf die Jugendlichen bezogenen Items, die deutlich stigmatisierende Momente der körperlichen Schädigung beinhalten, eine sehr große Bedeutung zu („Inkontinenz" und „verändertes körperliches Aussehen"). Damit wird das ‚Problem' möglicher Erschwernisse der sexuellen Entwicklung bei den Jugendlichen verankert und weniger in der Frage, wie die Bezugspersonen und die Umwelt des Jugendlichen mit diesen Einschränkungen umgehen und damit weniger behindernde Bedingungen schaffen. Dieses Ergebnis ist kompatibel zu den von den Lehrerinnen als weniger bedeutsam eingeschätzten gesellschaftlichen Einflüssen und deutet auf eine eher personenzentrierte Sichtweise von Behinderung hin.

Trotz der übereinstimmenden hohen Bewertung möglicher Besonderheiten bzw. Erschwernisse der sexuellen Entwicklung bei Kindern und Jugendlichen mit Körperbehinderung, gehen die meisten Lehrerinnen davon aus, dass Menschen mit Körperbehinderung die gleichen sexuellen Bedürfnisse haben wie Menschen ohne Behinderung. Ein Einfluss möglicher Besonderheiten der sexuellen Entwicklung auf die sexuellen Bedürfnisse wird also nicht postuliert. Dieses sehr positive Meinungsbild wird bei der Frage, ob dies auch auf Menschen mit schwerster Behinderung zutrifft, deutlich negativer, wenngleich noch immer drei Viertel der befragten Lehrerinnen eher von gleichen sexuellen Bedürfnissen ausgehen und die Varianz ein weitestgehend homogenes Meinungsbild anzeigt.

Die Bewertungen divergieren deutlich bei der Frage nach den Auswirkungen einer geistigen Behinderung auf die sexuellen Bedürfnisse. Hier sind die Meinungen breit gestreut. Annehmende und ablehnende Einschätzungen halten sich die Waage.

7.5.2 Pflege/körpernahe Förderung

Subjektive Theorien bezüglich förderlicher Bedingungen für die sexuelle Entwicklung ihrer Schülerinnen wurden unter anderem für die Bereiche „Pflege/Hilfe bei Toilettengängen" sowie „körpernahe Förderung" (z. B. Ansätze wie die Basale Stimulation) erfragt. Durch die tägliche Pflege sind bei Menschen mit Körperbehinderung Auswirkungen auf das Erleben von Intimität, Schamgefühl und subjektives Wohlbefinden zu vermuten. Ebenso kann das Gefühl der Entfremdung bzw. Enteignung des eigenen Körpers als Folge angenommen werden (vgl. Ortland 2007). Die größere potentielle Gefährdung, Opfer sexueller Gewalt zu werden, könnte auch hier eine ihrer Ursachen haben (vgl. Kap. 8.2).

Die Lehrerinnen wurden nach einer Einschätzung dieser Zusammenhänge befragt, da angenommen wurde, dass eine diesbezügliche subjektive Theorie Auswirkungen auf die Gestaltung der Pflege- bzw. Fördersituationen haben wird. Für den Bereich der Pflege sieht der größte Teil der Lehrerinnen (zwei Drittel) hier einen deutlichen Zusammenhang in der Form, dass durch die Pflege besondere Probleme in der sexuellen Entwicklung auftreten können. Dies wird für die körpernahe Förderung bei weitem nicht so stark angenommen (nur ein Viertel der Befragten sieht hier einen deutlichen Zusammenhang). Bei den möglichen Problemen erhalten alle angebotenen Items ähnlich bedeutsame Einschätzungen in folgender Reihenfolge der Bedeutungs- zuweisung:

• Ausbildung von Schamgefühl/einer Intimsphäre erschwert,
• Anerkennung der Intimsphäre von anderen erschwert,
• lustvolles Erleben des eigenen Körpers erschwert,
• Erkennen von sexuellem Missbrauch erschwert,
• Aufbau eines positiven Körperbildes erschwert.

Für den Bereich der Pflege wird von fast allen Befragten (88,9 %) auf Gleichgeschlecht- lichkeit Wert gelegt. Dies trifft bei der körpernahen Förderung nur auf 49 % der Lehrerinnen zu.

Aus dem Antwortverhalten der Lehrerinnen könnte man schließen, dass sie um die hohe Bedeutsamkeit der Gestaltung von Pflegesituationen für die Betroffenen wissen und sie sich bemühen, möglichst wenige, vor allem aber langfristig beschäftigte Personen und diese möglichst gleichgeschlechtlich an der Pflege zu beteiligen.

Die Ergebnisse der Befragung zeigen, dass solch günstige Bedingungen für die Pflege oder körpernahe Förderung nur selten realisiert werden. In beide Bereiche sind alle potentiellen Mitarbeiterinnen – Lehrerinnen, Krankenschwester/-pfleger, Zivildienst- leistende, Praktikanten/innen, junge Frauen im Freiwilligen Sozialen Jahr – involviert. In den Bereich der Pflege werden die Nicht-Lehrerinnen noch stärker einbezogen als bei der körpernahen Förderung. Dies mag an mangelnder Konzeptkenntnis (z. B. über Basale Stimulation) der entsprechenden Mitarbeiterinnen für die Förderung liegen. In der Regel sind ca. drei verschiedene Personen im Laufe eines Schuljahres im Rahmen der Pflege oder Förderung von Schülerinnen im Einsatz. Allerdings ist die Anzahl der Schülerinnen, die über fünf Personen an ihren Körper lassen müssen, noch sehr hoch (Pflege: 13,8 %; körpernahe Förderung: 7,3 %). Trotz des Wunsches der Lehrerinnen nach Gleichgeschlechtlichkeit kann dieser noch nicht einmal für die Hälfte der Schüle- rinnen durchgängig gewährleistet werden.

Diese insgesamt eher erschreckenden Ergebnisse zeigen eine deutliche Diskrepanz zwischen der in der Befragung mitgeteilten Sensibilität der Lehrerinnen für die sexuelle Entwicklung ihrer Schülerinnen und der Schaffung von günstigen Bedingungen in den Bereichen Pflege/Hilfe bei den Toilettengängen bzw. körpernaher Förderung. Den Pflegesituationen wird insgesamt eine höhere Bedeutung für die sexuelle Entwicklung beigemessen. Dies mag an dem deutlichen Eingriff in den Genitalbereich der Schülerinnen liegen, der bei der körpernahen Förderung durchaus vermieden werden kann. Sexuelles Verhalten der Schülerinnen wird in der Pflege auch vergleichsweise häufiger erlebt. Dies hat allerdings keine Konsequenzen für die Gestaltung der Pflege im Vergleich zur körpernahen Förderung.

7.5.3 Konzepte zur Intensivierung der sozialen Kontakte der Schülerinnen

Bezüglich der konzeptionellen Entwicklung der Sexualerziehung wurde der bereits herausgearbeitete Problembereich der eingeschränkten sozialen Kontakte der Schülerinnen im Fragebogen zu Grunde gelegt. Die vorliegenden Untersuchungsergebnisse zeigten auf, dass nur wenige Kontaktmöglichkeiten zu Jugendlichen ohne Behinderung realisiert werden sowie Stigmatisierungen den Kontakt zu Jugendlichen ohne Behinderung oft schon im Ansatz verhindern oder wesentlich durch Verhaltensunsicherheiten auf beiden Seiten erschweren. Schließlich empfinden die Jugendlichen mit Behinderung subjektiv geringe Einflussmöglichkeiten auf diese Aspekte.

Die Lehrkräfte wurden befragt, inwiefern sie meinen, dass ihnen aus dieser besonderen Situation ihrer Schülerinnen eine besondere schulische Aufgabe oder pädagogische Verantwortung erwächst. Die Ergebnisse zeigen, dass die Lehrerinnen sowohl für die Arbeit in der eigenen Klasse, aber noch stärker für die gesamte Schulentwicklung diesbezüglich Verantwortung empfinden und für sich einen wichtigen Aufgabenbereich sehen.

Es wurde in der Untersuchung postuliert, dass aus dem vorhandenen Problembewusstsein für die erschwerten sozialen Kontakte der Schülerinnen und der empfundenen Verantwortung auch Handlungen der Lehrkräfte folgen. Die Ergebnisse zeigen, dass sowohl in den Klassen als auch in den Schulen nur wenige diesbezügliche Ansätze existieren und so aus der hohen Sensibilität und Verantwortung für die Schülerinnen kaum konkrete Konsequenzen folgen. Die möglichen Gründe sind sicherlich vielfältig. Denkbar sind die Arbeitsüberlastung der Lehrkräfte, die mangelnde Unterstützung im Klassen- oder Stufenteam, Desinteresse oder Ablehnung derartiger Entwicklungen durch die Eltern o. Ä.

Auch bei diesen Teilergebnissen ist das bisher deutlich gewordene personenzentrierte Verständnis von Behinderung der Lehrerinnen für die Entwicklung von Handlungsansätzen und Veränderungsideen eher hinderlich. Wenn die ‚Probleme' bei den Schülerinnen verortet werden, so muss der Ansatz für Veränderungen bei den Schülerinnen liegen und ist dementsprechend begrenzt. Eine relationale Sichtweise von Behinderung sieht den Ansatz für Veränderungen in den durch alle Beteiligten gestalteten und mitverantworteten Situationen. Da die Lehrerinnen aufgrund ihres Wissens-, Alters- und Erfahrungsvorsprungs über mehr potentielle Verhaltensvariationen verfügen, würden sie hier mehr Verantwortung für die gemeinsam zu gestaltenden Veränderungen tragen.

Ein Übersichtsvergleich über vorhandene mit erwünschten Konzepten der Klassen zeigt, dass alle erwünschten Konzepte bzw. Ansätze zumindest teilweise bereits von Kolleginnen umgesetzt werden, d. h. mit der Einrichtung entsprechender innerschulischer Gesprächskreise oder überschulischer Arbeitsgruppen wären ein Austausch und eine gegenseitige Anregung und Unterstützung möglich. Der Vergleich lässt erkennen, dass vor allem bei Aktivitäten, die nicht über den direkten Kontakt mit den Schülerinnen erreichbar sind, Wünsche und vorhandene Konzepte weit auseinander gehen. Dies ist vor allem bei der Verstärkung der Elternarbeit, der Initiierung von Treffen mit Schülerinnen ohne Behinderung bzw. bei der Information der Schülerinnen über außerschulische Freizeitmöglichkeiten der Fall.

Gerade diese – besonders gewünschten und als sinnvoll erachteten Aktivitäten – scheitern wahrscheinlich an dem damit verbundenen Mehraufwand für die einzelnen Lehrkräfte. Die Entwicklung von Unterstützungssystemen oder die Einbindung von Spezialisten für bestimmte Bereiche (z. B. Freizeitangebote) in Schulen und Regionen wären daher sinnvoll und notwendig.

Beim Vergleich der Konzepte und Wünsche von den Schulen zeigt sich ein ähnlich divergierendes Bild z. T. in den gleichen Bereichen (z. B. Verstärkung der Elternarbeit). In der Entwicklung von sexualpädagogischen Maßnahmen wird ein innerschulischer Austausch z. B. auf Schulkonferenzen, aber vor allem auch in den einzelnen Stufen gewünscht. Während in der Klasse die Schülerinnen stark an den Entscheidungen und Entwicklungen beteiligt sind, ergab die Befragung, dass sich dies auf der gesamtschulischen Ebene (z. B. durch Gremien wie den Schülerrat) eher als schwierig erweist. Schulrechtliche Schwierigkeiten, die von den Lehrkräften vermutet werden, lassen sich bei den gewünschten Ansätzen nicht erkennen. Es scheint sich hier vorrangig um eine mit dem Thema Sexualerziehung bei Schülerinnen mit Körperbehinderung vermutete rechtliche Unsicherheit zu handeln.

Insgesamt zeigen die Ergebnisse zu diesem Bereich, dass sich die Lehrerinnen vor allem gesamtschulische Konzepte wünschen. Diese Forderung nach gesamtschulischen Konzepten mag zum einen mit der eigenen Unsicherheit – wahrscheinlich aus einer unzureichenden Ausbildung resultierend – in Bezug auf die Sexualerziehung der Schülerinnen zusammen hängen. Zum anderen hätte die Bündelung von Aktivitäten entlastende Wirkung für die einzelnen Lehrerinnen und ebenso würde ein stärkerer gesamtschulischer Rückhalt im Rahmen der Sexualerziehung für alle hilfreich sein. Dass diese Konzepte schulspezifisch entwickelt werden müssen, zeigt der deutliche Zusammenhang zwischen dem Antwortverhalten der Lehrerinnen und den einzelnen Schulen. Im Rahmen der Schulprogrammentwicklung könnten hier Potentiale für Veränderungen liegen.

7.5.4 Inhalte der intentionalen Sexualerziehung

Von den sexualerzieherischen übergreifenden Konzepten, die sich durch die gesamte Arbeit in Klasse und Schule ziehen, lässt sich die unterrichtlich geplante Sexualerziehung unterscheiden, die sich in der Regel in Form von Unterrichtsreihen oder Vorhaben zeigt und sich auf die Inhalte der Richtlinien stützen sollte. Die Richtlinieninhalte von NRW werden von den Lehrerinnen alle als sehr bedeutsam für ihre unterrichtliche Arbeit angesehen. Gemäß den körperlichen Beeinträchtigungen der Schülerinnen wird den Bereichen „Körper und Sexualität" und „Sexueller Missbrauch und sexuelle Gewalt" eine besonders hohe Bedeutung beigemessen. Erstaunlich ist, dass das Thema „Schwangerschaftskonflikte und Kinderlosigkeit" auch die Bewertung als ,gar nicht wichtig' für die Sexualerziehung bei Schülerinnen mit Körperbehinderung erhielt. Gerade Menschen mit (geistiger) Behinderung wird oft das Recht auf eigene Kinder abgesprochen (Achilles 2002) und somit wäre die Frage der Kinderlosigkeit für sie ein wichtiger Unterrichtsinhalt.

Trotz der großen Bedeutsamkeit der Richtlinieninhalte werden diese als nicht ausreichend für die Sexualerziehung bei Schülerinnen mit Körperbehinderung bewertet. Von den angebotenen zu ergänzenden Themen werden folgende vier besonders hervorgehoben:

- Erkennen von sexuellem Missbrauch in Pflegesituationen,
- Vermittlung eines positiven Körpergefühls und Selbstwertgefühls,
- Aufzeigen, dass Sexualität das Recht eines jeden Menschen ist/Ermutigung, zu eigener Sexualität zu finden,
- sexuelle Verhaltensregeln zu vermitteln (z. B. nicht jeden umarmen).

Die Betonung des Themas „Erkennen von sexuellem Missbrauch" könnte im Zusammenhang mit dem von den Lehrerinnen erlebten sexuellen Verhalten der Schülerinnen in Pflegesituationen stehen. Schülerinnen, die die Pflegesituation zur Selbsterkundung nutzen, stehen in einer solchen Situation natürlich viel eher in der Gefahr, dass auch der Pflegende die Situation missbraucht. Insofern wäre es für die Schülerinnen wichtig, solche potentiellen Gefahrensituationen früh genug zu erkennen. Ebenso würde es die Lehrerinnen vor ungerechtfertigten Anschuldigungen und Verdächtigungen schützen, wenn die Schülerinnen in der Lage sind, diesbezüglich eindeutige und verlässliche Aussagen zu machen.

Analog zu der hohen Bewertung der Schwierigkeit im Kindesalter aufgrund der Körperbehinderung ein positives Körperbild zu entwickeln und im Jugendlichenalter das veränderte körperliche Aussehen in die sexuelle Entwicklung zu integrieren, messen die Lehrerinnen dem Inhalt „Vermittlung eines positiven Körpergefühls und Selbstwertgefühls" eine sehr hohe Bedeutung bei. Da die Lehrerinnen den Schülerinnen die gleichen sexuellen Bedürfnisse zusprechen wie Menschen ohne Behinderung, ist es ihnen ebenso wichtig, die Schülerinnen zu ermutigen, zu einer eigenen Sexualität zu finden, um ihre Bedürfnisse befriedigend auszuleben.

Den Lehrerinnen wurden weiterhin verschiedene Themen angeboten, deren Brisanz sie für die Sexualerziehung bei Schülerinnen mit Körperbehinderung einschätzen sollten (z. B. Möglichkeiten, Kinder zu bekommen/Sehnsucht nach Elternschaft, Sterilisation, einen Partner zu finden trotz Behinderung, sexuelle Gewalt/sexueller Missbrauch, Prostitution, Pornografie, Homosexualität). Alle Themen, die sich mit körperbehindertenspezifischen Fragestellungen beschäftigten, wurden als brisant für die Sexualerziehung bei Schülerinnen mit Körperbehinderung eingeschätzt. Die überwiegend allgemeinen sexualpädagogischen Themen, die die Regelschullehrerinnen in der Befragung von Glück (1990) als brisant für die Sexualerziehung einschätzten (z. B. Pornografie, Prostitution, Homosexualität), erhielten die weniger bedeutsame Einschätzung. Lehrerinnen an Förderschulen mit dem Förderschwerpunkt körperliche und motorische Entwicklung (Förderschule FkmE) scheinen sich also besonders durch die Inhalte herausgefordert zu fühlen, die explizit Themen ansprechen, welche sich auf die durch die körperliche Schädigung beeinflussten Bedingungen des Erlebens von Sexualität beziehen.

Bei diesem Ergebnis stellt sich die Frage, ob die Lehrerinnen diese durchgängig brisante Bewertung der körperbehindertenpädagogischen Themen, deren Notwendigkeit sie vorher betont haben, aus ihrer Sicht oder aus potentieller Sicht bzw. erfahrener Reaktion der Schülerinnen vornehmen. Werden die Themen also als brisant einge-schätzt, weil die Lehrerinnen selbst diese in ihrer unterrichtlichen Realisierung als brisant und unangenehm erachten? Oder werden die Themen als brisant eingeschätzt, weil die Lehrerinnen vermuten, dass diese Themen für die Schülerinnen besonders unangenehm oder schwierig sind? Da es keine Unterschiede im Antwortverhalten zwischen den Lehrerinnen gibt, die bereits Sexualerziehung unterrichtet haben und denen, die noch keine Erfahrungen haben, kann man bei der Interpretation nicht zwingend von mit den Schülerinnen erlebten Schwierigkeiten bei diesen Themen ausgehen. Es ist jedoch sehr verwunderlich, dass die Erfahrungen in Sexualerziehung nicht zu einer veränderten Einschätzung der Inhalte führen. Dies mag eventuell an der sehr heterogenen Schülerschaft der Förderschulen FkmE liegen, die trotz Erfahrungen in einer oder mehreren Klassen kein Gefühl von Kompetenzzuwachs aufkommen lässt.

Allerdings ist zu vermuten, dass wenn die Lehrerinnen die Inhalte als brisant für die Sexualerziehung bei Schülerinnen mit Körperbehinderung bewerten, sie sich schneller unsicher bei deren unterrichtlicher Umsetzung fühlen. Diese Unsicherheit könnte zu einer Vermeidungshaltung diesen Themen gegenüber führen. Unterstützungsangebote scheinen hier notwendig, hilfreich und förderlich zu sein.

Aufgrund dieser oben beschriebenen Verunsicherung bezüglich der deutlich körper-behindertenpädagogisch bezogenen Themen scheint es nicht verwunderlich, dass sich fast alle Lehrerinnen im Rahmen der Ausbildung eine besondere Vorbereitung auf die Sexualerziehung bei Schülerinnen mit Körperbehinderung wünschen. Die erlebte Ausbildung wird vorwiegend mit mangelhaft bis ungenügend bewertet. Fortbildungen wurden bisher nur von wenigen Lehrerinnen besucht. Allerdings ergaben zwei dies-bezügliche Recherchen (2003 und 2005) in NRW auch ein desolates Bild einschlägiger Fortbildungen. Die Fortbildungswünsche liegen vorrangig bei den Themen, die einen deutlichen Bezug zur Schülerinnengruppe haben. So sind die beiden am häufigsten genannten Themenwünsche Informationsangebote zu potentiellen Besonderheiten der sexuellen Entwicklung bei Menschen mit Körperbehinderung bzw. bei Menschen mit geistiger Behinderung. Ebenso werden einschlägige Fortbildungen zu Methoden und Material der Sexualerziehung gewünscht (vgl. Ortland 2005b). Dies wird sowohl von kirchlichen, freien als auch staatlichen Trägern selten bis nie angeboten. In den bisherigen Ausführungen wurde auch die diesbezüglich desolate Forschungslage auf-gezeigt, so dass es schwierig sein könnte, für diese einschlägigen Fortbildungsangebote Experten zu finden.

8   Übergreifende Aspekte der Sexualerziehung bei Menschen mit Behinderung

Die grundlegenden Ausführungen zu dem Gesamtkonzept einer kompetenten, integrierenden Sexualpädagogik im vorherigen Kapitel bilden den Kern der durch die Autorin vertretenen sexualerzieherischen Tätigkeit.

Durch die Lebenssituation der Kinder und Jugendlichen mit Behinderung ist ein solches Gesamtkonzept jedoch weiter zu fassen und beinhaltet u. a. auch übergreifende pädagogische Aspekte, die im Folgenden unter den Begriff der ‚Prinzipien‘ gefasst wurden.

Diese Prinzipien fokussieren

- Besonderheiten durch die Pflege und körpernahe Förderung von Schülerinnen und Schülern mit Behinderung,
- die besondere Gefährdung von Menschen mit Behinderung, Opfer sexualisierter Gewalt zu werden,
- die hohe Bedeutung der Auseinandersetzung mit der eigenen Lebenssituation und den entsprechenden Behinderungserfahrungen sowohl für die sexuelle Entwicklung (vgl. Weinwurm-Krause 1990) als auch für die Gesamtentwicklung (vgl. Ortland 2006).

8.1 Sexualerziehung als Gestaltungsprinzip in körpernahen (Pflege-)Situationen

Besondere Aspekte der Sexualerziehung bei Schülerinnen mit Körperbehinderung ergeben sich zum einen durch eine nicht vermeidbare Körpernähe sowohl in allgemeinen unterrichtlichen Situationen (z. B. Hilfe der Lehrerin beim Verlassen des Rollstuhls) als auch durch die geforderte Körpernähe mancher Förderansätze (z. B. Basale Stimulation oder Basale Kommunikation) und zum anderen durch Situationen der Pflege, bei denen im Rahmen schulischer Aktivitäten gezielt in die Genitalregion und damit in die Intimsphäre der Schülerinnen eingegriffen werden muss. Dies macht grundlegende und übergreifende sexualerzieherische Überlegungen für den Bereich Körpernähe und Pflege notwendig. Die folgende Darstellung fokussiert diese Überlegungen auf den Bereich der Pflege.

Wie bereits in den Ausführungen zur sexuellen Entwicklung dargestellt (Kap. 4), entwickeln Kinder um das vierte bis siebte Lebensjahr Körperscham und versuchen Nacktheit und z. B. den Toilettengang vor den Bezugspersonen zu verbergen. Menschen mit Körperbehinderung ist es oftmals ihr Leben lang aufgrund der körperlichen Schädigung nicht möglich, Kontrolle über ihre Ausscheidungen zu erlangen oder sich selbst im urogenitalen Bereich zu säubern. So sind sie diesbezüglich durchgängig auf andere Menschen angewiesen. Dies kann konkret sehr unterschiedlichen Unterstützungsbedarf verbunden mit Eingriffen in die Intimsphäre bedeuten und damit auch sehr verschiedene Möglichkeiten, die eigene Intim- und Privatsphäre zu schützen. Die notwendige Hilfestellung kann vom Unterstützen beim Herunterziehen der Bekleidung und Setzen auf die Toilette bis zum Wechseln der Windeln, Säubern des Genitalbereiches oder Durchführen monatshygienischer Maßnahmen führen.

Es ließen sich in der Literatur kaum Ausführungen zu der Frage finden, inwiefern dieses Angewiesensein auf Hilfe im urogenitalen Bereich Auswirkungen auf die Entwicklung von Körperscham, Intimsphäre bzw. Sexualität hat. Bei vom Hofe (2001) findet sich der Hinweis, dass die Pflegehandlungen zu einer Entfremdung des eigenen Körpers führen können. Weinwurm-Krause (1990) betont den Zusammenhang von zunehmender Pflegeabhängigkeit und damit einhergehenden geringeren Möglichkeiten der sexuellen Selbstverwirklichung. Daut (2005) verweist in seiner qualitativen Studie mit jungen Männern mit Duchenne Muskeldystrophie darauf, dass gerade die Toilettengänge als eine Situation besonders starker Abhängigkeit erlebt werden und es einigen von ihnen schwer fällt, sich auch langfristig an Pflegehandlungen durch Frauen zu gewöhnen. Aufgrund der oft geringen Anzahl der männlichen Pfleger, ließ sich dies häufig nicht vermeiden.

Köhne u.a. (1998) verweisen auf die Auswirkung von Pflegehandlungen auf das Selbstbewusstsein, das subjektive Wohlbefinden, Schamgefühl und Intimität aus Sicht der Betroffenen. Baumgart-Fütterer (1994) gibt diesbezüglich für Patienten im Krankenhaus gerade den Kontrollverlust über Blase und Mastdarm als besonders demütigend und schamanfällig an. Weinwurm-Krause (1997) zeigt auf, dass sowohl Pflegehandlungen, körpernahe Förderung und Therapie in der Gefahr stehen, bei den Menschen mit Behinderung zu einer „Enteignung des eigenen Körpers, der Nichtbestimmbarkeit und damit der fehlenden Verfügbarkeit über ihn" (ebd. 49) zu führen. Hier sieht sie u.a. Ursachen dafür, dass Menschen mit Behinderung häufiger Opfer sexueller Gewalterfahrungen werden (vgl. auch Schmid/Noack 1996).

Zum einen muss also der Mensch mit Körperbehinderung, der auf diese Pflegehandlungen angewiesen ist, für sich einen Weg finden, diese Notwendigkeiten in seine Entwicklung von Schamgefühl, Intimsphäre und Sexualität zu integrieren. Zum anderen müssen aber auch die Pflegenden dieses tägliche Eingreifen in die Intimsphäre eines anderen Menschen für sich und ihre Sexualität akzeptieren und in ihr professionelles Handeln integrieren. Die Seite der pflegenden Menschen wird in der Literatur häufiger für die Bereiche der Krankenhaus- und Altenpflege bedacht, wenngleich in vielen Ausführungen die Tabuisierung der Sexualität von Patientinnen und alten Menschen beklagt wird (vgl. Falk 2001, Friebe u.a. 1998, Kleinevers 2004, Kimming-Pfeiffer 1996, Zettl 2000). Der schulische Themenbereich der Pflege bei Schülerinnen mit Behinderung und Sexualität bzw. sexuelle Entwicklung findet sich meines Wissens in keinen Publikationen.

Kleinevers (2004) bietet mit ihrer umfassenden Darstellung von Sexualität und Pflege, die sie auf Pflege im Krankenhaus fokussiert, interessante Anhaltspunkte für weiterführende Überlegungen. Sie weist zunächst nach, dass die Sexualfeindlichkeit der Pflege und damit die Tabuisierung des Themas Sexualität in der Pflege sich schon in der Berufsgeschichte nachweisen lassen. Die Kleidung des pflegenden Krankenhauspersonals, die Anrede ‚Schwester' sowie die hygienischen Maßnahmen beschreibt sie als pflegerische Symbole mit entsexualisierendem Gehalt. „Die Symbole der Kleidung (Tracht, Haube, Farbe Weiss, Schutzfunktion), der Anrede „Schwester" und der Hygiene sind geeignet, das asexuelle Bild der Pflegenden damals wie heute äußerlich zu unterstützen. (...) Zugleich kann mit Hilfe der Symbole auch der Intimitätscharakter von grenzüberschreitenden pflegerischen und medizinischen Maßnahmen verschleiert werden, sodass die Verletzung von eigenen und fremden Grenzen keines Verständigungsprozesses mehr bedarf, sondern institutionell gesetzt werden kann" (ebd. 38 f.).

Diese oder vergleichbare Symbole lassen sich für den schulischen Bereich nicht finden. Es bleibt zu fragen, ob sie für das pflegerische Verhältnis zwischen Kindern, Jugendlichen und erwachsenen Lehrerinnen nicht nötig sind, da sexuelle Handlungen zwischen Minderjährigen und Erwachsenen zum einen gesetzlich verboten, aber zum anderen auch zu den Tabubereichen zählen. Übergriffe werden als sexuelle Gewalt bzw. Missbrauch bewertet.

Allerdings wäre es zu leicht, der Frage von Sexualität und Pflege auf diesem Wege zu entgehen, da Menschen ihr Leben lang sexuelle Wesen sind. Die Gestaltung der Pflegesituationen kann sich auf die sexuelle Entwicklung der Kinder und Jugendlichen mit Behinderung auswirken und kann genauso durch die Lehrerinnen als sexuelle Situation wahrgenommen werden.

Diese Wahrnehmung der Pflege als sexualisierte Situation beschreibt z. B. auch Schützendorf (1996) sehr eindrücklich für den Bereich der Altenpflege. Sehr unterschiedliche Gefühle sind in ihm je nach Situation virulent: „Weder in der Literatur noch im Gespräch mit den Pflegenden ist etwas über die Scham, die Neugierde, den Ekel und die Phantasien zu erfahren, die sich bei mir einstellen, wenn ich ganz nah die körperliche Lust alter Menschen ahne, spüre oder erlebe" (ebd. 349). Zum Abschluss seiner Ausführungen fragt er kritisch, aber auch verunsichert, „wieviel Sexualität und welche Formen von Sexualität ich ertragen muss, zulassen darf oder ich mir zumuten will" (ebd. 355).

Diese Verunsicherung, die Schützendorf (1996) beschreibt, lässt sich in den Äußerungen der Lehrerinnen aus der bereits vorgestellten Lehrerinnenbefragung (Ortland 2005 b) in Verbindung bringen. Drei Viertel der befragten Lehrerinnen berichten, dass ihnen selten (50,2 %), häufig (21,5 %) bis sehr häufig (3,1 %) deutlich sexualisiertes Verhalten der Schülerinnen bei Toilettengängen und/oder Pflegesituationen begegnet ist.

Die Reaktionen der Lehrerinnen bieten allerdings eine große Bandbreite, aus der deutlich wird, dass es keine Übereinkunft gibt, wie viel Sexualität in Verbindung mit Pflegesituationen als angemessen angesehen wird. Über die Hälfte der Lehrerinnen hat in den entsprechenden Situationen damit reagiert, dass sie eingegriffen haben und die Pflegesituation beendet haben bzw. knapp die Hälfte hat die sexuelle Äußerung der Schülerinnen ignoriert (Mehrfachnennungen waren möglich). Hier kann der Schluss gezogen werden, dass die befragten Lehrerinnen eine Sexualisierung der Pflegesituation ablehnten. Die ggf. hilfreichen entsexualisierenden Symbole des Krankenhauses fehlen hier als klare Abgrenzung.

Als eine weitere mögliche Reaktion, die immerhin noch von einem guten Drittel der Befragten als eine Variante angegeben wurde, gilt das Zulassen des sexuellen Verhaltens, indem Zeit gegeben wird und die Lehrerin sich – soweit möglich – zurückzieht. Pflege wird in diesem Fall als pädagogisch sinnvolle Lernsituation gewertet, was für Schüler und Lehrer eine Unklarheit der Rollen bewirken kann. Handlungsdruck, Hilflosigkeit, Ratlosigkeit und Unsicherheit sind vorherrschende Gefühle der Lehrerinnen, die deutlich machen, dass Sexualität und Pflege auch in schulischen Zusammenhängen eher zu den tabuisierten Bereichen zählen.

Interessante Ergebnisse bezüglich der unterschiedlichen Wahrnehmungen von pflegerischen Handlungen bringt die Befragung von Patienten (98 Probanden) und Krankenhauspersonal (252 Probanden) von Klass-Siegel u. a. (1992). „Bei den meisten Patienten geht pflegerisches Handeln nicht mit einer Verletzung der Intimsphäre einher und letztere wird nicht mit Sexualität in Verbindung gebracht; beim Pflegepersonal hingegen wird Intimsphäre überwiegend mit Sexualität konnotiert und somit das Eindringen in die Intimsphäre des Patienten im täglichen Pflegeprozeß als Problem erlebt" (ebd. 180). Anscheinend ist es den Patienten bei einem Krankenhausaufenthalt möglich, Eingriffe in den Intimbereich von eigenem sexuellem Erleben zu trennen. Auch andere Studien (Darmann 2000, Scherrer-Richartz 1993) bestätigen, dass die Patienten keinen bzw. wenig Bedarf haben, mit dem Pflegepersonal über ihre Sexualität zu sprechen. Sachliche Informationen über mögliche Auswirkungen z. B. operativer Eingriffe werden allerdings von Pflegendem oder Arzt erwartet (Zettl 2000).

Es ist in Frage zu stellen, ob Menschen mit Körperbehinderung eine solche Umbewertung der Pflege als entsexualisierte Situation täglich gelingt. Die genannten Probleme des Krankenhauspersonals lassen vermuten, dass durch die Häufigkeit des Eingriffs in die Intimsphäre dieses eher schwierig zu sein scheint.

Aus den Ausführungen wird deutlich, dass ein problematischer Zusammenhang zwischen Pflegehandlungen und Sexualität sowohl auf Seiten der Pflegenden als auch der Gepflegten existent ist und individuell sehr variabel wahrgenommen werden kann (vgl. Fischer 2003). Dabei kann es auf beiden Seiten durch die Intimität der Situation zu Schamgefühlen kommen. Hier beschreibt Zettl (2000, 104), dass beim pflegenden Krankenhauspersonal eine mögliche „Schamblindheit" eine Reaktion auf den alltäglichen Umgang mit eigentlich beschämenden Situationen sein kann. „Patienten werden auf ihre Krankheit reduziert und eine emotionale Beziehung soweit wie möglich gemieden" (ebd. 104). Diese emotionale Reduzierung der Beziehung kann natürlich auch bei Menschen mit Behinderung eine mögliche Reaktion auf die täglich erlebten schamhaften Situationen sein. Dies ist aber sicherlich in der Beziehung zu Menschen, wie der Lehrerin, die man nicht nur in der Pflege erlebt, ungleich diffiziler.

Daraus lassen sich für die Gestaltung von Pflegesituationen sowohl aus der allgemeinen sexuellen Entwicklung (vgl. Kap. 4 und 5) als auch aus den Ausführungen von Betroffenen (vgl. Köhne u. a. 1998) folgende Notwendigkeiten ableiten:

• möglichst gleichgeschlechtliche Pflege,
• möglichst längerfristig konstantes Personal in der Pflege,
• möglichst störungsfreie Pflegesituation (z. B. geschlossene Tür, Pflegehandlung ohne Unterbrechung).

In etlichen Förderschulen ist es mittlerweile Usus, dass vorrangig Zivildienstleistende und junge Frauen im Freiwilligen Sozialen Jahr in der Pflege eingesetzt werden. Diese jungen Leute werden in der Regel nur angelernt und selten z. B. auf sexualisiertes Verhalten der Schüler in Pflegesituationen vorbereitet. Die sexualerzieherische Verantwortung, die durch die Körpernähe und den Eingriff in die Intimsphäre impliziert ist, sollte auf jeden Fall zu Beginn der Arbeit Thema einer Fortbildung mit entsprechenden Selbstreflexionsanteilen sein. Dies kommt sowohl dem jungen Personal als auch den Schülerinnen mit Behinderung zugute. Ebenso spielen die Schulung des Personals und dessen verantwortungsvoller Einsatz in der Pflege bei der Minimierung von sexueller Gewalt und sexuellen Übergriffen eine bedeutende Rolle.

8.2 Schutz vor sexualisierter Gewalt als durchgängiges Prinzip der Sexualerziehung

Es ist in der Literatur unstrittig, dass Menschen mit Behinderung – hier vor allem Menschen mit Körperbehinderung und/oder geistiger Behinderung – besonders gefährdet sind, Opfer sexualisierter Gewalt bzw. sexuellen Missbrauchs zu werden (vgl. Carell/Leyendecker 1995, Brill 1998, Zemp 2002, Gerdtz 2003, Leue-Käding 2004).

Im Folgenden sollen neben dem Missbrauch durch Erwachsene noch zwei weitere Bereiche thematisiert werden, die für die Sexualerziehung bedeutsam sind. Zum einen finden sexuelle Übergriffe schon zwischen Kindern und damit im pädagogischen Alltag statt. Diese sexuellen Übergriffe haben eine andere Bedeutung als der sexuelle Missbrauch durch erwachsene Täter und verlangen andere pädagogische Reaktionen.

Zum anderen haben sowohl jugendliche als auch erwachsene Täter die Welt des Internet entdeckt, um auch hier eine neue Form sexualisierter Gewalt auszuleben. Gerade für Menschen mit starker Mobilitätseinschränkung kann so die positive Möglichkeit der Kontaktfindung und -gestaltung über das Internet eine gefährdende Komponente beinhalten, die durch Eltern und Lehrer unbedingt thematisiert werden sollte.

8.2.1 Sexualisierte Gewalt durch erwachsene Täter

Unter den Begriff der sexualisierten Gewalt fallen sexuelle Nötigung, sexuelle Belästigung, sexuelle Ausbeutung, sexueller Missbrauch und sexuelle Übergriffe (vgl. Wildwasser 2002). Weiter definieren Carell und Leyendecker (1995): „Sexueller Mißbrauch von körperbehinderten Menschen

- ist jede bewußte, nicht zufällige,
- nicht zwangsläufig physische aber immer auch psychisch gewaltsame
- mit Körperkontakt/ohne Körperkontakt
- einhergehende sexuelle Handlung.
- Dabei nutzt der
- gleichaltrige/jugendliche/erwachsene
- Täter
- seine strukturelle, psychische und/oder physische Machtposition aus,

- um seine eigenen emotionalen und sexuellen Bedürfnisse zu befriedigen" (ebd. 86).

Beide Geschlechter sind von sexualisierter Gewalt betroffen, wenngleich die wenigen Studien aufzeigen, dass Frauen häufiger betroffen sind als Männer (Zemp 2002, Fegert u.a. 2006) und diese häufiger die Täter sind. „Dort, wo Machtausübung, Gewalt und Verfügbarkeit als Hauptmotive im Vordergrund stehen, werden (körper-)behinderte Menschen zu leicht erreichbaren, begehrten Sexualobjekten" (Carell/Leyendecker 1995, 89).

Die Folgen erlebter sexualisierter Gewalt sind individuell sehr unterschiedlich, da sie von der Art der Gewalt, der sozialen Umgebung als auch der Persönlichkeit des betroffenen Menschen abhängen (vgl. Bange 2004). Es lassen sich grob psychosoziale, psychische und psychosomatische Folgen unterscheiden (vgl. Wildwasser 2002) und dabei wieder Kurzzeitfolgen und Langzeitfolgen (vgl. Moggi 2004). Es ist bei erlebtem Missbrauch davon auszugehen, dass die betroffenen Kinder bzw. Jugendlichen Signale in irgendeiner Form aussenden, um auf ihre Leidenssituation aufmerksam zu machen. Diese können jedoch sehr unterschiedlich sein. Signale von Menschen mit Behinderungen werden vom sozialen Umfeld häufig übersehen, indem sie auf die Behinderung als Ursache geschoben werden.

Deshalb sollte es ein besonderes Anliegen der Sexualerziehung bei Schülerinnen mit Körperbehinderung sein, gezielt präventiv tätig zu werden. Dabei sollte Präventionsarbeit sowohl Maßnahmen auf struktureller, institutioneller als auch individueller Ebene umfassen. Ebenso sollten die Lehrerinnen über ein hohes Maß an Sensibilität verfügen, um auch bei Schülerinnen, die Schwierigkeiten haben, sich differenziert zu äußern, Folgen von Gewalterfahrungen zu erkennen (vgl. Carell/Leyendecker 1995).

Zur Prävention sexualisierter Gewalt ist es nötig, um die besonderen Gefährdungsfaktoren zu wissen, die Menschen mit Behinderung zu potentiellen Opfern machen. Zunächst kann auf die bereits dargestellten Erfahrungen im Bereich der Pflege bzw. körpernahen Förderung verwiesen werden. Das Gefühl der Enteignung des eigenen Körpers bzw. ein negatives Körpergefühl, das noch durch häufige ärztliche Untersuchungen etc. verstärkt werden kann, zählt zu den Risikofaktoren für das Erleben sexualisierter Gewalt (vgl. Brill 1998). Das häufige Erleben fremdbestimmter Hilfe „wirkt der Ausprägung eines stabilen Selbstbewusstseins entgegen, macht Bevormundungen und Grenzverletzungen zu einer alltäglichen Erfahrung für die Betroffenen" (Zinsmeister 2003, 13). Dies führt bei Menschen, die kognitiv beeinträchtigt sind, oft zu Problemen, die Abgrenzung von Pflegehandlungen zu Ausbeutungshandlungen nachzuvollziehen (vgl. Weinwurm-Krause 1994). Sie sind auch selten in der Lage, sexualisierte Gewalt rechtzeitig zu erkennen und dann abzuwehren (vgl. Rühling/ Kassenbrock 2002). Carell und Leyendecker (1995) weisen zusätzlich darauf hin, dass sich mit der Erhöhung der Anzahl der Personen z.B. in der Pflege die Gefahr potenziert, dass unter diesen ein potentieller Täter ist. Ebenso stellen sich mangelnde Sexualerziehung und damit mangelndes sexuelles Wissen sowie eher distanzloses Verhalten in der Begegnung mit anderen Menschen als Risikofaktoren dar.

Da physische und emotionale Macht- und Abhängigkeitsverhältnisse die Möglichkeiten zum Ausüben sexualisierter Gewalt begünstigen, sind Menschen mit Behinderung, die in Institutionen leben oder diese tagsüber besuchen (z.B. Förderschule oder Werkstatt für Menschen mit Behinderung), besonders gefährdet (vgl. Fegert/Wolff

2002). „Frauen und Mädchen mit Behinderung sind über erfahrene institutionelle Sozialisation und darin vorfindbare unreflektierte Mechanismen einer hierachischen Geschlechterkultur ganz besonders von sexualisierter Gewalt betroffen" (Wildwasser 2002, 26).

Bronfranchi (2001) weist darauf hin, „dass über 30 Prozent der Übergriffe an Orten verübt wurden, die in Zusammenhang mit der Behinderung des Opfers stehen, wie zum Beispiel Wohnheime, Krankenhäuser, Fahrzeuge zur Beförderung behinderter Menschen" (ebd. 28). In Wohnheimen wird häufig auch weniger Rücksicht auf die Wahrung der Intimsphäre des Einzelnen gelegt (vgl. Brill 1998). Dieses Ergebnis ist vor dem Hintergrund der Forschungsergebnisse von Bretländer u. a. (2002) noch erschreckender. Diese stellten in ihrer Befragung junger Frauen mit Körperbehinderung fest, dass die jungen Frauen gerade in ihrem sozialen Nahbereich der Sondereinrichtungen viele eher als behindertenfreundlich bewertete Erfahrungen machen. Ein großer Teil der negativen Erfahrungen sexualisierter Gewalt findet also in einem durchaus positiv konnotierten Lebensraum statt. Eine Differenzierung in ‚gute‘ und ‚schlechte‘ Erfahrungen scheint den Menschen mit Behinderungen dadurch noch schwieriger zu werden.

Wawrock, Klein und Fegert (2002) machen in ihrer zusammenfassenden Darstellung der Ergebnisse eines Forschungsprojektes zu sexualisierter Gewalt in Wohneinrichtungen der Behindertenhilfe das Ausmaß der Problematik deutlich. Von den 21 interviewten Leiterinnen und Leitern dieser Einrichtungen für Kinder, Jugendliche und Erwachsene mit geistiger Behinderung hatten bisher alle Opfer von sexuellem Missbrauch bzw. sexualisierter Gewalt betreut. Zum Teil kamen die Bewohnerinnen und Bewohner schon mit diesen Gewalterfahrungen in die Einrichtung. Allerdings wurde genauso von sexualisierter Gewalt in der Einrichtung berichtet. Dabei handelte es sich vorwiegend um sexuelle Kontakte zwischen den Mitarbeitern und den Bewohnern bzw. sexualisierter Gewalt zwischen den Bewohnern. In einem Fall wurde von einem sexualisierten Übergriff durch einen Busfahrer und in einem weiteren Fall von Prostitution der Frau mit Behinderung erzählt (vgl. Fegert u. a. 2006).

„Auffällig war, dass den Befragten der *geschlechtsspezifische* Aspekt sexueller Gewalt gegen Bewohnerinnen nicht bewusst war bzw. sie diesen nicht thematisierten. Ebenso wenig stellen sie generative Machtstrukturen in Rechnung. Dies erstaunt vor allem deswegen, weil dies zentrale Faktoren bei der Analyse sexueller Gewalt/sexuellen Missbrauchs von nichtbehinderten Mädchen und Jungen bzw. Frauen sind. Gegenwärtig waren den EinrichtungsleiterInnen vor allem *behinderungsbedingte* Risikofaktoren" (Wawrock u. a. 2002, 74, Hervorhebungen im Original).

Carell und Leyendecker (1995) weisen darauf hin, dass Menschen mit Behinderung häufig soziale Netzwerke fehlen, die helfen könnten, sexualisierte Gewalt aufzudecken und zu beenden. Einschlägige Beratungsstellen weisen oft nicht die erforderliche Barrierefreiheit (räumlich, sozial und kommunikativ) auf, die für eine umfassende Unterstützung notwendig ist.

Brill (1998) problematisiert, dass gerade Menschen mit geistiger Behinderung oft mangelnde Glaubwürdigkeit unterstellt wird. Dies ist häufig bei strafrechtlichen Maßnahmen der Fall, da die Strafjustiz für die Belange und Lebenswirklichkeiten behinderter Menschen bei weitem noch nicht ausreichend sensibilisiert ist, um ihnen angemessen zu helfen (vgl. Zinsmeister 2002). Bungart (2005) stellt bei ihrer Analyse des strafrechtlichen Kontextes allerdings fest, „dass durch die neueren Sexualstrafrechtsreformen der Schutz behinderter Menschen vor sexuellen Übergriffen weitreichend verbessert worden ist" (ebd. 233).

Aus der Übersicht der Risikofaktoren ist deutlich geworden, dass viele ungünstige Bedingungen vor allem strukturell bedingt sind und kaum durch die Menschen mit Behinderung verändert werden können.

8.2.2 Sexualisierte Übergriffe zwischen Kindern

Sexualisierte Übergriffe zwischen Kindern gehören gerade im Rahmen einer sexualfreundlichen Sexualerziehung, die z. B. gegenseitige Erkundungen der Kinder im Genitalbereich nicht verhindern will, sondern als natürlichen Entwicklungsschritt ansieht, zu einem sehr differenziert zu betrachtenden Problembereich. Die Abgrenzung zwischen neugierigem Verhalten und sexualisierten Übergriffen ist in manchen Fällen schwer zu ziehen. Eine möglicherweise zu liberale Haltung, die eine zu große Bandbreite kindlichen Sexualverhaltens akzeptiert, lässt Abgrenzungen von z. B. kindlichem Explorationsdrang zu übergriffigem Verhalten nur schwer zu (vgl. Deegener 1999). So erfolgen Eingriffe durch die Erwachsenen ggf. zu spät oder gar nicht.

Ähnlich problematisch ist eine eher negierende und tabuisierende Haltung, da Kinder z. B. als Täter nur schwer vorstellbar sind. Dies kann die Suche nach kompetentem Rat verhindern (vgl. Meyer-Deters 2003), der aber sowohl für das betroffene Kind, das den sexuellen Übergriff erlebt und durchlitten hat, als auch für das übergriffige Kind notwendig ist.

„Wenn dies nicht geschieht (sich kompetente Unterstützung holen, B.O.), besteht die Gefahr, dass das übergriffige Kind in eine ,Täterkarriere' hineinwächst. Dieses Hinweinwachsen basiert auf dem Prinzip ,Lernen durch Erfolg', wie es für die Anwendung von Gewalt bereits belegt ist: wenn ein Verhalten sich ,bewährt', es also hilft, sich auf diese Art besser, unabhängiger von Zurückweisungen, überlegener und machtvoller zu fühlen, dann wird das übergriffige Kind dies wieder erleben wollen und nach weiteren Gelegenheiten dafür suchen. So beginnt das planmäßige Herbeiführen von Situationen, die Übergriffe und die Auswahl von geeigneten Opfern ermöglichen" (Freund/Riedel-Breidenstein 2004, 61).

Anhand der nachfolgenden Ausführungen, die sich auf Freund und Riedel-Breidenstein (2004) stützen, lassen sich Kriterien finden, die es Eltern oder Pädagogen und Pädagoginnen möglich machen, sexuelle Übergriffe zu identifizieren und angemessen zu handeln, ohne dass damit eine sexualfeindliche Umgebung geschaffen wird.

Wie bereits mehrfach dargelegt sind sexuelle Aktivitäten und Handlungen zwischen Kindern ein für die sexuelle Entwicklung und Identitätsfindung natürliches Explorationsverhalten. Die Kennzeichen des Machtgefälles sowie der Unfreiwilligkeit machen aus einer harmlosen und natürlichen sexuellen Handlung einen sexuellen Übergriff, bei dem es ein betroffenes Kind sowie ein übergriffiges Kind gibt.

Im Unterschied zu sexuellem Missbrauch durch vor allem Erwachsene, d. h. strafmündige Täterinnen und Täter, liegt zwischen den Kindern kein strukturelles Machtgefälle vor. Es handelt sich eher um eine „vermeintliche Überlegenheit aufgrund von Alter, Geschlechtszugehörigkeit, kultureller Zugehörigkeit, körperlicher oder geistiger Schwäche oder äußerlicher Merkmale des betroffenen Kindes" (Freund/Riedel-Breidenstein 2004, 63). Diese gesellschaftlich definierten Merkmale der Unterlegenheit werden genutzt, um ein Machtgefälle herzustellen. Man könnte vermuten, auch wenn zu diesem speziellen Problembereich keine Forschungsergebnisse vorliegen, dass Kinder mit Behinderung aufgrund körperlicher, kognitiver und ggf. auch kommunikativer Unterlegenheit eher zu den betroffenen Kindern gehören. Freund und Riedel-Breidenstein (2004) bestätigen dies aus ihrer praktischen Arbeit in der Beratungsstelle ‚strohhalm‘. Ebenso können sie aus ihrer Erfahrung sagen, dass die Jungen vermehrt zu den übergriffigen Kindern gehören, während unter den betroffenen Kindern das Geschlecht eher gleich verteilt ist.

Die Frage der Freiwilligkeit bzw. Unfreiwilligkeit eines sexuellen Übergriffs zu klären ist ungleich schwieriger, da sich in Spielsituationen wie z. B. bei Doktorspielen die Freiwilligkeit zum Mitspielen durchaus im Spiel ändern kann. „Das heißt, ein und dieselbe sexuelle Handlung kann in einer bestimmten Situation durchaus auf freiwilliger Basis geschehen und in einer anderen Konstellation erzwungen worden sein, so dass sie als sexueller Übergriff gewertet werden muss" (Freund/Riedel-Breidenstein 2004, 63).

Für die pädagogische Arbeit mit Kindern ist deshalb als Lernziel bedeutsam, dass jeder Mensch zu jeder Zeit das Recht auf sexuelle Selbstbestimmung hat und demgemäße Äußerungen erkannt und berücksichtigt werden müssen. Die Kinder, die sich übergriffig verhalten, müssen lernen, die Grenzen der anderen zu erkennen und zu akzeptieren. Es ist ebenso hilfreich, wenn betroffene Kinder zu ihrem eigenen Schutz lernen, noch deutlicher ihren Unwillen und ihre Ablehnung zu artikulieren. Daraus darf jedoch nicht die Schlussfolgerung gezogen werden, dass sie eine Form der Mitschuld an dem sexuellen Übergriff tragen, da sie sich nicht deutlich genug gewehrt haben.

Grundsätzlich gilt: „Die Qualität des Umgangs mit sexuellen Übergriffen unter Kindern ist also entscheidend dafür, ob und welche seelischen Folgen der sexuelle Übergriff für das betroffene Kind hat. Schlimmstenfalls kann der unfachliche oder ignorierende Umgang die Folgen verstärken oder sogar selbst bewirken" (Freund/Riedel-Breidenstein 2004, 88).

Hier ist vor allem zu beachten, dass dem Schutz, der Stärkung und dem Trost des betroffenen Kindes die oberste Priorität gilt. Dieses Kind sollte als erstes im Blickfeld der Pädagoginnen und Pädagogen stehen und deren volle, situationsbedingt parteiliche Aufmerksamkeit erhalten. Erst im zweiten Schritt geht es um Grenzsetzung und Maßnahmen gegenüber dem übergriffigen Kind, das nun deutlich erleben muss, dass seine vermeintliche Machtposition durch Einschreiten der Erwachsenen sein Ende findet.

Weitere Erläuterungen finden sich zur Vermeidung von Redundanzen in dem abschließenden Kapitel zu Prävention und Intervention in Bezug auf sexualisierte Gewalt allgemein.

8.2.3 Sexualisierte Gewalt im Internet

Durch die immer stärkere Nutzung des Internets tritt dieses in seiner Ambivalenz deutlicher in das Bewusstsein der Eltern und Pädagoginnen und Pädagogen. Die jugendlichen Nutzer allerdings sind oft noch getrieben von Faszination, Neugier und entsprechendem Risikoverhalten und somit leichte Opfer für sexuelle Übergriffe durch getarnte Erwachsene (vgl. Bundesverein zur Prävention von sexuellem Missbrauch an Mädchen und Jungen e. V. 2007).

Das Internet bietet Kontaktmöglichkeiten über weite Distanzen und ohne die physische Anwesenheit der Person. Gerade für Menschen mit starken Mobilitätseinschränkungen oder Kommunikationsproblemen liegen hier viele Potentiale einer selbstbestimmten Lebensgestaltung. Die Beratung für viele Lebensfragen auch im Bereich der Sexualität oder der Partnerschaftsprobleme kann anonym im Internet erfolgen (siehe Adressenliste im Anhang). Kontakte zu Selbsthilfegruppen, Partnervermittlungen oder aktuellen Informationen sind vom häuslichen PC aus jederzeit zugänglich. Neben diesen positiven Errungenschaften gerade für Menschen mit starken Mobilitätseinschränkungen besteht die Gefahr der sexuellen Viktimisierung der vor allem jugendlichen Nutzer durch sexuelle Übergriffe.

Diese können unterschiedliche Formen annehmen und werden nach der ersten deutschsprachigen Studie zum Thema „Aggression, Gewalt und sexuelle Viktimisierung in Chatrooms" (Katzer/Fetchenhauer 2007) in drei Formen der sexuellen Viktimisierung eingeteilt:

„1. *ungewollte sexuelle Anmache im Chat* (d. h. gegen den eigenen Willen nach sexuellen Dingen gefragt werden, nach körperlichem Aussehen und nach eigenen sexuellen Erfahrungen gefragt werden und von sexuellen Erfahrungen anderer Chatteilnehmer erzählt bekommen)

2. *ungewollt pornografisches und sexuell bezogenes Material im Chat bekommen* (d. h. gegen den eigenen Willen Pornofilme und Nacktfotos erhalten)

3. *ungewollt zu sexuellen Handlungen vor der Webcam aufgefordert werden* (z. B. gegen den eigenen Willen Aufforderung, sich im Genitalbereich zu berühren, sich selbst zu befriedigen, etc.)" (Katzer 2007, 21).

Gerade die Chatrooms werden von den Jugendlichen sehr häufig als Kommunikationsmedium genutzt und können aufgrund fehlender wirksamer Kontrollmechanismen bzw. Sanktionen von erwachsenen Täterinnen und Tätern in der jeweils gewählten Pseudoidentität eines angeblichen Jugendlichen missbraucht werden für das Ausleben von Aggressionen, Opfersuche und Gewalthandlungen.

Nach Katzer (2007) sind vor allem die so genannten Flüsterräume oder private rooms gefährlich. Hier häufen sich nach Angaben der 1700 befragten Jugendlichen die sexuellen Übergriffe. Die Folgen reichen von einmaligen unangenehmen Empfindungen bis hin zu länger anhaltenden negativen emotionalen Auswirkungen, die als starke Belastung beschrieben werden.

Da nur jeder Zehnte von den betroffenen Jugendlichen mit seinen Eltern über die Erlebnisse redet, ist es präventiv bedeutsam, die Jugendlichen im Rahmen der schulischen Arbeit mit dem Internet einfühlsam auf dessen Ambivalenz und potentielle Gefahren hinzuweisen. Scham, Angst vor Unverständnis, aber auch die Angst vor einem generellen Internetverbot halten die Jugendlichen oft davon ab, sich einem Erwachsenen anzuvertrauen (Katzer 2007).

Die aufklärende Arbeit mit den Eltern und Lehrern ist genau vor diesem Hintergrund notwendig. Auf diesem Weg kann es ihnen gelingen, die Kinder und Jugendlichen besser in der Welt des Internet zu begleiten. „Es ist also wesentlich besser, wenn sich Erwachsene mit den neuen Medien auseinandersetzen, um Mädchen und Jungen effektiv zu schützen. Sie können dann auf der Basis eigener Medienkompetenz mit ihren Töchtern und Söhnen über eine sichere, verantwortungsvolle Nutzung des Internet sprechen" (Krämer 2007, 59). Die präventive individuelle Aneignung dieser Medienkompetenz sollten allerdings auch Pädagoginnen und Pädagogen realisieren.

8.2.4 Prävention und Intervention

Am Beginn jeglicher präventiven oder intervenierenden Tätigkeit steht die Anerkennung der Erkenntnis, dass sowohl sexuelle Übergriffe zwischen Kindern als auch sexuelle Gewalt durch Erwachsene in der betreffenden Institution oder in der eigenen Familie möglich sind. Nur durch Anerkennung dieser Realität besteht die entsprechende Sensibilität, um selber diese Übergriffe zu erkennen bzw. den kindlichen oder jugendlichen Opfern zu glauben und ihnen zu helfen.

Diese Hilfe ist immer mit dem Einbezug externen Fachpersonals verbunden, bei dem dieses sensible und tabuisierte Thema öffentlich gemacht werden muss. Damit dieser Schritt zum Schutz der Opfer leichter wird, sollte das Reden über sexuelle Gewalt, deren Prävention und Interventionsmaßnahmen in Einrichtungen ein ‚normales‘ Thema sein. So kann für die Unterstützungsbedarfe sensibilisiert und eine Bagatellisierung vermieden werden. Durch eine entsprechende Öffentlichkeitsarbeit können sich die Lehrerinnen in der Schule ebenso für die Realisierung entsprechender Fortbildungen für Lehrerinnen, Therapeutinnen, Pflegepersonal und auch Eltern einsetzen. Kontinuierliche Kontakte zu Beratungsstellen sind für den Notfall hilfreich und eine gute Grundlage für besonnenes Handeln (siehe Adressenliste im Anhang).

Auf sexualerzieherischer bzw. allgemein pädagogischer Ebene ist von immenser Bedeutung, Macht- und Abhängigkeitsverhältnisse möglichst gering zu halten. Kinder und Jugendliche mit Behinderung müssen Freiräume für selbstbestimmtes Handeln bekommen und zu Eigensinn ermutigt werden (vgl. EigenSinn 2005). Der Aufbau von Selbstbestimmung verbunden mit einer Minimierung von Fremdbestimmung sollten pädagogische Leitziele sein. Die Gestaltung gleichgeschlechtlicher Pflegesituationen nach den Wünschen der Betroffenen ist hier ebenso bedeutsam. Je mehr die Kinder und Jugendlichen mit Körperbehinderung lernen, ihren eigenen Gefühlen und ihrem Verstand zu trauen und Abhängigkeiten trotz Angewiesensein auf Hilfe reduziert werden, umso besser sind sie vor sexuellen Übergriffen geschützt.

Lehrerinnen können dementsprechend präventiv tätig sein, indem sie

- strukturelle Machtverhältnisse minimieren,
- Öffentlichkeitsarbeit initiieren oder unterstützen,
- sich entsprechend fortbilden,

- sensibel für mögliche Verhaltensänderungen bei den Schülerinnen als Indiz für sexuelle Gewalterfahrungen sind,
- für eine günstige Pflege- und Fördersituation sorgen (Gleichgeschlechtlichkeit, konstante Pflegepersonen),
- durch Sexualerziehung den Schülerinnen entsprechendes Wissen vermitteln (vgl. Kruck 2006),
- eine geschlechtsbewusste Erziehung realisieren,
- Selbstbestimmung als durchgängiges Lebens- und Lernprinzip vermitteln,
- Kommunikationsmöglichkeiten der Schülerinnen fördern (vgl. EigenSinn 2005, 10 f.; Gerdtz 2003).

In der konkreten unterrichtlichen Tätigkeit wird in der Regel im Rahmen der Sexualerziehung das Thema aufgegriffen. Wie der Vorschlag für das Spiralcurriculum zeigt (vgl. Kap. 7.4.3), sollte das Thema in jeder Schulstufe neu akzentuiert werden und durch gut informierte und mit Beratungsstellen vernetzte feste Ansprechpartner und Ansprechpartnerinnen an der Schule optimiert werden. Eine gleichgeschlechtliche Beratung der Kinder und Jugendlichen sollte hier möglich sein.

Thematisch sind im Unterricht entweder als konkrete Unterrichtsreihen, Vorhaben etc. oder als permanente pädagogische Prinzipien folgende Schwerpunkte der präventiven Arbeit bedeutsam (vgl. EigenSinn 2005, 12 ff.):

- Aufbau einer positiven Körper- und Selbstwahrnehmung
- eigene Gefühle erkennen und benennen
- Kennen lernen unterschiedlicher Berührungsqualitäten und deren differenzierte Wahrnehmung im Kontakt mit anderen
- Aufbau von Selbstbewusstsein und Mut, um sich zu wehren gegen Bevormundung, Einschränkungen und Grenzüberschreitungen
- Erkennen von ‚schlechten‘ Geheimnissen, deren Geheimhaltung durch Druck oder Zwang erpresst wird
- Lernen, sich Hilfe zu holen.

Bei den bisher benannten Präventionsmaßnahmen sind vor allem die potentiellen Opfer mit dem Ziel deren Schutzes in den Blick genommen worden. Dies sollte auch immer oberste Priorität haben und eine deutlich parteiliche Stellungnahme für das betroffene Kind oder den Jugendlichen durch den begleitenden Erwachsenen erfolgen.

Weniger verbreitet und wissenschaftlich erforscht ist die Arbeit mit den potentiellen Tätern, d. h. vor allem in der Schule den männlichen Jugendlichen. Kade (2003) stellt in ihrem Aufsatz in Anlehnung an die Untersuchung von Heiliger und Engelfried (1995) vier Prädispositionen dar, die als Ansatzpunkt für die präventive Arbeit mit den Tätern gelten können:

- „Mangel an Sexualaufklärung durch Bezugspersonen
- Verbot und Verheimlichung von Masturbation
- Normendruck bei der Annäherung an Mädchen und Frauen
- Bestätigung von Frauenverachtung durch gleichaltrige Jungencliquen" (Kade 2003, 34).

Schulische Sexualerziehung kann durch die unterrichtliche Arbeit sowie durch eine enge Kooperation mit den Erziehungsberechtigten den Mangel an Sexualaufklärung beheben sowie durch eine sexualfreundliche Sexualerziehung, die Selbstbefriedigung als eine Möglichkeit der Sexualität anerkennt, hier mehr Freiräume für die Jugendlichen schaffen. Auffassungen über Männlichkeit und Weiblichkeit und das Verhältnis der Geschlechter untereinander sollten ebenso Themen der Sexualerziehung sein wie auch das Erlernen des Umgangs mit Unsicherheiten als Alternative zu sexuell gewalttätigem Verhalten.

Neben der präventiven Arbeit auf den verschiedenen Ebenen ist es von großer Wichtigkeit, dass die Erwachsenen, die einen Verdacht auf das Erleben sexueller Gewalt bei einem Kind oder Jugendlichen vermuten, wohlüberlegt handeln, um eine sekundäre Traumatisierung durch falsche Interventionen zu verhindern.

„Der Schutz des betroffenen Mädchens bzw. der betroffenen Frau (oder des Jungen, B. O.) muss bei allen Überlegungen im Vordergrund stehen. Für die Beraterin bedeutet dies, Ruhe zu bewahren, sich Zeit für wichtige Überlegungen zu nehmen und nicht überstürzt zu handeln" (Wildwasser 2002, 72).

Die folgenden Schritte überlegten Handelns sind stark gekürzt dem Faltblatt „Die eigenen Schritte planen – überlegt handeln" des Arbeitskreises „Das missbrauchte Kind" (Köln, o. J.) entnommen. Es ist über Zartbitter e. V. zu beziehen. Leitlinien im Umgang mit dem Verdacht auf Missbrauch finden sich auch bei Bange und Körner (2004). Bei einem Verdacht ist es immer sinnvoll, eine Beratungsstelle zu kontaktieren. Alle Beobachtungen, Vermutungen und Gespräche sollten dokumentiert werden.

Zunächst sollte die eigene Wahrnehmung des vermuteten Missbrauchs überprüft werden. Dazu sollte notiert werden, welche körperlichen oder psychischen Auffälligkeiten beobachtet werden konnten und in welcher Häufigkeit oder in welchen Situationen dieses Verhalten auftritt. Mögliche Äußerungen des Kindes oder Jugendlichen zu eventuellen sexuellen Übergriffen sollten festgehalten werden. Zur eigenen Entlastung sollte man sich eine Vertrauensperson suchen, die fachlich und emotional stützt und bei der eigenen Verunsicherung durch den Verdacht hilft.

Zur eigenen rechtlichen und fachlichen Absicherung sollten so bald wie möglich die Vorgesetzten, d. h. die Schulleitung, informiert und Unterstützung bei einer Beratungsstelle gesucht werden. Gemeinsam sollten dann die weiteren Handlungsschritte geplant werden. Diese können umfassen: Kooperation mit anderen Institutionen, Einberufen einer Helferkonferenz, Gespräch mit dem Mädchen/dem Jungen, Gespräch mit Mutter/Vater und schließlich eine Strafanzeige.

Wird an einer Schule sehr offen mit der potentiellen Gefahr der sexualisierten Gewalt gegen die Schülerinnen umgegangen und präventiv gearbeitet, so verringern sich die Möglichkeiten potentieller Täter, dort ihre Opfer zu finden. Je mehr Mitarbeiterinnen sich kompetent in der Begleitung der Opfer sehen, umso eher kann den betroffenen Mädchen und Jungen geholfen werden. Somit kann der Schutz vor sexualisierter Gewalt als eine umfassende Aufgabe der Sexualerziehung vor allem für Kinder und Jugendliche mit Behinderung definiert werden.

8.3 Sexualerziehung als Auseinandersetzung mit Behinderungserfahrungen

Die Notwendigkeit der Thematisierung der eigenen Lebensausgangsbedingungen und entsprechender Behinderungserfahrungen wurde bereits an anderer Stelle ausführlich begründet und in ihren Möglichkeiten entfaltet (vgl. Ortland 2006). Deshalb sei an dieser Stelle nur knapp auf diese flankierende Maßnahme im Rahmen der Sexualerziehung verwiesen und auf eine bedeutende Untersuchung als wichtigen Begründungszusammenhang für die Sexualerziehung verwiesen.

Weinwurm-Krause (1990) konnte in ihrer Befragung von 158 Jugendlichen und jungen Erwachsenen mit körperlicher Schädigung zu deren Sexualität und sexuellem Erleben einen deutlichen Zusammenhang mit dem Grad der Auseinandersetzung mit der eigenen Behinderung feststellen. „Die Auseinandersetzung mit der Behinderung ist wohl die bedeutsamste Variable für die Lebensgestaltung" (ebd. 211). Hier zeigt sich deutlich die Notwendigkeit, die ‚Eigene Behinderung' als ein Themenangebot sowohl in der Sexualerziehung als auch in anderen schulischen Bereichen aufzugreifen. Die breit angelegte Untersuchung zeigte einen Einfluss folgender Bedingungen auf diesen Prozess:

- „eine positive Sexualerziehung,
- eine wenig normativ bestimmte Einstellung zu Sexualität,
- ein hohes Bildungsniveau,
- Besuch einer Nichtbehindertenschule" (ebd. 211).

Eine freie, positive Sexualerziehung durch die Eltern zeigte sich vor allem in der Anerkennung der Sexualität der Jugendlichen sowie der Akzeptanz ihrer sexuellen Erfahrungen. Diese Unterstützung war verbunden mit einer emotional positiven Bewertung von Sexualität an sich. Eine so gestaltete Erziehungshaltung der Eltern scheint den Kindern und Jugendlichen mit körperlicher Schädigung eine hohe Wertschätzung zu vermitteln, wohingegen eine starke Leistungsorientierung in der Erziehung die Verwirklichung befriedigender Sexualität zu hemmen scheint.

Als ein weiteres wichtiges Ergebnis der Studie konstatiert Weinwurm-Krause (1990), dass vor allem die von außen an die Menschen mit körperlicher Schädigung herangetragenen Wertmaßstäbe und Normvorstellungen entscheidenden Einfluss auf die Lebensumstände und die sexuellen Entwicklungs- und Lebensmöglichkeiten haben. Je „intensiver allgemeine gesellschaftliche Bewertungen internalisiert werden, desto mehr reduzieren sich die Möglichkeiten, eine befriedigende Partnerschaft zu gestalten; individuelle Bedeutungsmuster können sich kaum entwickeln" (ebd. 203).

Die Art der körperlichen Schädigung, deren Ausmaß und der Bedarf an Hilfestellung bei alltäglichen Verrichtungen oder der Pflege haben nur einen marginalen Einfluss. Von größerer Bedeutung sind die internalisierten Bewertungen und damit die subjektiven Bedeutungszuschreibungen. Allerdings lassen sich Zusammenhänge zwischen Mobilitätseinschränkungen und den Möglichkeiten zum Herstellen von sozialen Kontakten und damit der Möglichkeit zu sexuellen Erfahrungen herstellen.

Die Thematisierung der eigenen Lebenssituation und der Erfahrungen, in denen sich Kinder oder Jugendliche als behindert erlebt haben (z.B. durch gesellschaftliche

Wertmaßstäbe, denen sie nicht oder nur z. T. entsprechen), ist vor allem im Jugendalter durch die verstärkte Selbstreflexion ein bedeutsames und unverzichtbares Unterrichtsangebot (vgl. Leyendecker 2006).

Dies erfordert von den Lehrkräften Kompetenzen, die über die üblichen didaktisch-methodischen Kompetenzen hinausgehen. Ihre Rolle als Lehrer verändert sich zu einem Begleiter der Schülerinnen und Schüler, der nun diese Form der Unterrichtsgestaltung in gemeinsamer Verantwortung mit den Schülern dialogisch gestaltet. Die Orientierung an den Kompetenzen und Ressourcen der Schülerinnen und Schüler mit dem Ziel deren Erweiterung bestimmt die unterrichtliche Tätigkeit. Neben der Sexualerziehung bieten sich noch folgende Fächer für entsprechende Unterrichtsangebote an (vgl. ausführlich Ortland 2006):

- Deutschunterricht
- Religionsunterricht
- Ästhetische Erziehung
- Medienerziehung
- Unterricht in der Abschlussstufe

Den Schülerinnen und Schülern kann die Möglichkeit gegeben werden, ihre eigene Lebenssituation zu reflektieren und durch die Stärkung der eigenen Handlungsoptionen und Ressourcen mehr Selbstbewusstsein aufzubauen. Dies ist eine notwendige unterstützende Maßnahme für die Entwicklung einer subjektiv befriedigenden Sexualität.

9 Ausgewählte Adressatengruppen der Sexualerziehung

Neben den im vorangegangenen Kapitel dargestellten behinderungsspezifischen Inhalten eines umfassenden Gesamtkonzeptes der Sexualpädagogik gibt es Gruppen von Kindern und Jugendlichen mit Behinderung, die in einem solchen Konzept besondere Berücksichtigung finden sollten, da sie neben der allgemeinen Stigmatisierung und Diskriminierung von Menschen mit Behinderung in der Regel weitere Diskriminierungen erfahren. Dies sind

- Mädchen und junge Frauen mit Behinderung,
- homosexuelle Menschen mit Behinderung,
- Menschen mit sehr komplexen Formen der Behinderung, so genannte Menschen mit schwerster Behinderung.

Ein umfassender, möglichst viele Lebenslagen berücksichtigender sexualpädagogischer Ansatz sollte diese Personengruppen besonders im Blick haben und ggf. durch individuelle oder gruppenspezifische Angebote unterstützen.

Es fehlen in den folgenden Ausführungen die Kinder und Jugendlichen aus anderen Ländern und Kulturen, die unterschiedlich lange mit ihren Familien in Deutschland leben. Auf der einen Seite sind ihre Geschichten, Lebenshintergründe, kulturellen und religiösen Verwurzelungen höchst unterschiedlich und individuell und auf der anderen Seite spielen in dem noch jungen Forschungszweig des interkulturellen Lernens Schülerinnen und Schüler mit Behinderung eine nur marginal beachtete Randgruppe. So sind keine dezidierten Auskünfte über ihre Lebenslagen, Lernbedarfe und Lernhindernisse möglich. Förderlich sind – soviel zu sagen ist möglich – eine interkulturelle Öffnung von Unterricht und Schule sowie eine Erweiterung der interkulturellen Kompetenz der Lehrerinnen und Lehrer.

9.1 Geschlechtshomogene Angebote für Mädchen mit Behinderung

Bereits in den Ausführungen zu möglichen Besonderheiten der sexuellen Entwicklung bei Kindern und Jugendlichen mit Behinderung (vgl. Kap. 4 und 5) wurde auf die doppelte Diskriminierung von Mädchen und Frauen mit Behinderung hingewiesen. Als pädagogische Konsequenz soll diese Geschlechtsspezifität vorliegender Forschungsergebnisse aufgegriffen werden und der Fokus im Folgenden auf ein geschlechtshomogenes Angebot für Mädchen gelegt werden. Als Grundlage dient die Darstellung der integrativen Mädchenangebote mixed pickels e.V. in Lübeck und LaLuna in Pforzheim durch Ott (2006). Im Rahmen eines schulischen sexualpädagogischen Gesamtkonzeptes sollte ein solches Angebot neben der unterrichtlichen Sexualerziehung auf freiwilliger Basis für die Mädchen als Arbeitsgemeinschaft angeboten werden.

9.1.1 Ziele und Organisation

Aufgrund der doppelten Tabuisierung der Sexualität bei Frauen mit Behinderung liegt das Ziel geschlechtshomogener Angebote in einer grundlegenden Stärkung der Mädchen mit dem besonderen Ziel der Entwicklung einer geschlechtsspezifischen Identität. In Anlehnung an zentrale Begriffe feministischer Mädchenpädagogik (vgl. Graff 2004) ist die Geschlechtshomogenität als Organisationsform von Bedeutung. Diese kann auf Wunsch der Mädchen z.B. auch zeitweilig aufgelöst werden, um Treffen mit Jungen durchzuführen. Weiterhin spielt der Aspekt der Identifikation für die leitende Lehrerin eine bedeutsame Rolle: „Dabei begründet der Grundsatz pädagogischer Parteilichkeit, dass nur Frauen feministische Arbeit mit Mädchen authentisch leisten können, da ihm die strukturell gemeinsame Betroffenheit von Unterdrückung und den daraus zu entwickelnden emanzipatorischen Erziehungszielen implizit ist" (ebd. 69).

Es bietet sich an, dieses Mädchenangebot ergänzend zur verpflichtenden schulischen Sexualerziehung im Bereich der freiwilligen Arbeitsgemeinschaften zu verankern. So kann den Mädchen ein jungen- bzw. männerfreier Rahmen angeboten werden, um sie vor allem in der Entwicklung ihrer Geschlechtsrollenidentität zu unterstützen und in ihrem Selbstbewusstsein zu stärken. Mädchen mit Behinderung erleben häufig, dass sie zum einen geschlechtsneutral erzogen werden und zum anderen ihnen eine Rolle als Frau und Mutter nicht zugetraut wird. Häufig fehlen Rollenvorbilder von Frauen mit Behinderung, die eine Identifikation ermöglichen würden und damit eine Auseinandersetzung mit eigenen Wünschen und Vorstellungen forcieren könnten.

Da an Förderschulen häufig der Anteil der Jungen überwiegt, kann ein spezielles Angebot für Mädchen einen Freiraum bieten, um gemeinsam mit anderen Mädchen spezifische Themen zu bearbeiten. Das Entstehen neuer Mädchenfreundschaften, die wiederum für das Finden einer eigenen Geschlechtsidentität von Bedeutung sind, kann so unterstützt werden.

9.1.2 Inhaltliche Gestaltung

Das inhaltliche Angebot sowie die Vertiefung bestimmter Themen hängen stark von der Individualität und der spezifischen Lebenssituation der Mädchen ab. Demgemäß sollten gemeinsam mit den Schülerinnen Themenvorschläge gesammelt und in ihrer inhaltlichen Spezifizierung ausgehandelt werden. Eine solche kooperative Gestaltung des Angebotes kann wiederum das Selbstbewusstsein der Mädchen stärken. Im Sinne eines gemeinsamen Lernprozesses kann durchaus zu Beginn noch eine stärkere Strukturierung durch die Lehrerinnen hilfreich sein, die dann sukzessive abgebaut werden sollte.

Das Aufgreifen geschlechtsspezifischer Themen der Sexualerziehung ist in der Regel nur ein Teil eines solchen Angebotes. Für die Mädchen kann ebenso bedeutsam sein, dass sie sich mit traditionell jungendominierten Themen ohne deren Anwesenheit auseinander setzen können (z.B. die Arbeit am Computer oder handwerkliche Tätigkeiten).

Zur Identifikation mit diesem Mädchenangebot sollte zunächst ein gemeinsamer Name für die Arbeitsgemeinschaft gefunden werden (z.B. Frauensachen, girls-time, starke Mädchen, Frauenpower...). Ein Raum, der nach den Vorstellungen der Mädchen gestaltet werden kann, wäre eine günstige Voraussetzung.

In einer Studie der Bundeszentrale für gesundheitliche Aufklärung (BZgA 2000) wurde in einer Befragung von Mädcheneinrichtungen die Bewertung der Bedeutsamkeit verschiedener Themen erbeten. Daraus ergab sich die folgende Rangfolge nach der Wichtigkeit der genannten Themen (ebd. 159):

- Selbstbehauptung/Selbstverteidigung
- Mädchenrolle
- Identität/Persönlichkeit
- Sexuelle Gewalt
- Weibliche Sexualität
- Berufsfindung/Lebensplanung
- Partnerschaft
- Gesundheit/Körper
- Verhütung
- Mädchen/Jungen
- Körperbild/Körperkult
- Pubertät
- Menstruation
- Ess-Störungen
- Lesbische Liebe/Sexualität
- Schwangerschaft/Schwangerschaftsabbruch
- Selbstbefriedigung
- Sexuelle Orientierung

Ergänzt werden sollte ein Angebot im Bereich ,Intimität und Pflege', in dem erlebte Pflegesituationen reflektiert werden. Auf dieser Grundlage können Wünsche geäußert oder entwickelt sowie eine Veränderung schulischer Pflegesituationen initiiert werden. Ebenso sollten Möglichkeiten unterstützter Sexualität mit ihren potentiellen Vor- und Nachteilen diskutiert werden können (vgl. Walter 2004).

Grundsätzlich gilt für eine Mädchengruppe mit Mädchen mit Behinderung, dass ihnen derselbe Themenkatalog angeboten werden kann wie Mädchen ohne Behinderung. Die Auswahl und die Gewichtung der einzelnen Themen sowie deren behinderungsspezifische Ausprägung sollte gemeinsam mit den Mädchen ausgehandelt werden.

Für die schulische Sexualerziehung bietet sich immer die enge Zusammenarbeit mit entsprechenden Beratungsstellen an. Dies hat verschiedene Vorteile: Durch ergänzende Angebote von Sexualpädagoginnen aus Beratungsstellen können weitere Perspektiven in die Arbeit mit aufgenommen werden, die in der Regel außerhalb der Erfahrungsbereiche der Lehrerinnen liegen. Die Unterstützungsangebote der Beratungsstellen können vorgestellt und damit Hemmschwellen in Bezug auf deren Nutzung abgebaut werden. Häufig bieten Beratungsstellen auch die Möglichkeit, Angebote in ihrem Haus durchzuführen. Der Kontakt zu Mädchen ohne Behinderung kann so erleichtert werden. Z. T. wird darauf auch großen Wert gelegt, um so die Chance zu erhöhen, dass die Mädchen auch die Beratungsangebote nutzen.

9.2 Homosexuelle Schüler mit Behinderung

Die Dichotomie von Hetero- oder Homosexualität ist aus wissenschaftlicher Perspektive nicht aufrecht zu erhalten (vgl. Haeberle 2005). Man geht eher davon aus, dass es homosexuelles bzw. heterosexuelles Verhalten unterschiedlichen Ausmaßes gibt. „Zudem ist die sexuelle Orientierung bei manchen Menschen durchaus nicht stabil, sondern wechselt im Laufe der Zeit, vielleicht sogar mehrfach, zwischen hetero- und homosexuell hin und her" (ebd. 71). Trotzdem fanden sich lange Zeit und finden sich bis heute wissenschaftliche Bestrebungen, besondere Kennzeichen in Form von z.B. Gehirnstrukturen, Charakterzügen etc. bei Homosexuellen nachzuweisen. Durch diese Wahrnehmung als eine besondere Gruppe, aber vor allem durch die christlich-jüdische Kultur in Deutschland, die homosexuelle Neigungen als unnatürlich abwertete, lassen sich die heute noch deutlichen Diskriminierungen erklären. Die deutsche nationalsozialistische Vergangenheit hat durch die Verfolgung und Internierung homosexueller Menschen in den Konzentrationslagern einen dramatischen und Menschen verachtenden Höhepunkt geboten (vgl. zur geschichtlichen Entwicklung der Homosexualität allgemein Feustel 2003).

Für Menschen mit Behinderung, die homosexuell orientiert sind, potenzieren sich ihre Diskriminierungserfahrungen noch.

Obwohl ca. 10 % der deutschen Bevölkerung in ihrer Partnerorientierung homosexuell ausgerichtet sind (vgl. Hopf 2002), sind Aspekte von Homosexualität und vor allem von Homosexualität und Behinderung in vorliegenden Befragungen bisher ausgeklammert worden und auch in der Literatur ist dieser Themenkomplex nur marginal vertreten (vgl. Fegert u. a. 2006). Hofsäss (2001) spricht in diesem Zusammenhang von einer „Diskriminierungskultur" gegenüber Homosexualität in der wissenschaftlichen Forschung und Lehre. Rudolph (2001) beschreibt einen gesellschaftlichen „Zwang zur Heterosexualität". Dies kann insgesamt als Indiz gewertet werden, dass trotz Schwulen- und Lesbenbewegung, entsprechenden Kampagnen, Christopher-Street-Day und ähnlichen Aktionen Homosexualität immer noch zu einem gesellschaftlichen Tabubereich gezählt werden kann, der bei der Reaktion auf Schwule, Lesben und Bisexuelle mit Behinderung von Verhaltensunsicherheit geprägt ist (Rudolph 2001).

Die Vernachlässigung dieses Forschungsbereiches postulieren Fegert u. a. (2006) ebenso: „Von einem vernachlässigten Thema zu sprechen, scheint sogar noch Euphemismus zu sein. Wenn das Thema (Homosexualität und geistige Behinderung, B. O.) zur Sprache kommt, handelt es sich meist um eine Wiedergabe von Alltagswissen oder veralteten Vorurteilen" (ebd. 311).

Ausgehend von dem „Normalfall Heterosexualität" gibt es auch in der Betreuung und Pflege von Menschen mit Behinderung nicht genügend Problembewusstsein und Sensibilität, um eine homosexuelle Ausrichtung zu erkennen, zu thematisieren und ggf.

das Geschlecht des Pflegepersonals oder der Assistenten darauf abzustimmen. „Insbesondere haben lesbische bzw. bisexuelle Frauen darunter zu leiden, sich ihre (weiblichen) Betreuungspersonen nicht frei wählen zu können" (Rudolph 2001, 36).

Die Tabuisierung von Homosexualität zeigt sich z. B. auch in dem von Timmermanns (2003) festgestellten neuen homosexuellen-feindlichen Trend unter den 12–17jährigen Jugendlichen ohne Behinderung. „Jemand, der oder die sich als ‚Schwuler' oder ‚Lesbe' zu erkennen gibt, muss damit rechnen von mehr als der Hälfte der Klassengemeinschaft ausgeschlossen zu werden" (ebd. 24). Glück (1990) kam in seiner repräsentativen Lehrerinnen- und Elternbefragung ebenfalls zu eher negativen Ergebnissen. Homosexualität wird von drei Viertel der Eltern und der Hälfte der Lehrerinnen nicht als erfüllte und schöne Lebensform angesehen. Lehrerinnen werten das Thema Homosexualität für den Unterricht als „heißes Eisen", d. h. als eines der besonders strittigen Themen, die aus Sicht von nur 30 % der befragten Lehrerinnen im Unterricht bis zum 10. Schuljahr behandelt werden sollten. Diese Einstellungen sind besonders bedenklich, da nach Hopf (2002, 82) „rund 20 % der Heranwachsenden zwischen 14 und 26 Jahren, die sich als lesbisch, schwul oder bisexuell bezeichnen, mindestens bereits einen Suizidversuch hinter sich haben".

Grundsätzlich kann davon ausgegangen werden, dass sich das Leben von Jugendlichen oder Erwachsenen mit Körperbehinderung und/oder geistiger Behinderung bei gleichzeitiger Homosexualität noch zusätzlich erschwert. Sie erleben eine doppelte gesellschaftliche Diskriminierung ihrer Sexualität von Seiten der Menschen ohne Behinderung, weil sie a) behindert und b) homosexuell sind. Rudolph (2001, 25) vermutet hier eine besondere Diskriminierung homosexueller Männer: „Homosexuelle Männer werden z. B. aus der Sicht heterosexueller Männer als eine Bedrohung der dichotomen Geschlechtsrollenaufteilung angesehen, was sich in homophoben Tendenzen zeigen kann".

In der Schwulenszene erleben sie dann Ähnliches: Behinderte Männer werden hier wegen ihrer Behinderung ausgegrenzt (Schulte 1998, Rudolph 2001). Der gesellschaftliche Schönheitskult spielt in dieser Szene eine besondere Rolle; nach Schulte (1998) wird er „auf die Spitze getrieben" und führt damit zu einer Ausgrenzung der Männer mit Körperbehinderung, die dem nicht entsprechen. Weiterhin findet in der Szene eine Kompensierung der Außenseiterrolle, in der sich homosexuelle Menschen befinden, durch Abwertungen in der eigenen Gruppe, d. h. der Schwulen und Lesben mit Behinderung statt (Rudolph 2001). Die Literaturanalyse von Fegert u. a. (2006) zeigt auf, dass vor allem Lesben mit geistiger Behinderung als mögliche sexuelle Lebensform negiert werden.

Häufig ist es allerdings für homosexuelle Menschen mit Körperbehinderung schon problematisch, an entsprechende ‚Szene-Treffpunkte' zu kommen, da bauliche Barrieren oder Mobilitätseinschränkungen dieses verhindern. Genauso können diese Schwierigkeiten für Jugendliche mit Körperbehinderung ein Grund sein, nicht an Informationsmaterial zu kommen oder Selbsthilfeeinrichtungen zu besuchen. Für Menschen mit geistiger Behinderung liegen in der Regel keine Informationen in leichter Sprache vor. So erleben sie ggf. noch weniger Unterstützung beim Coming-out.

Im Bereich der Genitalsexualität erleben schwule oder lesbische Menschen mit Behinderung die gleichen Abwertungen und Ausgrenzungen wie heterosexuelle Menschen mit Behinderung: Schwulen und noch mehr Lesben mit Behinderung wird

Sexualität in der Regel abgesprochen. Sie können allerdings auch erleben, dass ihre Behinderung in manchen Fällen als eine besondere sexuelle Stimulation (Behinderung als Fetisch) erlebt wird (Rudolph 2001). Es wäre ebenso zu vermuten, dass sie aufgrund dieser ungünstigen Umstände eher Opfer sexualisierter Gewalt werden könnten.

Der folgende autobiografische Bericht fokussiert die bisherigen Ausführungen exemplarisch aus der Sicht eines Betroffenen: „Es ist wirklich nicht so einfach, wenn man körperlich behindert ist und schwul. Ich sag oft zu mir, wenn ich noch mal auf die Welt komme, werde ich entweder behindert oder schwul aber beides zusammen ist eines zu viel. Hi hi! Aber man darf sich von nichts unterkriegen lassen! Ok es ist leichter gesagt wie getan. Man muss einfach gute Freunde haben und hartnäckig sein und immer wieder einen Schritt vor den anderen tun. Ich bin ja oft in einem Gaychat drin und bin halt unter meinem Namen Adi dabei und wenn ich zu dem Chatpartner sage, dass ich eine Körperbehinderung habe sind sie fast immer weg! Und das ist echt scheiße. Aber dann denke ich mir, jetzt gehe ich mal bei einem Chat für Behinderte rein, und seit dem geht's mir besser mit den Leuten, weil jeder weiß, was los ist. Man muss auch zu der Behinderung stehen" (URL: www.gayfliegenpliz.de/comingout05.html vom 2. 5. 07).

Als Konsequenz für die schulische Sexualerziehung sollte

- das Thema der sexuellen Orientierung verpflichtender Bestandteil des schulinternen Curriculums in der Sekundarstufe I sein (siehe Kap. 7.4.3),
- möglichst Mitarbeiter von dementsprechenden Beratungsstellen entweder in den Unterricht eingeladen werden oder mit den Schülern die Beratungsstelle aufgesucht werden, um Berührungsängste abzubauen (siehe Adressenliste im Anhang)
- ggf. ein Kollege als Ansprechpartner für individuelle Krisensituationen betroffener Schüler fungieren,
- die Möglichkeit homosexueller Orientierungen der Schüler oder Schülerinnen auch auf den Elternabenden thematisiert werden, um den Jugendlichen ggf. ein familiäres Coming-out zu erleichtern.

9.3 Sexualerziehung bei Schülerinnen mit schwerster Behinderung

Die Sexualerziehung bei Schülerinnen mit schwerster Behinderung bedarf der besonderen Beachtung, da diesem Personenkreis in der Regel aufgrund der Schwere der Behinderung jegliche Sexualität abgesprochen wird. Schwerste Behinderung wird hier verstanden als schwerste Körperbehinderung in Kombination mit mindestens einer geistigen Behinderung. Ggf. liegen weitere Sinnesbehinderungen vor.

Vor konkreten Überlegungen um eine Sexualerziehung für Menschen mit schwerster Behinderung sollte zunächst anerkannt werden, dass sie – wie alle anderen Menschen auch – Menschen mit sexuellen Bedürfnissen sind. Diese sexuellen Bedürfnisse sind genauso individuell unterschiedlich und ein Leben lang vorhanden wie bei allen Menschen. Da Sexualität als unverzichtbare Lebensenergie verstanden wird, würden Menschen mit schwerster Behinderung von einer wichtigen Energiequelle abgetrennt, wenn ihnen ihre Sexualität abgesprochen würde.

Die im Folgenden exemplarisch darzustellenden Inhalte zeigen auf, dass es sich bei der Sexualerziehung bei Menschen mit schwerster Behinderung um ein Prinzip der Lebens- und Lerngestaltung handelt, für das eine verlässliche, und d. h. in der Regel schon länger andauernde Beziehung zwischen Lehrerin und Schülerin Voraussetzung ist.

Inhalte der Sexualerziehung bei Menschen mit schwerster Behinderung orientieren sich an der sexuellen Entwicklung eines Kindes ohne Behinderung in den ersten sechs Lebensjahren (vgl. Kap. 4). Sie setzen Schwerpunkte in den Bereichen Körpererleben, Sozialkontakte, Unterstützung der Geschlechtsidentifikation und Entwicklung von Schamgefühl. Grundsätzlich gilt zu bedenken, dass die Umsetzung oft durch erhebliche Einschränkungen der Kommunikation erschwert ist. Diese Einschränkungen liegen zum einen in den häufig sehr veränderten kommunikativen Möglichkeiten des Menschen mit schwerster Behinderung und zum anderen in der mangelnden Flexibilität und Kreativität der kommunikativen Möglichkeiten der Lehrerin/Betreuerin. Als besonders problematisch ist eine Haltung anzusehen, die davon ausgeht, dass man den Menschen mit schwerster Behinderung so gut kennt, dass man ihn immer und auch ohne Worte versteht.

Angebote im Bereich der Körpererfahrung sollten Menschen mit schwerster Behinderung ermöglichen, den eigenen Körper lustvoll zu erleben. Das heißt, dass es sich um Angebote ohne jeglichen Leistungsdruck, mit viel Zeit und positiver Zuwendung handeln sollte. Es ist z. B. möglich, dies über die von Fröhlich (2001) vorgeschlagenen Angebote zur somatischen Förderung zu realisieren: z. B. eine Körpermassage nach Leboyer. Ebenso eignen sich Entspannungsangebote, wie sie mit dem Ansatz des Snoezelens verwirklicht werden (vgl. Mertens 2003). Die Schülerin sollte jeweils von der Lehrerin ermuntert werden, ihren eigenen Körper zu berühren und zu erkunden. Schülerinnen mit schweren körperlichen Beeinträchtigungen hilft entweder eine gute Lagerung, die relativ viel Eigenbewegung ermöglicht und/oder das Führen der Hände durch die Lehrerin.

Für den Bereich der Sozialkontakte gilt, dass zum einen versucht werden sollte, Menschen mit schwerster Behinderung alle Kommunikationswege zu eröffnen, um möglichst eindeutige Kommunikationssituationen zu schaffen. Zum anderen sollten ihnen auch vielfältige Möglichkeiten der Kontakte eröffnet werden. Dabei ist allerdings eher die Qualität als die Quantität der Kontakte von Bedeutung. Sollten die Lehrerinnen feststellen, dass sich z. B. zwei Schülerinnen sehr sympathisch finden und das Bedürfnis nach körperlicher Nähe haben, so wäre es positiv, wenn solche Möglichkeiten eröffnet werden könnten z. B. durch gemeinsame Lagerung.

Eine geschlechtsbewusste Erziehung legt Wert auf gleichgeschlechtliche Betreuung in körpernahen Situationen sowie auf Beratung der Eltern in Bezug auf geschlechtsbewusste Kleidung und Frisur.

Menschen mit schwerster Behinderung sind in der Regel auf Hilfe oder Pflege im urogenitalen Bereich angewiesen. Hier gelten die bisherigen Ausführungen für die Gestaltung von Pflegesituationen. Wahrung der Intimität und Unterstützung der Entwicklung von Schamgefühl können durch gleichgeschlechtliche Pflege, störungsfreie Pflegesituationen sowie möglichst langfristig stabiles Personal unterstützt werden.

Oberste Priorität bei allen sexualerzieherischen Maßnahmen für diese Gruppe von Schülerinnen und Schülern sollte schließlich die Freiwilligkeit aller Beteiligten und die größtmögliche Transparenz im Team haben. Ideal wären schulische Konzepte, in deren Entwicklung das gesamte Kollegium einbezogen wird.

Neben einer entsprechenden Selbstreflexion der eigenen sexuellen Biografie ist der regelmäßige, offene Austausch im Team unabdingbar, wenn es um die Sexualerziehung der Schülerinnen geht. Gerade bei Menschen mit schwerster Behinderung, die in vielen Situationen den Lehrerinnen oder Betreuerinnen wehrlos ausgesetzt sind und sich häufig aufgrund der Schwere der Behinderung nicht eindeutig mitteilen können, ist die Gefahr des Vorwurfs der sexuellen Gewalt nicht zu unterschätzen. Je transparenter Ziele, Inhalte und Methoden der Sexualerziehung sind und auch offen im Team über eigene Empfindungen (z. B. Scham, Ekel oder sexuelle Erregung) gesprochen werden kann, desto hilfreicher ist es für alle Beteiligten. Ebenso ist eine hohe Sensibilität für die Grenzen des anderen Menschen nötig, um nicht gegen dessen Willen zu handeln.

10 Schlusswort

Sexualerziehung bei Kindern und Jugendlichen mit Behinderung ist eine bedeutsame und zu bewältigende Aufgabe, die in Familie, Heim, Wohngruppe etc. und Schule ein sexualfreundliches Klima erfordert. In einer Umgebung, in der es ‚normal‘ ist, über Sexualität zu reden, und die Kinder und Jugendlichen das Gefühl vermittelt bekommen, dass sie als sexuelle Wesen wahrgenommen und akzeptiert werden, haben sie die besten Voraussetzungen für die Entwicklung einer subjektiv befriedigenden Sexualität.

Durch gegenseitigen Austausch von Eltern und den Mitarbeiterinnen und Mitarbeitern der Schulen im Dialog mit externen Beratungsstellen können günstige Bedingungen für alle Beteiligten geschaffen werden.

Durch die lebenslange Weiterentwicklung der sexuellen Identität bleiben vor allem für Menschen mit geistiger Behinderung weiterhin sexualpädagogische Aufgaben bestehen, die in den weiteren nachschulischen Lebenszusammenhängen berücksichtigt werden müssen und eine bedeutungsvolle Aufgabe darstellen.

Wie schon in der kindlichen und jugendlichen Entwicklung bleibt auch bei der Begleitung Erwachsener das Ziel der Entwicklung einer individuellen sexuellen Identität in möglichst behinderungsarmen Umwelten relevant. In diesem Bereich liegen die Aufgaben der begleitenden familiären und professionellen Personen. Dies ist verbunden mit einem ganzheitlichen Blick auf Sexualität, bei dem Sexualerziehung zwar auch als Aufklärung verstanden wird, aber noch deutlicher den Fokus auf eine umfassende Persönlichkeitsentwicklung legt. Dies ist nur durch die Zusammenarbeit aller Beteiligten zu realisieren: durch eine kompetente, integrierende Sexualpädagogik auf der Grundlage eines relationalen Verständnisses von Behinderung.

11 Literaturverzeichnis

Achilles, I. (2002): Was macht Ihr Sohn denn da? Geistige Behinderung und Sexualität. München: Ernst Reinhardt Verlag.

Achilles, I. (2003): Vorwort. In: Delisle, B.; Haselbacher, G.; Weissenrieder, N. (Hrsg.): Schluss mit Lust und Liebe? Sexualität bei chronischen Krankheiten und Körperbehinderungen. München/Basel: Ernst Reinhardt Verlag, 9–11.

Adelfinger, T (1993): Identitätsfindung von körperbehinderten Mädchen und Frauen. In: Heiliger, A.; Kuhne, T. (Hrsg): Feministische Mädchenpolitik. München: Frauenoffensive, 92–103.

Aebi, U. (1974): Das normalbegabte zerebral bewegungsgestörte Kind. Bern: Huber.

Arnade, S. (1992): Weder Küsse noch Karriere. Erfahrungen behinderter Frauen. Frankfurt a. M.: Fischer.

Arque/AsbH (Arbeitsgemeinschaft für Querschnittsgelähmte/Arbeitsgemeinschaft Spina bifida/Hydrozephalus) (2001): Spina bifida und Hydrozephalus. Übersichten, Anleitungen. Mainz (ohne Verlagsangabe).

Bächinger, B. (1978): Sexualverhalten und Sexualberatung von Körperbehinderten. Reinach: PULS-Wissen.

Bange, D.; Körner, W. (2004): Leitlinien im Umgang mit dem Verdacht auf sexuellen Kindesmissbrauch. In: Körner, W.; Lenz, A. (Hrsg.): Sexueller Missbrauch. Band 1. Göttingen: Hogrefe, 247–276.

Bange, D. (2004): Methodische Probleme der Folgenforschung bei sexuellem Missbrauch. In: Körner, W.; Lenz, A. (Hrsg.): Sexueller Missbrauch. Band 1. Göttingen: Hogrefe, 73–103.

Barabas, F. K. (1998): Sexualität und Recht. Ein Leitfaden für Sozialarbeiter, Pädagogen, Juristen, Jugendliche und Eltern. Frankfurt a. M.: Fachhochschulverlag.

Baumgart-Fütterer (1994): Ganzer Mensch trotz Defizit. Umgang mit dem Schamgefühl im Krankenhaus. In: Die Schwester/Der Pfleger 33, H. 2, 85–93.

Behörde für Schule, Jugend und Berufsbildung Hamburg (Hrsg.) (2000): Sexualpädagogik in der Schule gestalten. Handreichung zur Qualifizierung von Lehrkräften der Sekundarstufen. Hamburg: Nieswand Druck.

Bergeest, H. (1997): Sexualität. In: Hansen, G.; Stein, R. (Hrsg.): Sonderpädagogik konkret. Ein Handbuch in Schlüsselbegriffen. Bad Heilbrunn: Klinkhardt, 160–167.

Bergeest, H. (2000): Körperbehindertenpädagogik. Bad Heilbrunn/Obb.: Klinkhardt.

Bergeest, H. (2002b): Sexualität. In: Bundschuh, K. (Hrsg.): Wörterbuch Heilpädagogik. Ein Nachschlagewerk für Studium und pädagogische Praxis. Bad Heilbrunn: Klinkhardt, 255–257.

Bienstein, C.; Fröhlich, A. (2003): Basale Stimulation in der Pflege. Düsseldorf: Kallmeyer'sche Verlagsbuchhandlung.

Blinkle, R. (1999): „Wir könn(t)en auch anders". Zur sexuellen Entwicklung geistig behinderter Jungen und Männer. In: Deutsche Behinderten-Zeitschrift, 36, Heft 6, 34–36.

Blume-Werry, A. (1999): Liebe, Sexualität und Partnerschaft. Eine Umfrage der ASbH unter ihren volljährigen Mitgliedern. In: ASbH-Brief 4, 12–17.

Boyle, I. R.; Di Sant'Agnese, P. A.; Sack, S.; Milligan, F.; Kulczycki, L. (1976): Emotional aspects of adolescents and young adults with cystic fibrosis. In: The Journal oft Pediatrics 88, Heft 2, 318–326.

Braun, U. (2003): Was ist Unterstützte Kommunikation? In: ISAAC (Hrsg): Handbuch der Unterstützten Kommunikation. Karlsruhe: Van Loeper Literaturverlag, 01 003 001 – 01 017 001.

Bräutigam, W.; Clement, U. (1989): Sexualmedizin im Grundriß. Eine Einführung in Klinik, Theorie und Therapie der sexuellen Konflikte und Störungen. Stuttgart: Thieme-Verlag.

Bretländer, B.; Schildmann, U.; Tüshaus, I. (2002): Geschlecht, Behinderung, Identität – Forschungsansatz und erste Ergebnisse. In: Zeitschrift für Frauenforschung und Geschlechterstudien 20, Heft 4, 5–16.

Bretländer, B.; Schildmann, U. (2004): Geschlecht und Behinderung: Prozesse der Herstellung von Identität unter widersprüchlichen Lebensbedingungen. In: Vierteljahreszeitschrift für Heilpädagogik und ihre Nachbargebiete 73, Heft 3, 271–281.

Bretländer, B. (2007): Kraftakte: Lebensalltag und Identitätsarbeit körperbehinderter Mädchen und junger Frauen. Bad Heilbrunn: Klinkhardt.

Brill, W. (1998): Sexuelle Gewalt gegen behinderte Menschen – ein Überblick über den aktuellen Stand der Diskussion. In: Behindertenpädagogik 37, Heft 2, 155–172.

Bronfenbrenner, U. (1981): Die Ökologie der menschlichen Entwicklung. Stuttgart: Klett-Cotta.

Bronfranchi, R. (2001): Sexuelle Gewalt gegen geistig behinderte Menschen. In: Neue Caritas 102, Heft 19, 27–32.

Bundesvereinigung Lebenshilfe e. V. (Hrsg.) (1995): Sexualpädagogische Materialien für die Arbeit mit geistig behinderten Menschen. Weinheim/Basel: Beltz.

Bundesverein zur Prävention von sexuellem Missbrauch an Mädchen und Jungen e. V. (Hg.) (2007): Mit einem Klick zum nächsten Kick. Aggression und sexuelle Gewalt im Cyberspace. Köln: Verlag mebes und noack.

Bundeszentrale für gesundheitliche Aufklärung (BZgA) (Hrsg.) (2000): Sexualpädagogische Mädchenarbeit. Eine Vergleichsstudie im Auftrag der BZgA von Gabriele Bültmann. Köln: BZgA.

Bundeszentrale für gesundheitliche Aufklärung (BZgA) (Hrsg.) (2002): Jugendsexualität. Wiederholungsbefragung von 14–17-jährigen und ihren Eltern. Ergebnisse der Repräsentativbefragung aus 2001. Köln: BZgA.

Bundeszentrale für gesundheitliche Aufklärung (BZgA) (Hrsg.) (2003): Rahmencurriculum Sexualpädagogische Kompetenz. Qualifizierungsmaßnahmen im Bildungs-, Sozial- und Gesundheitswesen. Köln: BZgA.

Bundeszentrale für gesundheitliche Aufklärung (BZgA) (Hrsg.) (2004): Richtlinien und Lehrpläne zur Sexualerziehung. Eine Analyse der Inhalte, Normen, Werte und Methoden zur Sexualaufklärung in den sechzehn Ländern der Bundesrepublik Deutschland. Köln: BZgA.

Bundeszentrale für gesundheitliche Aufklärung (BZgA) (Hrsg.) (2006): Jugendsexualität. Repräsentative Wiederholungsbefragung von 14–17-jährigen und ihren Eltern 2006. Köln: BZgA.

Bungart, P. (2005): Sexuelle Gewalt gegen behinderte Menschen. Der Schutz Behinderter durch das Sexualstrafrecht. Frankfurt a. M.: Mabuse-Verlag.

Burchardt, E. (1999): Sexualpädagogik und Persönlichkeitslernen. In: Bundeszentrale für gesundheitliche Aufklärung (BZgA) (Hrsg.): Sexualpädagogik zwischen Persönlichkeitslernen und Arbeitsfeldorientierung. Köln: BZgA, 73–107.

Burchardt, E. (2000): Persönlichkeitslernen. In: Sielert, U.; Valtl, K. (Hrsg.): Sexualpädagogik lehren. Didaktische Grundlagen und Materialien für die Aus- und Fortbildung. Weinheim/Basel: Beltz, 189–232.

Butenandt, O. (1982): Pathologische Abweichungen in der Sexualentwicklung. Ausbleibende Pubertät. In: Hellbrügge, T. (Hrsg.): Die Entwicklung der kindlichen Sexualität. München: Urban & Schwarzenberg, 68–77.

Carell, A.; Leyendecker, C. (1995): Zum Problem des sexuellen Missbrauchs von körperbehinderten Menschen. Eine Analyse relevanter Fachliteratur und eine explorative Studie zur Sensibilität von Sonderpädagogen und Sonderpädagoginnen gegenüber sexuellem Missbrauch körperbehinderter Menschen. In: Heilpädagogische Forschung, Band XXI, Heft 2, 85–96.

Cloerkes, G. (2001²): Soziologie der Behinderten. Eine Einführung. Heidelberg: Winter.

Dannenbeck, C.; Stich, J. (2002): Sexuelle Erfahrungen im Jugendalter. Aushandlungsprozesse im Geschlechterverhältnis. Eine qualitative Studie im Auftrag der BZgA. Köln: BZgA.

Darmann, I. (2000): Kommunikative Kompetenz in der Pflege: ein pflegedidaktisches Konzept auf der Basis einer qualitativen Analyse pflegerischer Kommunikation. Stuttgart: Kohlhammer.

Daut, V. (2005): Leben mit Duchenne Muskeldystrophie. Eine qualitative Studie mit jungen Männern. Bad Heilbrunn: Klinkhard.

Davison, G. C.; Neale, J. M. (1998⁵): Klinische Psychologie. Weinheim: Beltz.

Dechesne, B. (1981): Die psychosexuelle Entwicklung bei körperbehinderten Jugendlichen. In: Dechesne, B.; Pons, C., Schellen, T. (1981): . . .aber nicht aus Stein. Medizinische und psychologische Aspekte von körperlicher Behinderung. Weinheim: Beltz, 147–171.

Deegener, G. (1999): Sexuell aggressive Kinder und Jugendliche – Häufigkeiten und Ursachen, Diagnostik und Therapie. In: Höfling, S.; Drewes, D.; Epple-Waigel, I. (Hrsg.): Auftrag Prävention. Offensive gegen sexuellen Missbrauch. München: Atwerb-Verlag, 352–382.

Delisle, B.; Haselbacher, G.; Weissenrieder, N. (Hrsg.) (2003): Schluss mit Lust und Liebe? Sexualität bei chronischen Krankheiten und Körperbehinderungen. München: Reinhardt.

Delisle, B. (2003): Sexualität und Epilepsie – ein Mythos. In: Delisle, B.; Haselbacher, G.; Weissenrieder, N. (Hrsg.): Schluss mit Lust und Liebe? Sexualität bei chronischen Krankheiten und Körperbehinderungen. München: Reinhardt, 218–229.

Diehl, U.; Reuber, M. (1995): Die Sexualität behinderter Kinder und Jugendlicher aus Sicht ihrer Eltern. In: Weinwurm-Krause, E.-M. (Hg.): Sexualerziehung in der Sonderschule. Marburg: Kovac, 34–85.

Diehl, U. (2001): Einstellungen der Eltern zur Sexualität ihres körper- oder mehrfachbehinderten Kindes. In: BZgA (Hrsg.): Sexualität und Behinderung. Forum Sexualaufklärung und Familienplanung Heft 2/3, 16–19.

Deutsches Institut für medizinische Dokumentation und Information-DIMDI (Hrsg): Internationale Klassifikation der Funktionsfähigkeit, Behinderung und Gesundheit. – Entwurf zu Korrekturzwecken. 24. September 2002. (http://www.dimdi.de).

Ducharme, S. H.; Gill, K. M. (2006): Sexualität bei Querschnittlähmung. Antworten auf Ihre Fragen. Bern: Huber.

Dunde, S. R. (1992): Handbuch Sexualität. Weinheim, Deutscher Studien Verlag.

Eggli, U. (2002): Meinen Körper vom Zustand des Neutrums befreien. In: Wießner, P. (Hrsg.): Leben mit Behinderung- Leben mit HIV und AIDS: Eine Annäherung. Berlin: Dt. AIDS-Hilfe.

EigenSinn – Prävention von sexualisierter Gewalt an Mädchen und Jungen e. V. (Hrsg.) (2005): Lilly und Leo. Mein Körper gehört mir. begleitende Arbeitsmaterialien. Prävention von sexualisierter Gewalt an Mädchen und Jungen mit besonderem Förderbedarf. Bielefeld: EigenSinn.

Epstein, J. L. (1989): The selection of friends: Changes across the grades and in different school environments. In: Berndt, T. J.; Ladd, G. W. (Ed.): Peer relatiuonships in child development. New York: Wiley, 158–187.

Esser, F. O.; Roos-Mayer, J. (1979): Untersuchungen zum Persönlichkeitsbild und zu sozialen Einstellungen Körperbehinderter und Nichtbehinderter im Jugendalter am Ende der allgemeinen Schulpflicht und während der Berufs- oder weiterführenden Schulausbildung. Opladen: Westdeutscher Verlag.

Falk, J. (2001): Sexualität in beruflichen Situationen. Ein Lernfeld. In: Pflegemagazin 2, H.5, 22–24.

Fegert, J. M.; Wolff, M. (2002): Sexueller Missbrauch durch Professionelle in Institutionen. Prävention und Intervention. Ein Werkbuch. Münster: Votum-Verlag.

Fegert, J. M.; Jeschke, K.; Thomas, H.; Lehmkuhl, U. (2006): Sexuelle Selbstbestimmung und sexuelle Gewalt. Ein Modellprojekt in Wohneinrichtungen für junge Menschen mit geistiger Behinderung. Weinheim, München: Juventa.

Fend, H. (2003): Entwicklungspsychologie des Jugendalters. Ein Lehrbuch für pädagogische und psychologische Berufe. Opladen: Leske + Budrich.

Feustel. G. (2003): Die Geschichte der Homosexualität. Düsseldorf: Patmos Verlag.

Fiedrich, H. (1998): Psycho- und soziodynamische Aspekte von Spina bifida und Hydrocephalus. In: Michael, Th.; von Moers, A.; Strehl, A. E. (Hrsg.): Spina bifida. Interdisziplinäre Diagnostik, Therapie und Beratung. Berlin: de Gryuter, 325–340.

Fischer, M. (2003): Pflege als Aufgabe von Sonderpädagogen. In: Kane, J. F.; Klauß, T. (Hg.): Die Bedeutung des Körpers für Menschen mit geistiger Behinderung. zwischen Pflege und Selbstverletzung. Heidelberg: Universitätsverlag Winter, 65–92.

Freund, U.; Riedel-Breidenstein, D. (2004): Sexuelle Übergriffe unter Kindern. Handbuch zur Prävention und Intervention. Köln: Verlag mebes und noack.

Friebe, M.; Fröhner, B.; Elstermann von Elster, F.-W. (1998): Sexualität und Krankheit: Manchmal werden Tabus gebrochen. In: Pflegezeitschrift 51, H. 4, 284–287.

Fries, A. (2005): Einstellungen und Verhalten gegenüber körperbehinderten Menschen – aus der Sicht und im Erleben der Betroffenen. Oberhausen: Athena.

Fröhlich, A. (2001): Basale Stimulation. Düsseldorf: Verlag selbstbestimmt leben.

Fuchs, F. (1978): Sexualverhalten und Partnerbeziehungen junger Körperbehinderter. Reinach: PULS-Wissen.

Fürll-Riede, C.; Hausmann, R.; Schneider, W. (2001): Sexualität trotz(t) Handicap. Stuttgart: Thieme-Verlag.

Geifrig, R. (2003): Frauen mit Behinderung gelten als geschlechtslos – Sexualität und Behinderung aus weiblicher Sicht. In: Delisle, B.; Haselbacher, G.; Weissenrieder, N. (Hrsg.): Schluss mit Lust und Liebe? Sexualität bei chronischen Krankheiten und Körperbehinderungen. München: Reinhardt, 12–20.

Gerdtz, M. (2003): Auch wir dürfen NEIN sagen. Sexueller Missbrauch von Kindern mit einer geistigen Behinderung. Eine Handreichung zur Prävention. Heidelberg: Schindele.

Glöckner, H. (1998): Sexualität und Behinderung. In: Dies. (Hrsg.): Ein starkes Gefühl. Suchtprävention durch Sexualerziehung in der Grundschule. Würzburg: Edition bentheim, 135–162.

Glück, G. (1990): Schulische Sexualerziehung aus der Sicht von Eltern und Lehrern/Lehrerinnen. In: Kluge, N. (Hg.): Jugendsexualität im Spannungsfeld individueller, interaktionaler und gesellschaftlicher Bedingungen. Einstellungen, Verhaltensweisen, Probleme, Maßnahmen. Frankfurt a. M.: dipa-Verlag, 94–104.

Gnielka, M. (ohne Jahr): Zwischen Einschulung und Pubertät: Über Sexualität reden... Köln: Eigenverlag der BZgA.

Goffman, E. (1977): Rahmen-Analyse. Frankfurt a. M.: Suhrkamp.

Graff, U. (2004): Selbstbestimmung für Mädchen. Theorie und Praxis feministischer Pädagogik. Königstein/Taunus: Ulrike Helmer Verlag.

Gröning, K. (2000): Über Gewalt in der Pflege. In: Neue Praxis 30, Heft 6, 587–597.

Haeberle, E. H. (2005): dtv-Altlas Sexualität. München: Deutscher Taschenbuch Verlag.

Häfner, R.; Fauser, B. (2003): Die Gefahr ist groß, Außenseiter zu werden. Die sexuelle Entwicklung von Kindern und Jugendlichen mit rheumatischen Erkrankungen. In: Delisle, B.; Haselbacher, G.; Weissenrieder, N. (Hrsg.): Schluss mit Lust und Liebe? Sexualität bei chronischen Krankheiten und Körperbehinderungen. München: Reinhardt, 100–106.

Hansen, G. (1990): Die Persönlichkeit des behinderten Kindes im Vergleich zur Persönlichkeit des nichtbehinderten Kindes: eine empirische Untersuchung bei 9–14jährigen Sonder- und Regelschülern. Frankfurt a. M.: Lang.

Heidapur, A. (1990): „Bei uns spricht man nicht über Sexualität"! Erklärung zu einem Sexualkonflikt bei muslimischen Kindern in deutschen Schulen. In: Sachunterricht und Mathematik in der Primarstufe 18 (1990) Heft 3, 130–136.

Heiliger, A.; Engelfried, C. (1995): Sexuelle Gewalt. Männliche Sozialisation und potentielle Täterschaft. Frankfurt a. M.: Campus-Verlag.

Höfling, S.; Drewes, D.; Epple-Waigel, I. (Hrsg.): Auftrag Prävention. Offensive gegen sexuellen Missbrauch. München: Atwerb-Verlag.

Hofsäss, T. (2001): Homosexualität und Erziehung. Pädagogische Betrachtung eines Spannungsfeldes in Familie, Schule und Gesellschaft. Berlin: Verlag für Wissenschaft und Bildung.

Hopf, A. (2002): Sexualerziehung. Unterrichtsprinzip in allen Fächern. Neuwied: Luchterhand.

Kade, S. (2003): Jungen- und männerzentrierte Prävention sexueller Gewalt – ein Überblick. In: Zeitschrift für Sexualforschung 16, Heft 1, 32–50.

Kallenbach, K. (2006): Infantile Cerebralparese (ICP) – frühkindliche cerebrale Bewegungsstörungen. In: Ders. (Hrsg.): Körperbehinderungen. Schädigungsaspekte, psychosoziale Auswirkungen und pädagogisch-rehabilitative Maßnahmen. Bad Heilbrunn, Klinkhardt, 59–90.

Kampmeier, A. (2006): Querschnittlähmung – Ursachen, Folgen, Rehabilitation. In: Kallenbach, K. (Hrsg.): Körperbehinderungen. Schädigungsaspekte, psychosoziale Auswirkungen und pädagogisch-rehabilitative Maßnahmen. Bad Heilbrunn: Klinkhardt, 197–218.

Katzer, C. (2007): Tatort Chatroom. Aggression, Psychoterror und sexuelle Belästigung im Internet. In: Bundesverein zur Prävention von sexuellem Missbrauch an Mädchen und Jungen e. V. (Hg.): Mit einem Klick zum nächsten Kick. Aggression und sexuelle Gewalt im Cyberspace. Köln: Verlag mebes und noack, 11–27.

Katzer, C.; Fetchenhauer, D. (2007): Cyberbullying: Aggression und sexuelle Viktimisierung in Chatrooms. In: Gollwitzer, M.; Pfetsch, J.; Schneider, V.; Schulz, A.; Steffke, T.; Ulrich, C. (Hrsg.): Gewaltprävention bei Kindern und Jugendlichen. Band 1: Erkenntnisse aus Forschung und Praxis. Göttingen: Hogrefe-Verlag, 123–138.

Kimming-Pfeiffer, A. (1996): Sexualität in der Pflege. Der Umgang mit einem Tabuthema. In: Dr. med. Mabuse. Zeitschrift im Gesundheitswesen 21, H.3, 52–55.

Klasser, H. (1986): Aspekte der sexuellen Erziehung von körperbehinderten Kindern und Jugendlichen in einer Ganztagsschule. In: Zeitschrift für Heilpädagogik 37, Heft 11, 765–769.

Klass-Siegel, J.; Hein, A.; Ziesen, J.; Eßelborn, H. (1992): Sexualität im Krankenhaus. In: Deutsche Krankenpflege-Zeitschrift 45, Band 3, 172–180.

Klauß, T. (1999): Wechselbad der Gefühle. Pubertät und Jugendalter – eine besondere Lebensphase auch für Menschen mit Behinderung und ihre Familie. In: AsbH-Brief 4, 17–19.

Klee, E. (1981): Unsere Zukunft. Die Ent-Therapeutisierung der Behindertenarbeit. In: Westermanns Pädagogische Beiträge 33, Heft 12, 500–504.

Kleinevers, S. (2004): Sexualität und Pflege. Bewusstmachung einer verdeckten Realität. Hannover: Schlütersche Verlagsgesellschaft.

Kluge, K.-J. (1984): Sexualerziehung in der Sonderschule – Einmal fühlen ist besser als dreimal aufklären? Meine Überlegungen zur Vermeidung von „behinderter Liebe". In: Ders. (Hrsg.): Handbuch der Sexualpädagogik. Band 2, Düsseldorf: Schwann, 99–121.

Kluge, K.-J.; Sander, E. (1987): Körperbehindert – und deswegen soll ich „anders" sein als du? Eine vergleichende empirische Untersuchung zum Sexualerleben und -verhalten von körperbehinderten und nichtbehinderten Jugendlichen. München: Minerva Publikationen.

Kluge, N. (Hrsg.) (1976): Sexualerziehung als Unterrichtsprinzip. Empfehlungen, Richtlinien, Stellungnahmen. Darmstadt: Wissenschaftliche Buchgesellschaft.

Kluge, N. (1998): Aufklären statt Verschweigen – Informieren statt Verschleiern. Frankfurt a. M.: Peter Lang.

Kluge, N. (1998): Sexualverhalten Jugendlicher heute: Ergebnisse einer repräsentativen Jugend- und Elternstudie über Verhalten und Einstellungen zur Sexualität. Weinheim: Juventa.

Klusmann, D.; Kurrat, S. (1993): Unterschiede zwischen Jungen und Mädchen. In: Schmidt, G. (Hrsg.): Jugendsexualität. Sozialer Wandel, Gruppenunterschiede, Konfliktfelder. Stuttgart: Ferdinand Enke, 102–118.

Köhne, B.; Weigner, G. u. a. (1998): Pflegen und gepflegt werden – wie geht es mir dabei. Ergebnisse eines Gesprächskreises von Bewohnern aus Rappertshofen, einem Heim für körper- und mehrfachbehinderte Menschen in Reutlingen. In: Orientierung. Fachzeitschrift der Behindertenhilfe 22, Heft 2, 9–10.

Körner, W.; Lenz, A. (2004): Sexueller Missbrauch. Band 1. Göttingen: Hogrefe.

Krämer, A. (2007): Cybergirl und der virtuelle Wolf. Basics für die Prävention von sexuellen Übergriffen im Chat – Beispiel: Elternseminare. In: Bundesverein zur Prävention von sexuellem Missbrauch an Mädchen und Jungen e. V. (Hg.): Mit einem Klick zum nächsten Kick. Aggression und sexuelle Gewalt im Cyberspace. Köln: Verlag mebes und noack, 56–61.

Kruck, M. (2006): Das Schweigen durchbrechen. Band II: Einsatzmöglichkeiten von Kinder- und Jugendliteratur zur Thematik des sexuellen Missbrauchs im Rahmen der schulischen Präventionsarbeit. Berlin: LIT Verlag.

Küchenhoff, J. (1998): Öffentlichkeit und Körpererfahrung. In: Danneker, M.; Schmidt, G.; Sigusch, V.: Sexualität und Spätmoderne. Über den kulturellen Wandel der Sexualität. Stuttgart: Ferdinand Enke, 39–54.

Kuckhermann, R. (1991): Intelligenz, Handlungs- und Lebensorientierung: eine Untersuchung zur Entwicklung behinderter und nichtbehinderter Jugendlicher. Opladen: Westdeutscher Verlag.

Kuhne, T.; Mayer, A. (1993): Die Übertragbarkeit der Konzepte feministischer Mädchenarbeit auf behinderte Mädchen und junge Frauen. In: Heiliger, A.; Kuhne, T. (Hrsg): Feministische Mädchen-politik. München: Frauenoffensive, 102–114.

Langlois, J. H.; Downs, A. C. (1980): Mothers, fathers, and peers as sozialization agents of sex-typed play behaviors in young children. In: Child Development 51, 1237–1247.

Lapper, A. (2005): Autobiografie einer Optimistin. München: Blanvalet Verlag.

Lautmann, R. (2002): Soziologie der Sexualität. Erotischer Körper, intimes Handeln und Sexualkultur. Weinheim: Juventa.

Leue-Käding, S. (2004): Sexualität und Partnerschaft bei Jugendlichen mit einer geistigen Behinderung. Probleme und Möglichkeiten einer Enttabuisierung. Heidelberg: Universitätsverlag Winter.

Leyendecker, C. (1986): Geschädigter Körper = beschädigtes Selbst? Von der Schwierigkeit der Selbst-findung in personaler und sozialer Identität. In: Forschungsgemeinschaft „Das körperbehinderte Kind" e. V. (Hrsg): Entwicklung und Förderung Körperbehinderter. Wissenschaftliche Forschung und pädagogische Praxis. Heidelberg: Schindele, 307–319.

Leyendecker, C. (1994²): Psychologie der Körperbehinderten. In: Fengler, J.; Jansen, G. (Hrsg.): Hand-buch der Heilpädagogischen Psychologie. Stuttgart: Kohlhammer, 153–188.

Leyendecker, C. (2000): Qualität früher Förderung: Grundlagen und Ziele. In: Wansing, G.; Korsten S. (Hrsg.): Qualitätssicherung in der Frühförderung. Planungs- und Gestaltungshilfen zum Prozess der Qualitätsentwicklung. Dortmund: borgmann, 9–19.

Leyendecker, C. (2004): Zur Frage der Verhaltensauffälligkeiten bei Kindern und Jugendlichen mit Körperbehinderung. Eine kritische Bilanz von Erklärungsansätzen und empirischen Ergebnissen. In: Vierteljahreszeitschrift für Heilpädagogik und ihre Nachbargebiete 73, Heft 3, 291–303.

Leyendecker, C. (2005): Motorische Behinderungen. Grundlagen, Zusammenhänge und Förderungs-möglichkeiten. Stuttgart: Kohlhammer.

Leyendecker, C. (2006): Geschädigter Körper ≠ behindertes Selbst oder „In erster Linie bin ich Mensch". Eine Einführung zum Verständnis und ein systematischer Überblick zu Körperschädigun-gen und Behinderungen. In: Kallenbach, K. (Hrsg.): Körperbehinderungen. Schädigungsaspekte, psychosoziale Auswirkungen und pädagogisch-rehabilitative Maßnahmen. Bad Heilbrunn: Klink-hardt, 13–59.

Leyendecker, C. (2006a): „Normalerweise bin ich nicht behindert?!" Entwicklung des Selbstkonzepts und Coping-Prozesse im Leben mit einer körperlichen Schädigung. In: Ortland, B. (Hg): Die eigene Behinderung im Fokus. Bad Heilbrunn: Klinkhard, 12–30.

Lichtenberg, J. D. (1989): Psychanalysis and Motivation. Hillsdale, N. Y.: The Analytic Press.

Lindmeier, C. (2002): Rehabilitation und Bildung – Möglichkeiten und Grenzen der neuen WHO-Klassifikation der Funktionsfähigkeit, Behinderung und Gesundheit (ICF) (Teil I). In: Die neue Sonderschule 47, Heft 6, 411–425.

Löbner, I. (1998): Entwicklungspsychologie. In: Färber, H.-P.; Lipps, W.; Seyfarth, T. (Hrsg.): Sexualität und Behinderung. Umgang mit einem Tabu. Tübingen: Attempo, 32–41.

Markowetz, R. (2001²): Soziale Integration von Menschen mit Behinderungen. In: Cloerkes: Soziologie der Behinderten. Eine Einführung. Heidelberg: Winter, 171–232.

Martin, B.; Niemann, B. (2000): Die anderen Gesichter der Sexualität. In: Sielert, U.; Valtl, K.: Sexual-pädagogik lehren. Didaktische Grundlagen und Materialien für die Aus- und Fortbildung. Wein-heim: Beltz, 451–478.

Masters, W. H.; Johnson, V. E. (1967): Human Sexual Inadequacy. Little, Brown, Boston.

McCabe, M. P.; Cummins, R. A.; Deeks, A. A. (2000): Sexuality and Quality of Life Among People with Physical Disability. In: Sexuality and Disability 18, Heft 2, 115–123.

Mertens, K. (2003): Snoezelen – Eine Einführung in die Praxis. Dortmund: modernes lernen.

Mertens, W. (1997[3]): Entwicklung der Psychosexualität und der Geschlechtsidentität. Band 1 Geburt bis 4. Lebensjahr. Stuttgart: Kohlhammer.

Mertens, W. (1996[2]): Entwicklung der Psychosexualität und Geschlechtsidentität. Band 2: Kindheit und Adoleszenz. Stuttgart: Kohlhammer.

Meyer-Deters, W. (2003): Minderjährige sexuelle Missbraucher – eine Herausforderung für die Jugendhilfe. In: Braun, G.; Hasebrink, M.; Huxoll, M.: Pädosexualität ist Gewalt – (Wie) kann die Jugendhilfe schützen? Weinheim: Beltz 79–102.

Meves, C. (2001): Kindgerechte Sexualerziehung. Erziehung zur Liebe. Holzgerlingen: Hänssler.

Milhofer, P. (1998): Geschlechtsrollenübernahme und sexuelle Sozialisation im Übergang zur Pubertät. Theoretische Verständigung und empirische Ergebnisse. In: Danneker, M.; Schmidt, G.; Sigusch, V. (Hrsg.): Sexualität und Spätmoderne. Über den kulturellen Wandel der Sexualität. Stuttgart: Ferdinand Enke, 89–102.

Minde, K.K. (1978): Coping styles of 34 adolescents with cerebral palsy. In: American Journal of Psychiatry 135, 1344–1349.

Ministerium für Schule und Weiterbildung, Wissenschaft und Forschung des Landes Nordrhein-Westfalen (1999): Richtlinien für die Sexualerziehung in Nordrhein-Westfalen. Düsseldorf: Ritterbach-Verlag.

Möllering, M. (1986): Krankheitsbewältigung in Familien mit Mukoviszidose-Kindern. In: Klinische Pädiatrie 198, Heft 5, 369–373.

Moggi, F. (2004): Folgen sexueller Gewalt. In: Körner, W.; Lenz, A. (Hrsg.): Sexueller Missbrauch. Göttingen, Hogrefe, 317–325.

Mrazek, J. (1987): Struktur und Entwicklung des Körperkonzepts im Jugendalter. In: Zeitschrift für Entwicklungspsychologie und Pädagogische Psychologie. Band XIX, Heft 1, 1–13.

Nachtmann, W. (2006): Kinder und Jugendliche mit Athrogryposis multiplex congenita (AMC). In: Kallenbach, K. (Hrsg.): Körperbehinderungen. Schädigungsaspekte, psychosoziale Auswirkungen und pädagogisch-rehabilitative Maßnahmen. Bad Heilbrunn: Klinkhardt, 299–328.

Neubauer, G. (2002): Kindheit, Jugend und Sexualität. In: Krüger, H.-H.; Grunert, C. (Hrsg.): Handbuch Kindheits- und Jugendforschung. Opladen: Leske+Budrich, 865–878.

Neumann, K. (2006): Störungen der Knochenentwicklung (Ossifikationstörungen/Knochentumoren). In: Kallenach, K. (Hrsg.): Körperbehinderungen. Schädigungsaspekte, psychosoziale Auswirkungen und pädagogisch-rehabilitative Maßnahmen. Bad Heilbrunn: Klinkhardt, 329–358.

Nitzschke, B. (1990): Zum Diskurs über die „Sexualität" in zeitgenössischen psychoanalytischen Entwürfen. In: Zepf, S. (Hrsg.): „Wer sich nicht bewegt, der spürt auch seine Fesseln nicht..." Anmerkungen zur gegenwärtigen Lage der Psychoanalyse. Frankfurt a.M.: Nexus, 155–190.

Nydahl, P.; Bartoszek, G. (Hrsg.) (2000[3]): Basale Stimulation. Neue Wege in der Intensivpflege. München, Jena: Urban & Fischer Verlag.

Oerter, R.; Dreher, E. (1998[4]): Jugendalter. In: Oerter, R.; Montada, L. (Hrsg.): Entwicklungspsychologie. Weinheim: Psychologie Verlags Union, 310–395.

Oerter, R. (1998): Kindheit. In: Oerter, R.; Montada, L. (Hrsg.): Entwicklungspsychologie. Weinheim: Psychologie Verlags Union, 249–309.

Ortland, B. (1990): Zur erlebnismäßigen Auseinandersetzung mit einer chronischen Krankheit – eine empirische Untersuchung der Bewältigungsprozesse erwachsener Patienten mit Cystischer Fibrose. Unveröffentlichte Staatsarbeit. Dortmund.

Ortland (2004): „Mach('s) mit!" Geschlechtsverkehr und Verhütungsmethoden als Themen der Sexualerziehung. In: Lernen konkret 23, Heft 2, 18–20.

Ortland, B. (2005a): Implikationen einer systemisch-konstruktivistischen Sichtweise für die Arbeit mit Menschen, die wir körperbehindert nennen. In: Zeitschrift für Heilpädagogik 56, Heft 1, 14–20.

Ortland, B. (2005b): Sexualerziehung an der Schule für Körperbehinderte aus Sicht der Lehrerinnen und Lehrer. Wissenschaftliche Grundlagen, empirische Ergebnisse, pädagogische Konsequenzen. Bad Heilbrunn: Klinkhard.

Ortland, B. (Hrsg.) (2006): Die eigene Behinderung im Fokus – theoretische Fundierungen und Wege der inhaltlichen Auseinandersetzung. Bad Heilbrunn: Klinkhard.

Ortland, B. (2006 a): „Mach mich nicht behindert" – behindernde Erfahrungen als Ausgangspunkt für pädagogisches Handeln. In: Zeitschrift für Heilpädagogik 57, 419–427.

Ortland, B. (2007): Pflegeabhängigkeit und Sexualität. In: Faßbender, K.-J.; Schlüter, M: Körperbehinderte Menschen in ihrer pflegerischen Abhängigkeit – theoretische Fundierungen und praktische Erfahrungen. Bad Heilbrunn: Klinkhard.

Ortland, B. (2007 a): Wie werden aus Menschen mit Behinderung Menschen ohne Behinderung?! – eine Frage der Verantwortung. In: VHN 2, Jg. 76, 94–101.

Ortmann, M. (2006): Duchenne Muskeldystrophie (DMD). In: Kallenbach, K. (Hrsg.): Körperbehinderungen. Schädigungsaspekte, psychosoziale Auswirkungen und pädagogisch-rehabilitative Maßnahmen. Bad Heilbrunn: Klinkhardt, 251–276.

Ott, A. (2006): Konzeptionelle Ansätze integrativer Mädchenarbeit aus Sicht von Pädagoginnen, nicht behinderten und behinderten Mädchen. Eine empirische Studie. Unveröffentlichte Diplomarbeit.

Pawel, B. v. (1984): Körperbehindertenpädagogik. Stuttgart: Kohlhammer.

Philipps, I.-M. (2000 a): Körper, Liebe, Doktorspiele. Ein Ratgeber für Eltern zur kindlichen Sexualentwicklung vom 1. bis zum 3. Lebensjahr. Köln: Bundeszentrale für Gesundheitliche Aufklärung.

Philipps, I.-M. (2000 b): Körper, Liebe, Doktorspiele. Ein Ratgeber für Eltern zur kindlichen Sexualentwicklung vom 4. bis zum 6. Lebensjahr. Köln: Bundeszentrale für Gesundheitliche Aufklärung.

Plangger, I.; Scharbert, R. (1996): Sexualität und Integration. In: „gemeinsam leben" 4, 3–5.

Plies, K.; Nickel, B.; Schmidt, P. (1999): Zwischen Lust und Frust. Jugendsexualität in den 90er Jahren. Opladen: Leske+Budrich.

Reuther-Dommer, C.; Stachowiak, R. (1999): Zur Sexualität bei schwerer geistiger Behinderung. In: psychosozial 22, Heft III (Nr. 77), 91–95.

Rethemeier, A.; Alexander, C. (2002): Schmust Miriam anders als Marie? Interkulturelle Sexualpädagogik im Kindertagesheim. In: Theorie und Praxis der Sozialpädagogik 53, Heft 7, 18–22.

Richter, R. (1998): Behinderung und Sexualität: medizinische und psychosoziale Aspekte. In: Michael, Th.; von Moers, A.; Strehl, A. E.: Spina bifida. Interdisziplinäre Diagnostik, Therapie und Beratung. Berlin: de Gryuter, 413–420.

Rittberger, E. (2000): Zur psychosozialen Sexualentwicklung geistig behinderter Jugendlicher. Eine vergleichende Studie zwischen in Sonderschulen für Schwerstbehinderte und in Integrationsklassen unterrichteten Burschen und Mädchen. Linz: edition pro mente.

Rothermund, E.; Engel, J.-M.; Beier, K. M. (2003): Wenn der Schmerz das Verlangen überlagert. Sexualität bei Menschen mit Rheuma. In: Delisle, B.; Haselbacher, G.; Weissenrieder, N. (Hrsg.) (2003): Schluss mit Lust und Liebe? Sexualität bei chronischen Krankheiten und Körperbehinderungen. München: Reinhardt, 107–119.

Rudolph, S. (2001): Doppelt anders? Zur Lebenssituation junger Lesben, Schwuler und Bisexueller mit Behinderung. Berlin: Jugendnetzwerk LAMBDA.

Rühling, H.; Kassenbrock, F. (2002): Behinderung und sexuelle Gewalt. In: Bange, D.; Körner, W. (Hrsg.): Handwörterbuch sexueller Missbrauch. Göttingen: Hogrefe, 31–36.

Saal, F. (1994): Leben kann man nur sich selber. Düsseldorf: Verlag selbstbestimmt leben.

Scherrer-Richartz, E. (1993). Untersuchung zum Thema Sexualität bei Männern nach einem urologischen Eingriff. In: Käppli, S. (Hrsg.): Pflegekonzepte: gesundheits-, entwicklungs- und krankheitsbezogene Erfahrungen. Bern: Huber 161–177.

Schindewolf, H.; Röhrig, M. (1995): Das Problem der sexuellen Gewalt an Kindern, Jugendlichen und Erwachsenen mit Behinderung – eine Herausforderung für die Sonderpädagogik? In: Weinwurm-Krause, E.-M.: Sexualerziehung in der Sonderschule. Hamburg: Kovac, 86–148.

Schlack, H. G. (2007): Brennpunkt Frühförderung: Notwendige Korrekturen überkommener Konzepte. In: Haupt, U.; Wieczorek, M. (Hrsg.): Brennpunkte der Körperbehindertenpädagogik. Stuttgart: Kohlhammer.

Schlüter, M.; Faßbender, K. (2006): Perspektiven betroffener Wissenschaftler. In: Ortland, B. (Hg.): Die eigene Behinderung im Fokus – theoretische Fundierungen und Wege der inhaltlichen Auseinandersetzung. Bad Heilbrunn: Klinkhard, 68–81.

Schmetz, D. (1998): Sexualerziehung bei Menschen mit geistiger Behinderung. Hagen: Fernuniversität.

Schmetz, D. (2001): Sexualerziehung. In: Antor, G.; Bleidick, U. (Hrsg.): Handlexikon der Behindertenpädagogik. Stuttgart: Kohlhammer, 386–389.

Schmetz, D.; Stöppler, R. (2007): Förderschwerpunkt Liebe. Sexualpädagogische Bildungsangebote für Menschen mit kognitivem Förderbedarf. Dortmund: verlag modernes lernen.

Schmid, H.; Noack, C. (1996): Sexuelle Gewalt gegen Menschen mit geistiger Behinderung. Eine verleugnete Realität. Ergebnisse und Fakten einer bundesweiten Befragung. Stuttgart: WfB Reutlingen.

Schmidt, G. (Hrsg.) (1993): Jugendsexualität. Sozialer Wandel, Gruppenunterschiede, Konfliktfelder. Stuttgart: Ferdinand Enke Verlag.

Schmitt, G.M. (1991): Cystische Fibrose. Leben mit einer chronischen Krankheit. Göttingen: Hogrefe.

Schönwiese, V. (1981): Behinderte Sexualität. Über Erfahrungen von körperlich Behinderten. In: Journal für Sozialforschung 21, Heft 4, 460–467.

Schützendorf, E. (1996): Ekel und Erregung. Konfrontation mit Sexualität in der Altenpflege. In: Altenpflege 21, H. 5, 348–355.

Schuhrke, B. (1994): Die Entwicklung kindlicher Sexualität – beobachtet. In: Rutschky, K., Reinhardt, W. (Hrsg.): Handbuch sexueller Missbrauch. Reinbek: Rowohlt, 97–115.

Schuhrke, B. (1997): Genitalentdecken im zweiten Lebensjahr. In: Zeitschrift Sexualforschung 10, 106–126.

Schuhrke, B. (1999): Kindliche Körperscham und familiale Schamregeln. Eine qualitative Studie im Auftrag der BzgA. Köln: Bundeszentrale für Gesundheitliche Aufklärung.

Schulte, H. (1998): Konzept der Arbeit mit Behinderten und chronisch Kranken in der Schwulenberatung Berlin und kursiv e.V.. In: die randschau – Zeitschrift für Behindertenpolitik 2, 34–38.

Schuntermann, M. (1999): Behinderung und Rehabilitation: Die Konzepte der WHO und des Deutschen Sozialrechts. In: Die neue Sonderschule 44, Heft 5, 342–363.

Schwerdt, C. (1981): Sexualität und Behinderung. Lieben, ohne „schön" zu sein. In: Psychologie heute, November, 66–76.

Seebaum, K. (1979): Rehabilitation und Kosmetik. Heilpädagogische Reflexion und empirische Untersuchung zum Selbstbild Körperbehinderter. Berlin: Marhold.

Seefeld, A. (1997): Sexualität bei Menschen mit geistiger Behinderung. In: Die neue Sonderschule 42, Heft 6, 433–439.

Sielert, U. (1993): Sexualpädagogik. Konzeption und didaktische Anregungen. Weinheim: Beltz.

Sielert, U. (1999): Lebendiges Lernen und lebendige Sexualität. In: Sexualpädagogik. Beiträge aus den Vortragsreihen des Modellprojekts Berufsbegleitende Sexualpädagogische Fortbildung, Heft 3, Hamburg.

Sielert, U. (2005): Einführung in die Sexualpädagogik. Weinheim: Beltz.

Sielert, U. (2007): Sexualerziehung und Sexualpädagogik in Deutschland. In: Bundesgesundheitsblatt – Gesundheitsforschung – Gesundheitsschutz 1, 68–77.

Stadler, H. (2006): Das Schädel-Hirn-Trauma unter medizinischem und pädagogischem Aspekt. In: Kallenbach, K. (Hrsg.): Körperbehinderungen. Schädigungsaspekte, psychosoziale Auswirkungen und pädagogisch-rehabilitative Maßnahmen. Bad Heilbrunn: Klinkhardt, 91–108.

Stange, H. (1989): Identität, Sexualität und Kontrazeption als Lebensprobleme Jugendlicher mit Lernbehinderung vor dem Hintergrund gesellschaftlicher und kultureller Wandlungsprozesse. Dortmund, Dissertation an der Universität Dortmund.

Stange, H. (2001): Jugendsexualität und schulische Sexualerziehung. In: Lernchancen 2, 6–14.

Stöppler, R. (2004): „Let's talk about sex..." Zur Theorie und Praxis der Sexualerziehung bei Menschen mit geistiger Behinderung. In: Lernen konkret 23, Heft 2, 2–5.

Stöppler, R., Albeke, K. (2006): Geistig behindert – ein Thema für geistig Behinderte? Perspektiven und Probleme der unterrichtlichen Auseinandersetzung. In: Ortland, B. (Hrsg.): Die eigene Behinderung im Fokus. Theoretische Fundierungen und Wege der inhaltlichen Auseinandersetzung. Bad Heilbrunn: Klinkhard, 54–67.

Timmermanns, S. (2003): Keine Angst, die beißen nicht. Evaluation schwul-lesbischer Aufklärungsprojekte in Schulen. Aachen: Jugendnetzwerk Lambda e. V.

Valtl, K. (2003): Sexuelle Biographie. In: Bundeszentrale für gesundheitliche Aufklärung (BzgA) (Hrsg): Rahmencurriculum Sexualpädagogische Kompetenz. Qualifizierungsmaßnahmen im Bildungs-, Sozial und Gesundheitswesen. Köln: Eigenverlag.

Volbert, R.; Knüppel, A. (1993): Das sexuelle Wissen von Kindern. Vortrag auf der 8. Tagung Entwicklungspsychologie in Osnabrück. Sept. 1993.

Volbert, R. (1999): Sexualwissen von Kindern. Eine qualitative Studie im Auftrag der freien Universität Berlin. Köln: Bundeszentrale für gesundheitliche Aufklärung, 139–174.

vom Hofe, J. (2001): Bin ich schön? Über Körper, Körpererfahrung und Sexualität. In: Behinderte in Familie, Schule und Gesellschaft 24, Heft 1, 19–23.

von Weiler, J.; Enders, U. (2001): Das „perfekte" Verbrechen. Sexuelle Ausbeutung von Mädchen und Jungen mit Behinderungen. In: Enders, U. (Hrsg.): Zart war ich, bitter war's. Handbuch gegen sexuellen Missbrauch. Köln: Kiepenheuer & Witsch, 125–128.

Wacker, E. (1999): Liebe im Heim? Möglichkeiten und Grenzen der Partnerbeziehungen in einer organisierten Umwelt. In: Geistige Behinderung, 3, 238–250.

Walder, P. (1998): Körperkult und Sexualität in den neuen Jugendkulturen. Sex mit Tic Tac Toe und Tamagotchis. In: Danneker, M.; Schmidt, G.; Sigusch, V. (Hrsg.): Sexualität und Spätmoderne. Über den kulturellen Wandel der Sexualität. Stuttgart: Ferdinand Enke, 103–117.

Walter, J. (1996): Pubertätsprobleme bei Jugendlichen mit geistiger Behinderung. In: Ders. (Hrsg.): Sexualität und geistige Behinderung. Heidelberg: Schindele, 160–173.

Walter, J. (2004): Sexualbegleitung und Sexalassistenz bei Menschen mit Behinderung. Heidelberg: Winter.

Walter, J. (2005) (Hrsg.): Sexualität und geistige Behinderung. Heidelberg: Edition Schindele.

Walter, L. J.; Nosek, M. A.; Langdon, K. (2001): Understanding of sexuality and reproductive health among women with and without physical disabilities. In: Sexuality and Disability 19, Heft 3, 167–176.

Walthes, R. (2003): Einführung in die Blinden- und Sehbehindertenpädagogik. München: Reinhard.

Wawrock, S.; Klein, S.; Fegert, J. M. (2002): Forschungsergebnisse zur Problematik der sexualisierten Gewalt in Wohneinrichtungen der Behindertenhilfe und Anlage eines Modellprojektes. In: Fegert, J. M.; Wolff, M. (2002): Sexueller Missbrauch durch Professionelle in Institutionen. Prävention und Intervention. Ein Werkbuch. Münster: Votum-Verlag, 73–82.

Wehr-Herbst, E. (1997): Die heutige Schülerschaft in den Schulen für Körperbehinderte. Eine bundesweite Erhebung unter besonderer Berücksichtigung der schwermehrfachbehinderten Kinder und Jugendlichen. In: Zeitschrift für Heilpädagogik 48, Heft 8, 316–322.

Weinwurm-Krause, E.-M. (1990): Soziale Integration und sexuelle Entwicklung Körperbehinderter. Heidelberg: Schindele.

Weinwurm-Krause, E.-M. (1994): Sexuelle Gewalt und Behinderung. Hamburg: Kovac.

Weinwurm-Krause, E.-M. (Hg.) (1995): Sexualerziehung in der Sonderschule. Hamburg: Kovac.

Weinwurm-Krause, E.-M. (1997): Identitätsentwicklung unter erschwerten Bedingungen und ihre Auswirkungen auf sexuellen Missbrauch. In: Behinderte in Familie, Schule und Gesellschaft 20, Heft 3, 45–51.

Wellach, K. (1999): Zur Sexualerziehung körperbehinderter Menschen. In: Bergeest, H.; Hansen, G. (Hrsg.): Theorien der Körperbehindertenpädagogik. Bad Heilbrunn, Klinkhardt, 269–280.

Wildwasser (Hrsg.) (2002): Ein Handbuch für Prävention und Beratung. Gegen sexuelle Gewalt an Mädchen und Frauen mit Körperbehinderung. Freiburg: Druckwerkstatt im Grün.

Wilhelm, M. (1996): Behindertenintegration und Sexualerziehung. Eine Studie zur schulischen Sexualpädagogik. Wien: Wiener Universitätsverlag.

Wrede, B.; Hunfeld, M. (1997): Sexualität – (k)ein Thema in der Hochschulausbildung. Entwicklung einer hochschuldidaktischen Ausbildungskonzeption für Sexualpädagogik. Bielefeld: Kleine.

Zemp, A. (2002): Sexualisierte Gewalt gegen Menschen mit Behinderung in Institutionen. In: Praxis der Kinderpsychologie und Kinderpsychiatrie 51, Heft 8, 610–625.

Zettl, S. (2000): Krankheit, Sexualität und Pflege – Hilfestellungen für den Umgang mit einem Tabu. Stuttgart: Kohlhammer.

Zettl, S. (2003): Zwischen Einfühlung und Distanz. Sexualität und Pflege. In: Delisle, B.; Haselbacher, G.; Weissenrieder, N. (Hrsg.): Schluss mit Lust und Liebe? Sexualität bei chronischen Krankheiten und Körperbehinderungen. München: Reinhardt, 81–87.

Zinsmeister, J. (2002): Werden behinderte Mädchen und Frauen durch das Sexualstrafrecht diskriminiert? In: zusammen 22, Heft 5, 14–15.

Zinsmeister, J. (2003): Einführung. In: Dies. (Hrsg.): Sexuelle Gewalt gegen behinderte Menschen und das Recht. Gewaltprävention und Opferschutz zwischen Behindertenhilfe und Strafjustiz. Opladen: Leske + Budrich, 11–22.

12   Anhang

12.1 Reflexion der eigenen sexuellen Biografie „Erinnerst du dich?"

Mit Hilfe der folgenden Fragen können Sie sich an einige Stationen in der eigenen sexuellen ‚Lerngeschichte' zurückerinnern. Sie können dazu die Fragen in Gedanken beantworten oder sich einige Antworten aufschreiben. Es ist sinnvoll, die Antworten zu diesen Fragen in kleinen Gruppen zu besprechen. Dies ist eine gute Anregung, überhaupt einmal über sexuelle Fragen miteinander ins Gespräch zu kommen. Dabei gilt aber als oberste Regel: Niemand darf zu einer Antwort gedrängt, noch belächelt werden, denn damit vergrößert sich nur die schon vorhandene Hemmung.

- Haben Sie in Ihrer Familie oder auch außerhalb Gelegenheit gehabt, Geschwister oder andere Kinder des anderen Geschlechts nackt zu sehen? Wie war das bei Ihren Eltern? Erinnern Sie sich, was Sie dabei gedacht und empfunden haben?
- Waren Sie bei sogenannten Doktorspielen dabei? Gab es Situationen, in denen Sie ertappt worden sind? Wie haben die Eltern oder andere Erwachsene darauf reagiert?
- Welche Vorstellungen hatten Sie früher über Geburt und Zeugung? Wie und durch wen sind Sie aufgeklärt worden? Können Sie sich an besondere Aufklärungsgespräche erinnern? Wer führte sie mit Ihnen?
- Welche Gefühle und Erinnerungen haben Sie, wenn Sie an die Zeit Ihrer Pubertät denken? Wie sind Sie mit den körperlichen Veränderungen klargekommen? Wie haben Eltern und Geschwister darauf reagiert?
- Sind Sie auf die erste Regelblutung/den ersten Samenerguss vorbereitet worden? Wie sind Sie mit diesem Erlebnis fertig geworden?
- Wie war das mit der Selbstbefriedigung? Sind Sie selbst darauf gekommen oder haben Sie von anderen davon gehört und es dann auch einmal ausprobiert? Sind Sie einmal beim Onanieren überrascht worden? Hatten Sie Schuldgefühle, so etwas zu machen? Wie denken Sie heute darüber, den eigenen Körper zärtlich zu berühren?
- Erinnern Sie sich an die ersten Zärtlichkeiten, Schwärmereien, Verehrungen und Freunde/Freundinnen?
- Wie war Ihr erstes sexuelles Erlebnis? Der erste Kuss, Händchenhalten, Petting? Waren Sie eher aktiv oder passiv?
- Hatten Sie Hemmungen bei der Kontaktaufnahme mit Frauen/Männern?
- Wie war das beim ersten Geschlechtsverkehr? Wie alt waren Sie/wie alt Ihre Partnerin/Ihr Partner? Hatte sie/er schon Vorerfahrungen?
- Haben Sie dabei verhütet? Welche Erfahrungen haben Sie überhaupt mit Verhütungsmitteln?
- ‚Orgasmus' – brauchen Sie ihn? Wie erleben Sie ihn? Wie wünschen Sie sich ihn? Können Sie über Ihre Wünsche reden?

- Haben Sie mit gleichgeschlechtlichen Partner/-innen lesbische/homosexuelle Erfahrungen gemacht?
- Was bedeutet Ihnen eine hetero- bzw. homosexuelle Beziehung? Was finden Sie gut oder weniger gut daran?
- Kennen Sie Gefühle der Eifersucht? Haben Sie Erfahrungen mit Trennungen gemacht? Was halten Sie überhaupt von einer Doppelbeziehung? Was halten Sie von einem Seitensprung?
- Ihr Körper: Finden Sie ihn schön? Können Sie ihn selbst berühren? Kennen Sie Ihren genitalen Bereich? Mögen Sie Ihren Körper oder schämen Sie sich vor anderen? Vor wem besonders?
- Gibt es Situationen, in denen Sie Sexualität schon als Gewalt erlebt haben? Kommt es vor, dass Sie Angst haben im Zusammenhang mit sexuellen Erlebnissen?
- Was meinen Sie: Welche Bedeutung haben all diese Erfahrungen für Ihre heutige Einstellung zur Sexualität? Haben Sie bestimmte Normen bzw. Leitvorstellungen? („Das tut man nicht...!", „Wenn ich das täte, bekäme ich Schuldgefühle!" usw.)
- Sind Sie zufrieden mit Ihrer Sexualität, so wie Sie sie heute erleben? Gehört Sexualität zu Ihrem Alltag? Und was bedeutet sie für Sie? Werden Ihre Bedürfnisse nach Wärme, Geborgenheit und Zärtlichkeit erfüllt?
- Gibt es sexuelle Wünsche, die Sie sich noch nicht erfüllt haben? Haben Sie schon einmal versucht, etwas an der Situation, wie Sie Sexualität erleben, zu verändern, um zufriedener zu sein (Wünsche, Hoffnungen, „Wenn doch nur...")?

Aus: Bundesvereinigung Lebenshilfe (Hrsg.): Sexualpädagogische Materialien für die Arbeit mit geistig behinderten Menschen. Weinheim, Basel 1995, 20

12.2 Reflexion der eigenen Erfahrungen in Bezug auf Sexualerziehung

Die individuellen bewussten oder unbewussten sexualerzieherischen Konzepte sind maßgeblich durch die eigenen Erfahrungen geprägt. Nehmen Sie sich für die nachfolgenden Fragen etwas Zeit und besinnen Sie sich auf Ihre eigene Sexualerziehung.

- Denken Sie bitte an Ihre Kindheit/Jugendzeit: Welche Situationen der Sexualerziehung fallen Ihnen ein (Elternhaus, Schule, Freundeskreis....)?
- Was waren die Situationen oder Erlebnisse, die Sie am meisten geprägt haben?
- Können Sie sich an Sexualerziehung durch Ihre Eltern oder nahe Bezugspersonen erinnern? Welche Inhalte wurden thematisiert? Wie haben Sie Ihre Eltern in der Situation wahrgenommen? Wie angenehm/unangenehm war die Situation für Sie?
- Hatten Sie in der Schule Sexualerziehung als Unterrichtsthema? In welchem Fach wurde Sexualerziehung unterrichtet? Was waren die Inhalte? Hatten Sie den Eindruck, dass es um ‚Ihre' Themen geht? Wie haben sich die Mitschülerinnen und Mitschüler verhalten? Wie haben Sie die Lehrkräfte erlebt?
- Welche Rolle haben Geschwister in Ihrer Sexualerziehung gespielt?

- Wie bedeutsam war der Austausch mit Freunden oder Freundinnen für Sie?
- Haben Sie Medien (Zeitschriften, Fernsehen etc.) als Informationsquelle genutzt? Als wie hilfreich haben Sie die Medien empfunden?
- Hatten Sie insgesamt das Gefühl, durch die verschiedenen ‚Quellen' der Sexualerziehung subjektiv ausreichend auf die Veränderungen in der Pubertät und Ihre ersten sexuellen Kontakte vorbereitet zu sein? Haben Sie sich in Ihrer sexuellen Entwicklung eher allein gelassen gefühlt?
- Was hätten Sie sich anders gewünscht?
- Welche Rolle spielen Ihre eigenen Erfahrungen nun in der Sexualerziehung von jungen Menschen (Schülerinnen und Schülern oder eigenen Kindern)?

12.3 Vorschlag zur Abfrage von Workshopinhalten für eine schulinterne Fortbildung

Welche Inhalte wünschen Sie sich für den pädagogischen Tag zur Sexualerziehung?

Kreuzen Sie bitte in der 2. Spalte an, welche Themen Sie lieber in geschlechtshomogenen Gruppen bearbeiten möchten.

gewünschte Inhalte	Thema in geschlechts- homogenen Gruppen	Themen
		Entwicklung/Diskussion eines **schulinternen, behinderungsspezifischen Curriculums** für die Schule anhand einer Diskussionsgrundlage
		Kooperation mit Eltern in der Sexualerziehung: Notwendigkeiten, mögliche Probleme inklusive der Entwicklung von Lösungsideen für die Schule
		Sexualität und Sprache: Bedeutung der Sprache in der Sexualerziehung, Reflexion der eigenen Sprechfähigkeit, Diskussion „geeigneter" Begriffe
		Normen und Werte in der Sexualerziehung: Welche gibt es? Welche vertrete ich/sind mir wichtig? Welche sind für die Sexualerziehung bedeutsam?
		weibliche und männliche Sexualität: Geschlechterrollen und geschlechterbewusste Sexualpädagogik/ geschlechtshomogene Angebote
		sexuelle Orientierungen: Homosexualität, Bisexualität, besondere Probleme für Menschen mit Behinderung, Reflexion eigener Einstellungen
		Theorie und Praxis der Sexualpädagogik: Überblick über Konzepte, Reflexion eigener Standpunkte

gewünschte Inhalte	Thema in geschlechts- homogenen Gruppen	Themen
		Methoden und Material zur Sexualerziehung in der Schule: Überblick über geeignete Methoden sowie behinderungsspezifisches Material **Meine Person** in der Sexualerziehung: Reflexion der eigenen sexuellen Biografie und gegenwärtig gelebten Sexualität und deren Einflüsse auf die Sexualerziehung
		Sexuell übertragbare **Krankheiten**, inkl. HIV und AIDS: Gefährdungsfaktoren, Hilfsmöglichkeiten, Vorurteile
		Sexuelle Gewalt und sexueller Missbrauch allgemein: Gefährdungsfaktoren für Menschen mit Behinderung, Täterprofile, Präventionsmaßnahmen
		Sexueller Missbrauch im Internet: Gefährdungsfaktoren für Menschen mit Behinderung, Täterprofile, Präventionsmaßnahmen
		Sexueller Missbrauch in Institutionen: Gefährdungsfaktoren für Menschen mit Behinderung, Täterprofile, Präventionsmaßnahmen, eigene Handlungsmöglichkeiten
		Gestaltung einer **sexualfreundlichen Pflege**/Sexualerziehung bei Menschen mit **schwerster Behinderung**
		Sexualität im **Spannungsfeld der Kulturen**; Sexualerziehung bei Schüler/innen mit Migrationshintergrund
		Überblick über **Beratungsstellen** und deren Angebot in der schulischen Umgebung
		Elternschaft bei Menschen mit Behinderung: Erfahrungen und Unterstützungsmöglichkeiten; Reflexion der eigenen Einstellung
		Möglichkeiten **unterstützter Sexualität** für Menschen mit Behinderung (z. B. Organisation wie Sensis/Sexybilities)
		Sonstige Themenwünsche:

12.4 Hilfreiche Adressen

Überregionale Adressen/ soziale Dienste	Inhalt/Themen	Zielgruppe	Onlineberatung	Sonstiges/ Besonderheiten
PRO Familia Bundesverband Stresemannallee 3 60596 Frankfurt/Main Tel.: 069/63 90 02 Fax: 069/63 98 52 E-Mail: info@profamilia.de Internet: www.profamilia.de	Informationen zu den Themen Familienplanung, Sexualpädagogik, Sexualberatung u.a.; in den Beratungsstellen ärztliche, psychologische und soziale Beratung	Jugendliche, Erwachsene, Eltern, Pädagoginnen, Lehrerinnen	ja, kostenlos	bundesweite Adressensuche von Beratungsstellen möglich, Diskussionsforen, Info-Material zum Download, Arbeitsmaterialien für sexualpädagogische Arbeit, Seite nicht barrierefrei
AWO Arbeiterwohlfahrt Bundesverband Postfach 41 01 63 53023 Bonn (Postanschrift) Tel.: 0228/66850 Fax: 0228/66853 2225 E-Mail: info@awo.org Internet: www.awo.org	Informationen über den Verband, aktuelle Pressemitteilungen, Informationen über Einrichtungen und Dienstleistungen	Erwachsene, Fachkräfte	nein	Beratungsstellenlotse der AWO Erziehungs-, Kinder-, Jugend- und Familienberatungsstellen bundesweit zum downloaden, Adressenlisten der Einrichtungen nach Zielgruppen, Fortbildungsprogramm Seite nicht barrierefrei
Bundeszentrale für gesundheitliche Aufklärung Ostmerheimer Str. 220 51109 Köln Tel.: 0221/89 92-0 E-Mail: poststelle@bzga.de Internet: www.bzga.de	Informationen über die BZgA, Informationen über Themenschwerpunkte wie Sexualaufklärung, Suchtprävention, Aidsprävention, gesunde Ernährung etc., Internetadressen von weiteren BZgA-Seiten zu Schwerpunktthemen	Jugendliche, Erwachsene, Eltern, Pädagoginnen, Lehrerinnen, weitere Fachkräfte	nein	weiterführende Links und Adressen zu überregionalen Organisationen/Verbänden, Links zur Suche von Beratungsstellen zu verschiedenen Themen, Bestellung von Arbeits- und Unterrichtsmaterialien möglich, Seite ist barrierefrei

Überregionale Adressen/ soziale Dienste	Inhalt/Themen	Zielgruppe	Onlineberatung	Sonstiges/ Besonderheiten
Deutscher Caritasverband Karlstr. 40 79104 Freiburg Tel.: 0761/2000 E-Mail: info@caritas.de Internet: www.caritas.de	Informationen über den Caritas-verband u. dessen Arbeit, Presse-mitteilungen, Fortbildungsange-bote, Beratung zu verschiedenen Schwerpunkten	Jugendliche, Erwach-sene, Fachkräfte	ja, kostenlos für Kin-der, Jugendliche, Erwachsene und Fachkräfte	Bundesweite Beratungsstellen-suche möglich, Literaturempfeh-lungen, Seite ist barrierefrei
Deutsches Rotes Kreuz Generalsekretariat Carstenstr. 58 12205 Berlin Tel.: 030/85404-0 Fax: 030/85404-450 E-Mail: drk@drk.de Internet: www.drk.de	Informationen über die Arbeits-felder und Projekte des DRK und Dienstleistungen, die angeboten werden, Beratung zu Sexualität, Verhütung und Schwangerschaft vor Ort	Jugendliche, Erwach-sene (mit Behin-derung)	nein	Suchmöglichkeit von Adressen/ Kontaktdaten von DRK- Bera-tungsstellen bundesweit, Seite nicht barrierefrei
donum vitae e.V. zur Förderung des Schutzes des menschlichen Lebens Bundesverband Breite Str. 27 53111 Bonn Tel.: 0228/3867343 Fax: 0228/3867344 E-Mail: info@donumvitae.org Internet: www.donumvitae.org	Informationen und Unterstüt-zung/Beratung rund um das The-ma Schwangerschaft, Schwanger-schaftskonfliktberatung vor Ort, Präventionsarbeit	Schwangere, Jugend-liche, die Fragen/In-formationsbedarf zum Thema Schwanger-schaft haben, Päda-goginnen	nein	Adressenlisten von Donum Vitae – Beratungsstellen bundesweit, Verein bietet sexualpädagogische Aufklärung/Prävention für Unter-richt an, Linkliste mit Adressen von sozialen Organisationen etc., Seite ist barrierefrei

Überregionale Adressen/ soziale Dienste	Inhalt/Themen	Zielgruppe	Onlineberatung	Sonstiges/ Besonderheiten
Sozialdienst katholischer Frauen Zentrale e.V. Agnes-Neuhaus-Straße 5 44135 Dortmund Tel.: 02 31/5 57 026-0 Fax: 02 31/5 57 026-60 E-Mail: info@skf-zentrale.de Internet: www.skf-zentrale.de	Informationen über die Geschichte und Projekte des Verbandes, Übersicht über Beratungsschwerpunkte, die vor Ort angeboten werden (mit Kontaktadresse)	Kinder, Jugendliche, Frauen, Familien, Fachkräfte	nein	Sexualpädagogische Arbeit wird vom Verband in Schulen angeboten – Kontakt über die nächstgelegene Schwangerschaftsberatungsstelle, Links zu weiteren Sozialdiensten u. Hilfsorganisationen etc., Seite nicht barrierefrei
www.familienhandbuch.de	Online – Familienhandbuch mit Fachartikeln zu verschiedensten Aspekten zum Thema Familie, Elternschaft, Erziehung, kindliche Entwicklung, Schwangerschaft etc., Beiträge von Fachpersonen und Wissenschaftlern	Eltern, Fachkräfte, Interessierte	nein	unter „Kontakt" weiterführende Links zu Elternberatungsstellen/ kostenloser Eltern-Onlineberatung, Diskussionsforum, Seite in verschiedenen Sprachen lesbar, Seite nicht barrierefrei

Überregionale Adressen zum Thema Homosexualität	Inhalt/Themen	Zielgruppe	Onlineberatung	Sonstiges/Besonderheiten
Bundesverband der Eltern, Freunde und Angehörigen von Homosexuellen e. V. (BEFAH) Schuhstraße 4 30159 Hannover Tel.: 05130/974751 Fax: 05130/6093162 E-Mail: info@befah.de Internet: www.befah.de	Informationen über Homosexualität, der Verein bietet Hilfe u. Unterstützung von ratsuchenden Eltern, Freunden und Angehörigen von Homosexuellen, Unterstützung bei der Gründung von Selbsthilfegruppen	Eltern, Freunde und Angehörige von Homosexuellen	nein	Buchtipps zum Thema Homosexualität, Linkliste, Seite nicht barrierefrei
Lambda Schwul-lesbisches Jugendnetzwerk e. V. Bundesgeschäftsstelle Windhorststraße 43a 99096 Erfurt Tel.: 0361/6448754 Fax: 0361/6448752 E-Mail: info@lambda-online.de Internet: www.lambda-online.de	Medienempfehlungen zum Thema Homosexualität, Organisation von Freizeiten für lesbische und schwule Jugendliche, Informationen zu verschiedensten Aspekten von Homosexualität	jugendliche Lesben und Schwule (mit Behinderung)	nein	Links zu Onlineberatungsstellen zum Thema Homosexualität, Landesverbänden von Lambda, Adressensuchmöglichkeit von Jugend(selbsthilfe)gruppen bundesweit, spezifische Angebote für junge Lesben/Schwule mit Behinderung, Seite nicht barrierefrei
Lesben- und Schwulenverband in Deutschland (LSVD) Bundesgeschäftsstelle Pipinstr. 7 50667 Köln Tel. 0221/9259610 Fax. 0221/92596111 E-Mail: lsvd@lsvd.de Internet: www.lsvd.de	Informationen über Ziele des Verbandes, politische u. rechtliche Aspekte im Zusammenhang mit Homosexualität, Informationstexte zu Homosexualität	Homosexuelle	nein	Bestellung von Material zum Thema Homosexualität, Adressenliste von Therapeutinnen, Beraterinnen und weiteren Fachkräften, umfangreiche Linkliste, Seite nicht barrierefrei

151

Überregionale Adressen zum Thema Homosexualität	Inhalt/Themen	Zielgruppe	Onlineberatung	Sonstiges/ Besonderheiten
Lesbenring e.V. Postfach 11 02 14 69071 Heidelberg Tel./Fax: 0441/2 09 71 37 E -Mail: buero@lesbenring.de Internet: www.lesbenring.de	Informationen über (politische) Ziele des Vereins, Termine für Arbeitstreffen	lesbische Frauen	nein	umfangreiche Linkliste für Lesben in verschiedenen Sparten, Bücherempfehlungen, Seite nicht barrierefrei

Überregionale Adressen/ Internetseiten zum Thema Aids	Inhalt/Themen	Zielgruppe	Onlineberatung	Sonstiges/ Besonderheiten
Deutsche AIDS-Hilfe e. V. (DAH) Dieffenbachstr. 33 10967 Berlin Tel.: 030/690 087-0 Fax: 030/690 087-42 E-Mail: dah@aidshilfe.de Internet: www.aidshilfe.de	Informationen rund um das Thema Aids und sexuell übertragbare Krankheiten, Vorstellung von Projekten der Deutschten AIDS-Hilfe	Erwachsene, Betroffene, Fachkräfte	ja, kostenlos zum Thema HIV und anderen sexuell übertragbaren Krankheiten	Bestellung von Materialien zum Thema Aids möglich, Adressenlisten von Landesverbänden, örtlichen Aidshilfen und Netzwerken, Seite nicht barrierefrei
www.gib-aids-keine-chance.de	Informationen über Aids, sexuell übertragbare Krankheiten und Kondome, Antworten auf häufig gestellte Fragen zum Thema HIV/ Aids und Safer Sex, Infos über aktuelle Aktionen und Ausstellungen	Jugendliche, Betroffene, Pädagoginnen	ja, kostenlos	Telefonberatung (kostenpflichtig, auch in Fremdsprachen möglich), bundesweite Suche von Aids-Beratungsstellen, Materialien der „Mach's mit" – Kampagne sowie Medienliste für Unterrichtsmaterialien zum Download, Seite ist barrierefrei

Internetseiten zum Thema Sexualität allgemein	Inhalt/Themen	Zielgruppe	Onlineberatung	Sonstiges/ Besonderheiten
www.loveline.de	Internetseite der BZgA für Jugendliche zu den Themen Liebe, Sexualität, Partnerschaft und Verhütung, Liebeslexikon zu verschiedenen Stichpunkten, Antworten zu häufig gestellten Fragen zu Sexualität	Jugendliche	nein	Computerspiele zum Thema Liebe/Sexualität auf der Seite möglich, kostenlose Broschüren/ Informationen zum Downloaden, regelmäßige Chat-Termine mit dem Loveline-Team, Links zu weiteren Seiten der BZgA, Seite nicht barrierefrei
www.sextra.de	Onlineberatungsangebot der Pro-Familia, Antworten zu häufig gestellten Fragen speziell für Jugendliche, Aufsatzsammlung, Informationen über Verhütung und sexualpädagogische An-gebote der Pro Familia	Jugendliche, Erwach-sene, Pädagoginnen	ja, kostenlos	Buchtipps, umfangreiche Linkliste, Dialogforen und Chattermine, Seite nicht barrierefrei

Internetseiten zum Thema Verhütung	Inhalt/Themen	Zielgruppe	Onlineberatung	Sonstiges/ Besonderheiten
www.pille.com	Informationen rund um die Pille (Einnahme, Wirkung, Pillenarten etc.), weitere Informationen über Pubertät, andere Verhütungs- methoden u. Frauenarztbesuch, Antworten auf häufig gestellte Fragen	junge Mädchen	nein	Lexikon, Broschüren zum Downloaden, Linkliste, Menstrua- tionskalender, Seite nicht bar- rierefrei
www.machsmit.de	Informationen über Verhütung, speziell Kondome und deren Nutzung, HIV und Safer Sex, sexuell übertragbare Krankheiten, Antworten auf häufig gestellte Fragen zum Themenbereich	Jugendliche, Pädagoginnen	ja, kostenlos	Lexikon zum Thema Sexualität, Telefonberatung, Videoclips z. B. zur richtigen Anwendung von Kondomen, Bestellung von Mate- rialien möglich, Seite ist barriere- frei
www.schwanger-info.de	Informationen rund um die The- men Verhütung, Familienplanung, Schwangerschaft und unerfüllter Kinderwunsch, Frühgeburt, Ent- wicklung des Kindes, Schwanger- schaftsverlauf etc.	Jugendliche, Erwach- sene, Schwangere (auch Teenager unter 18 Jahren)	nein	Suchmöglichkeit von Beratungs- stellen, die Schwanger- schafts(konflikt)beratung anbie- ten bundesweit, Lexikon, Seite nicht barrierefrei

Spezifische Adressen/ Angebote für Menschen mit Behinderung	Inhalt/Themen	Zielgruppe	Onlineberatung	Sonstiges/ Besonderheiten
Weibernetz e.V. Projekt „Politische Interessenvertretung behinderter Frauen" Kölnische Str. 99 34119 Kassel Tel.: 0561/7 28 85-85 Fax: 0561/7 28 85-53 E-Mail: info@weibernetz.de Internet: www.weibernetz.de	Seite des Bundesnetzwerks von Frauen und Mädchen mit Beeinträchtigung, Informationen über Veranstaltungen und Veröffentlichungen, Überblick über Angebot von Seminaren/Fortbildungen, Artikel zu verschiedenen Themen in leichter Sprache, Informationen über die Arbeit des Netzwerks	Mädchen und Frauen mit Beeinträchtigungen	nein	Bestellung der Zeitschrift „Weiberzeit" möglich, sehr umfangreiche Link- und Adressenliste für Mädchen u. Frauen mit Behinderungen national sowie international zu verschiedenen Themenschwerpunkten, Presse-Veröffentlichungen, Seite ist barrierefrei
Jugendnetzwerk Lambda e.V. Referat für Jugendliche mit Behinderungen Berliner Ring 12 23843 Bad Oldesloe Tel.: 045 31/88 58 13 Fax: 045 31/88 58 59 E-Mail: JAB@lambda-online.de Internet: www.lambda-online.de	Medienempfehlungen zum Thema Homosexualität, Organisation von Freizeiten für lesbische und schwule Jugendliche (mit Behinderung), Informationen zu verschiedensten Aspekten von Homosexualität	junge Schwule und Lesben mit Behinderung, Eltern u. Pädagoginnen	nein	Links zu Onlineberatungsstellen zum Thema Homosexualität, Landesverbänden von Lambda, Adressensuchmöglichkeit von Jugend(selbsthilfe)gruppen bundesweit, spezifische Angebote für junge Lesben/Schwule mit Behinderung, Seite nicht barrierefrei
Sexybilities beim ASL e.V. Oranienstraße 189 10999 Berlin Tel.: 030/60 88 05 76 E-Mail: sexybilities@hotmail.com Internet: www.asl-berlin.de	Informationen über die Arbeitsgemeinschaft für selbstbestimmtes Leben schwerstbehinderter Menschen (ASL) und deren Tätigkeit, Sexualberatung für Menschen mit Behinderung nach dem Peer – Counseling – Prinzip per Telefon oder vor Ort	Jugendliche und Erwachsene mit Behinderung	nein	Linkliste, Seite nicht barrierefrei

Spezifische Adressen/ Angebote für Menschen mit Behinderung	Inhalt/Themen	Zielgruppe	Onlineberatung	Sonstiges/ Besonderheiten
Beratungsstelle Liebe, Lust und Frust Wallstraße 15/15 A 10179 Berlin Tel.: 030/829 998-231 Fax: 030/829 998-142 (zu Händen LiLuFru) E-Mail: lilufru@lebenshilfe-berlin.de Internet: www.lebenshilfe-berlin.de/liebelustundfrust.html	Beratung für Menschen mit geistiger Behinderung, deren Angehörige und Fachkräfte zu den Themen Partnerschaftsprobleme, Sexualität, Schwangerschaft, sexueller Missbrauch, Gewaltprobleme, Trennung und Scheidung, sowohl Einzel- und Paarberatung als auch Fortbildung und Team-Beratung möglich	Menschen mit geistiger Behinderung und deren Angehörige, Fachkräfte, Pädagoginnen	ja, sowohl Chattermine als auch E-Mail-Beratung kostenlos in Zusammenarbeit mit www.das-beratungs-netz.de (Informationen auf Seite vorhanden)	Informationen über Sprechzeiten, Seite nicht barrierefrei
Netzwerk behinderter Frauen Berlin e. V. Leinestr. 51 12049 Berlin Tel.: 030/61 709 167/68 Fax: 030/61 709 167 E-Mail: netzfrau-berlin@freenet.de Internet: www.netzwerk-behinderter-frauen-berlin.de	Informationen über die Arbeit und Projekte des Vereins, Übersicht über Termine und Veranstaltungen, die für Mädchen und Frauen mit Behinderung angeboten werden, Beratung und Unterstützung in allen Lebensbereichen nach dem Peer – Counseling – Prinzip telefonisch oder vor Ort, nach Absprache Fachvorträge/Seminare möglich	Mädchen und Frauen mit Beeinträchtigungen und deren Freunde/Angehörige, Mitarbeiterinnen in Einrichtungen der Behindertenhilfe	nein	umfassende Linksammlung u. a. zu den Themen Behinderung, Frauen mit Behinderung u. Frauenspezifisches, Kontaktadressen u. Anlaufstellen für Mädchen/ Frauen mit Behinderung, die (sexuelle) Gewalt erfahren haben, Seite nicht barrierefrei

Spezifische Adressen/ Angebote für Menschen mit Behinderung	Inhalt/Themen	Zielgruppe	Onlineberatung	Sonstiges/ Besonderheiten
www.familienratgeber.de	Onlineservice der Aktion Mensch, Informationsportal über die wichtigsten Angebote und Einrichtungen der Behindertenhilfe in Deutschland, Vermittlung von Anlauf-/Beratungsstellen, Artikel über verschiedenste Themen im Kontext von Behinderung (rechtliche Aspekte, Schwerbehinderung etc.)	Menschen mit Behinderung und deren Angehörige, Fachkräfte, Pädagoginnen	nein	Adressdatenbank mit der Möglichkeit, in verschiedenen Rubriken nach Einrichtungen u. Beratungsstellen bundesweit zu suchen, Diskussionsforum, Bücherecke mit Literaturtipps rund um das Thema Behinderung (auch Sexualpädagogik), Seite nicht barrierefrei
www.behinderung-sexualitaet-board.de	Diskussionsforum für Menschen mit Behinderung zu verschiedensten Aspekten von Sexualität	Menschen mit Beeinträchtigungen	nein	Links zu Seiten mit ähnlichen Themen, Seite nicht barrierefrei
Bundesverband behinderter und chronisch kranker Eltern e.V. bbe e.V. Kerstin Weiß, Lerchenweg 16 32584 Löhne Tel.: 05732/6307 Fax: 05732/689572 E-Mail: Behinderte.Eltern@gmx.de Internet: www.behinderte-eltern.com	Informationen über die Arbeit des Vereins, Veröffentlichungen u. Berichte zu verschiedensten Aspekten rund um das Thema Behinderung und Elternschaft, Übersicht über Veranstaltungen und regionale Angebote, Angebote auch für nichtbehinderte Elternteile (CO handicapped)	Menschen mit Behinderung oder chronischer Erkrankung, die Eltern sind oder werden wollen, nichtbehinderte Elternteile	ja, sowohl E-Mail-Beratung, Chatberatung im Einzelgespräch als auch moderierte Gruppenchats möglich, kostenlos	sehr umfangreiche Literaturdatenbank nach Rubriken unterteilt, Assistenzgesuche/-angebote, Gästebuch, Telefonberatung Seite ist barrierefrei

Spezifische Adressen/ Angebote für Menschen mit Behinderung	Inhalt/Themen	Zielgruppe	Onlineberatung	Sonstiges/ Besonderheiten
Bundesarbeitsgemeinschaft SELBSTHILFE e.V. Kirchfeldstr. 149 (Stadtteil: Friedrichstadt) 40215 Düsseldorf Tel.: 02 11/3 10 06-0 Fax: 02 11/3 10 06-48 E-Mail: info@bag-selbsthilfe.de Internet: www.bag-selbsthilfe.de	Informationen über die BAG (Bundesarbeitsgemeinschaft Selbsthilfe von Menschen mit Behinderung und chronischer Erkrankung und ihren Angehörigen), aktuelle Meldungen, Fachartikel z.B. zum Thema Gesundheitspolitik	Menschen mit Behinderung oder chronischer Erkrankung, Interessierte	nein	Liste mit Kontaktadressen von Verbänden der BAG Selbsthilfe deutschlandweit, Zugang zur Zeitschrift „Selbsthilfe", Linksammlung, Seite ist barrierefrei
Interessenvertretung Selbstbestimmt Leben in Deutschland e.V. – ISL Hermann-Pistor-Straße 1 07745 Jena Tel.: 03641/23 47 95 Fax: 03641/39 62 52 Internet: www.isl-ev.de	Berichte über aktuelle Projekte, Aktionen und Politik, Schwerpunkte der Arbeit in den Bereichen Persönliche Assistenz, Persönliches Budget, Bioethik und Arbeit, Veranstaltungen und Termine	Menschen mit Beeinträchtigungen/Behinderungen, Interessierte	nein	Adressen der Mitgliederorganisationen deutschlandweit, Links, Seite ist barrierefrei

Adressen zum Thema sexuelle Gewalt/sexueller Missbrauch	Inhalt/Themen	Zielgruppe	Onlineberatung	Sonstiges/ Besonderheiten
Zartbitter Köln e.V. Kontakt- und Informationsstelle gegen sexuellen Missbrauch an Mädchen und Jungen Sachsenring 2–4 50677 Köln Tel.: 0221/312055 Fax: 0221/9320397 E-Mail: info@zartbitter.de Internet: www.zartbitter.de	Materialien zur Prävention und Aufklärung gegen sexuellen Missbrauch für Mädchen und Jungen, Informationen über sexuellen Missbrauch für Eltern, Übersicht über Fortbildungen und Fachtagungen (auch für Pädagoginnen), Fachartikel zu spezifischen Themen, Presseartikel	Mädchen und Jungen, die Opfer sexueller Gewalt sind, deren Eltern, Fachkräfte und Pädagoginnen	nein	Bestellung von Zartbitter – Materialien für Unterricht/Präventionsarbeit möglich, Informationen über Präventionstheater von Zartbitter, Materialien auch in anderen Sprachen erhältlich, Seite nicht barrierefrei
Wildwasser Kreis Groß-Gerau e.V. (bundesweit verbreitet) Verein gegen sexuellen Missbrauch Darmstädter Strasse 101 65428 Rüsselsheim E-Mail: info@wildwasser.de Internet: www.wildwasser.de	Informationen über sexuellen Missbrauch und Prävention	vor allem Mädchen und Frauen, die von sexuellem Missbrauch betroffen sind, aber auch deren Angehörige und Freunde	ja, kostenlos	Literaturtipps, bundesweite Adressensuchmöglichkeit von Wildwasser- und anderen Beratungsstellen zum Thema sexueller Missbrauch, Forum als Austauschmöglichkeit, Links zu Seiten mit ähnlichem Thema, Seite nicht barrierefrei
DUNKELZIFFER e.V. Oberstraße 14 b 20144 Hamburg Tel.: 040/484884 Fax: 040/484829 E-Mail (Geschäftsstelle): mail@dunkelziffer.de Internet: www.dunkelziffer.de	Informationen über sexuellen Missbrauch, Prävention und die Arbeit des Vereins, Übersicht über angebotene Fortbildungen zum Thema, Therapieangebote für sexuell missbrauchte Mädchen und Jungen, Beratung telefonisch und per E-Mail	Kinder, die sexualisierte Gewalt erfahren haben und deren Angehörige, Pädagoginnen, Fachkräfte	ja, kostenlos für Jungen und Mädchen und deren Angehörige	Linkliste zu weiteren Hilfsangeboten, Literaturliste zum Thema Sexueller Missbrauch, Seite nicht barrierefrei

Adressen zum Thema sexuelle Gewalt/sexueller Missbrauch	Inhalt/Themen	Zielgruppe	Onlineberatung	Sonstiges/Besonderheiten
Tauwetter Gneisenaustr. 2 a 10961 Berlin Tel. + Fax: 030/693 8007 E-Mail: mail@tauwetter.de Internet: www.tauwetter.de	Anlaufstelle für Männer, die als Junge sexuell missbraucht wurden, Information und Beratung vor Ort u. telefonisch, Fachartikel zum Thema, Angebot von Fortbildungen für Fachkräfte/Einrichtungen, Angebot von Workshops in Schulen für Jungen ab der 7. Klasse	vorwiegend Männer, die als Kind sexuell missbraucht wurden, und deren Angehörige/Partnerinnen, Pädagoginnen u. Fachkräfte	nein	Auswahl an Kontaktadressen von Selbsthilfegruppen u. Beratungsstellen in ganz Deutschland, umfangreiche Linksammlung zum Thema sexuelle Gewalt (gegen Jungen), Seite nicht barrierefrei
BAG Prävention & Prophylaxe e.V. Griembergweg 35 12305 Berlin Tel.: 0049/30/76 50 31 04 Fax: 0049/30/76 50 31 05 E-Mail: bag_prae_pro@gmx.de Internet: www.praevention.org	Seite der Bundesarbeitsgemeinschaft Prävention und Prophylaxe zur Vorbeugung vor sexualisierter Gewalt gegen Mädchen und Jungen, Informationen über den Verein und dessen Arbeit, Informationen/Definition von sexualisierter Gewalt und weiteren Aspekten des Themas	Betroffene, Eltern, Fachkräfte, Pädagoginnen, Interessierte, die sich für die Vorbeugung vor sexualisierter Gewalt einsetzen möchten	nein	umfangreiche Liste mit Literaturempfehlungen und Filmtipps zum Thema sexualisierte Gewalt, Möglichkeit der Bestellung der von der BAG herausgegebenen Zeitschrift Prävention & Prophylaxe und anderen Materialien (kostenpflichtig), Seite nicht barrierefrei
EigenSinn e.V. Prävention von sexualisierter Gewalt an Mädchen und Jungen Marktstraße 38 33602 Bielefeld Tel.: 05 21/13 37 96 Fax: 05 21/17 70 86 Mail: info@eigensinn.org Internet: www.eigensinn.org	Anlaufstelle bei allen Fragen zum Thema Prävention von sexualisierter Gewalt, Informationen über sexualisierte Gewalt und Prävention, Präventionsarbeit: Durchführung von Projekten, Elternabenden und Fortbildungen zum Thema sexualisierte Gewalt	Eltern, Lehrerinnen, Fachkräfte	nein	Bestellung von Materialien zur Präventionsarbeit möglich (kostenpflichtig), Infothek zur Ausleihe von Materialien vor Ort, Linkliste zu weiteren Präventions- und Beratungsstellen zum Thema sexualisierte Gewalt, Seite nicht barrierefrei

Adressen zum Thema sexuelle Gewalt/sexueller Missbrauch	Inhalt/Themen	Zielgruppe	Onlineberatung	Sonstiges/Besonderheiten
www.schulische-praevention.de	Seite zur Sensibilisierung für das Thema sexualisierte Gewalt und die Umsetzung von Prävention, Vermittlung von Grundwissen über sexualisierte Gewalt, Vorstellung von aktuellen schulischen Projekten/Fortbildungen zum Thema mit Kontaktdaten	Lehrerinnen, Fachkräfte, Eltern	nein	Suchmöglichkeit nach Anlauf- und Beratungsstellen zum Thema bundesweit, Bücherempfehlungen (für die Arbeit mit Kindern), Mediensuchmöglichkeit, Linksammlung nach Rubriken geordnet (Infos für Lehrkräfte, Präventionstheater, Bundesvernetzungen etc.), Termine von aktuellen Fortbildungen, Seite nicht barrierefrei

Adressen/Seiten für Pädagoginnen zum Thema Sexualerziehung	Inhalt/Themen	Zielgruppe	Onlineberatung	Sonstiges/ Besonderheiten
www.sexualaufklaerung.de	Seite der BZgA über Medien zur Sexualaufklärung, Verhütung und Familienplanung, Studien zum Thema als Download oder zum Bestellen, Pressemitteilungen, viele Materialien/Medien zum Download oder zum Bestellen (je nachdem kostenlos oder kostenpflichtig)	Multiplikatorinnen, Pädagoginnen, Fachkräfte, Eltern, Interessierte	nein	Links zu weiteren Themen im Rahmen der Sexualaufklärung, Beratungsstellensuche bundesweit möglich, Seite ist barrierefrei
www.bildungsserver.de	Deutscher Bildungsserver mit vielen Informationen und Fachartikeln rund um das Thema Schule, Bildung, Erziehung und Pädagogik	Pädagoginnen, Lehrerinnen, Fachkräfte, Interessierte	nein	vielfältige Anregungen/Links zu Seiten für z.B. Förderschulunterricht, Unterrichtsmaterialien etc., Seite nicht barrierefrei

163

Spezifische Onlineberatungs-angebote	Inhalt/Themen	Zielgruppe	Onlineberatung	Sonstiges/Besonderheiten
www.kids-hope.net	Onlineberatung für Kinder und Jugendliche in Not (initiiert von Schotterblume)	Kinder und Jugendliche	ja, kostenlos per E-Mail, aber auch per Chat und Forum	Informationen über das Beraterteam, Adressensuchmöglichkeit bundesweit für Hilfeeinrichtungen, Seite nicht barrierefrei
www.kids-hotline.de	anonyme und kostenlose Onlineberatung für junge Menschen zu allen Lebensbereichen: Freundschaft, Liebe, Partnerschaft, Schule, Sucht, Gewalt etc.; Beratung durch Fachberater oder Peerberater	Kinder und Jugendliche bis 21 Jahre	ja, kostenlos sowohl als Einzelberatung, Chatberatung oder Forenberatung	Informationen über das Beraterteam, das Konzept der Beratung und aktuelle Projekte, umfangreiche Linkliste nach Rubriken geordnet, Seite nicht barrierefrei
www.sexundso.de	E-Mail – Beratungsangebot für Jugendliche der Pro Familia zu den Themen Liebe, Sexualität, Beziehung und Verhütung, weitere Informationen über „Das erste Mal" und „Verliebt sein"	Jugendliche	ja, kostenlos per E-Mail	Links zu Seiten mit ähnlichen Themen, Seite nicht barrierefrei
www.das-beratungsnetz.de	Online-Beratung zu Themen aus verschiedensten Lebensbereichen (z. B. Partnerschaft u. Sexualität, Sucht, Psyche etc.), verschiedene Einrichtungen/Fachpersonen bieten hier Onlineberatung an	junge Erwachsene, Erwachsene	ja, verschiedenste Formen der Onlineberatung, Telefonberatung möglich, kostenlos	Beratungsstellensuche bundesweit möglich, Artikelarchiv, umfangreiche Linkliste nach Rubriken geordnet, Seite nicht barrierefrei
www.schwulenberatung.de www.lesbenberatung.de	Online-Beratung rund um das Thema Homosexualität	Schwule, Lesben und deren Angehörige, Freunde und Partner	ja, kostenlos per E-Mail und Chat (Terminabsprache), außerdem kostenpflichtige Telefonberatung	Seiten nicht barrierefrei